U0347076

后浪

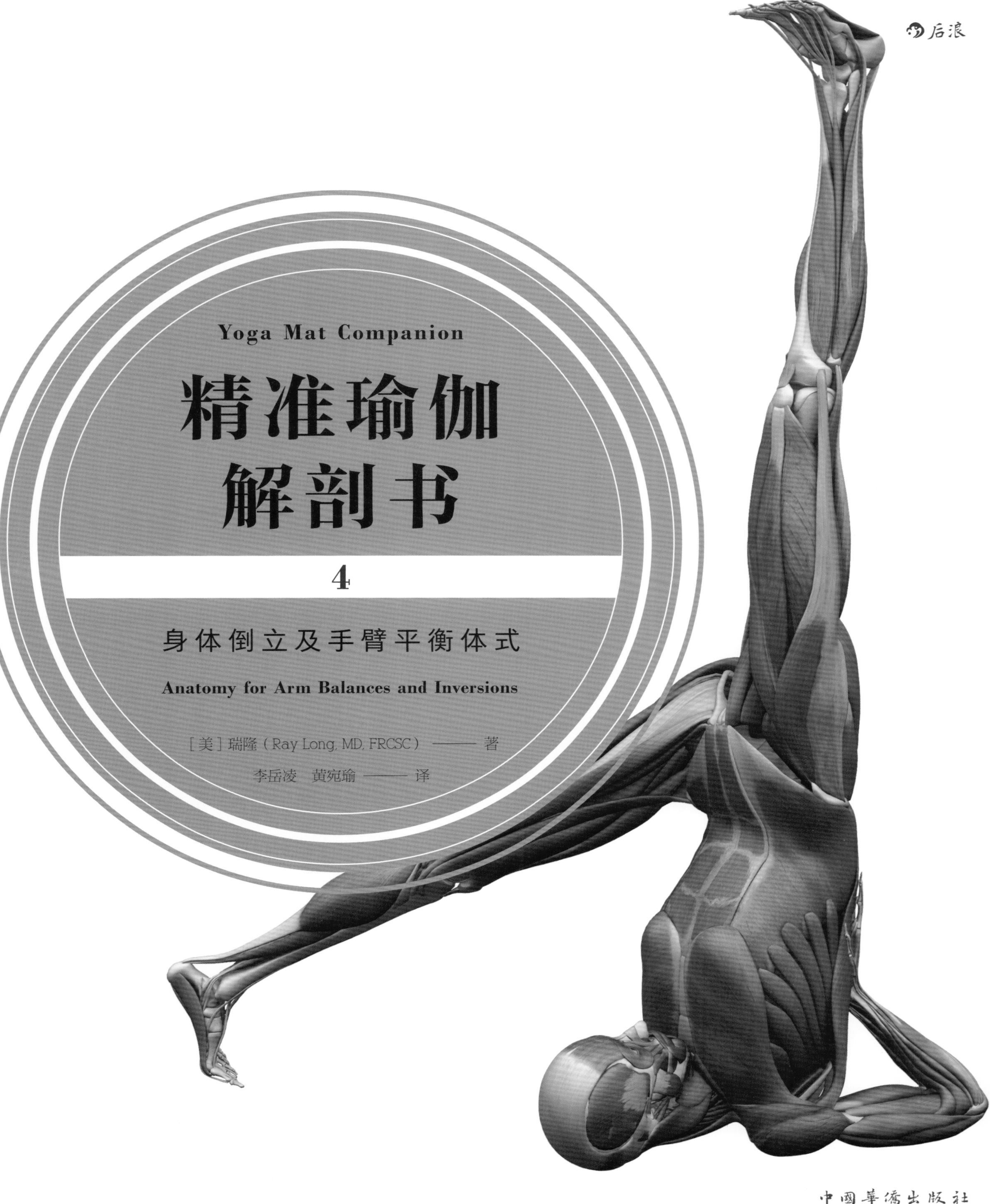

Yoga Mat Companion

精准瑜伽解剖书

4

身体倒立及手臂平衡体式

Anatomy for Arm Balances and Inversions

[美] 瑞隆(Ray Long, MD, FRCSC)—— 著

李岳凌 黄宛瑜 —— 译

中国华侨出版社
北京

本系列图书是参考工具用书，并非专业医疗手册，并不可用作诊断或治疗。书中内容也不可取代医师或者护理人员提供的治疗帮助。若有医疗上的疑虑，还请咨询专业医师。读者身体若有特殊情况，请务必在医生开设的许可证明下练习瑜伽或参加训练。也请读者一定要在合格、有经验的瑜伽老师的督导和引领下进行练习。跟随专业瑜伽老师练习，方可避免受伤。由练习瑜伽或训练而导致的受伤，本书作者、绘图者、编辑、出版社与经销商概不负责。

中文序

一本书的价值除了在于让阅读者可以领略精彩的内容，也一定要让其得到前所未有的提升。当接到后浪出版公司的邀约之后，我内心无比激动。因为这是一本带有强烈运动色彩的解剖书。我深耕于《功能解剖学》研究领域已有 7 年，对于全世界主流运动的理解和研究，也算有了一些小的心得和经验。

瑜伽和太极作为东方文化的重要组成部分，有太多的相似之处，也有着极其鲜明的迥异。瑜伽无论作为文化还是运动进入中国已经有 30 年。尤其在近 5 年，它得到了极速发展。各地的瑜伽场馆应运而生，学习瑜伽的人也日渐增多，但他们对于精准瑜伽解剖的认知仍然处于一个启蒙的阶段。

因此，我们面临一个不可回避的问题，即正确知识输入依然匮乏，粗糙的应用依然随处可见。那么，该如何去做好传播、做好引入？一本好的书籍就是最好的媒介。我在全国的培训中，很多瑜伽老师一直在跟随我学习，原因很简单：他们更需要一个了解人体功能的专业老师，去教他们学习基本解剖知识，让他们领略人体的神奇。瑜伽作为一项运动，不但可以改善不良的身体状态，同时也可以让浮躁的内心重获平静。

瑜伽人对于学习的渴望远远超出我的预料，他们对自己的严格要求、对客户的负责态度，每时每刻都在影响着我。翻开这本书，除了呈现出的精美的 3D 解剖体式分析，作者更是细腻地阐述每个细节，从基本到过渡，从过渡到提升，使得该书可谓是近年来难得的一本瑜伽类的功能解剖书籍。

翻看完毕，轻轻地放下这本书，我头脑里浮现的，是一幕幕那些受伤的瑜伽人经过正确知识的纠正后，慢慢回到自己喜爱的瑜伽中的场景。如果他们能更早接触这本书，或许那一切的不美好都不会发生。

在我浅薄的理解中，瑜伽是一项美而神圣的运动。美是因为它会让人慢慢地从体态到内心重塑自我，从傲娇到审视自己不足。神圣是因为它是一种文化的传播，一种能够触动内心深处的修为。它会让很多练习者开始慢慢改变，这种改变是正向的，因为过程中会接触到许多因为爱瑜伽而辞去令人羡慕的工作，专门从事瑜伽教学来惠及大众的瑜伽人。

人生的意义不在于我们做成了什么，而在于我们能够为自己、为社会付出什么。但这一切，都源于我们能否有一本好的书籍，让我们正确认识自己的不足，从而让自己的知识架构发生改变。当知识架构搭好，地基形成，成长的代价就会越来越小。

广东医科大学·李哲人体科学工作室

目　录

简　介

《精准瑜伽解剖书》系列图书帮助你在练习瑜伽时运用科学原理来连接并平衡身心。在本书中，采用融合了各种对立元素的手臂平衡和倒立体式来作为这个系列的完结。

人类是以双脚直立行走的生物，髋部和下肢的设计主要是为了负重，相比之下，肩膀和上肢则较为灵活敏捷，以利于我们与外界互动。而在手臂平衡体式中，我们通过动作反转人体构造，从而强化了上肢肌肉、骨骼与韧带。从能量的观点来看，手臂平衡体式还可以刺激、连接第四脉轮和第五脉轮的神经丛。精确地练习这些体式，能帮助我们触发隐藏于体内的细微身，使神经脉冲向上传导，从骶丛（sacral plexus）底部和功能较原始的区域贯通至顶部高功能层次的大脑，使生命能量畅行无阻。

倒立体式也有异曲同工之妙。想想我们大半时间都是头上脚下，总是处在头部高于心脏、下肢低于心脏的姿势状态，而倒立体式反转了这个原则，改为用头部低于心脏、下肢高于心脏的姿势来平衡。练习倒立体式对人体健康的好处良多，包括稳定血压和心率，刺激大脑分泌内啡肽，凡此种种，皆有利于让身体进入更深层次的放松状态。

手臂平衡体式可以提振精神、活跃心智，倒立体式则令心智活动回归平静。

如何使用本书

练习瑜伽就像穿越一道道大门，每开启一扇门，你就会发现体式的全新可能。开启第一道门的钥匙，是要理解各个体式的关节位置。我们一旦认识了关节位置，自然懂得判断哪些肌肉控制体式的外观、哪些肌肉被伸展开来。启动正确的肌肉是使关节处于正位的不二法门，我们通常从原动肌开始。原动肌群一旦被启动，骨骼便随之处于正位。深化体式的要领在于善用生理学知识，以拉长各个体式所延展的肌群。若能掌握以上重点，姿势自然到位，瑜伽的益处也会逐渐显现，包含增加柔软度、高度觉知、身心愉悦，以及深层的放松。本系列图书的内容具有固定结构，每册专论一两类瑜伽体式，并涵盖以下章节：

- **重要概念：**介绍瑜伽体式法的生物力学和生理学原理。
- **收束瑜伽法则：**练习瑜伽体式时，如能善用书中提供的五个简单的步骤，便能提升柔软度、耐力和精准度。
- **体式介绍：**详细解说各个体式。
- **动作索引：**解释身体动作的形态和名称，并绘制图表，清楚罗列出每个动作会用到的肌群。
- **解剖学索引：**以图解方式介绍骨骼、韧带和肌肉（注明肌肉的起端、止端和动作）。
- **术语解释**
- **梵文发音与体式索引**
- **中英文体式名称索引**

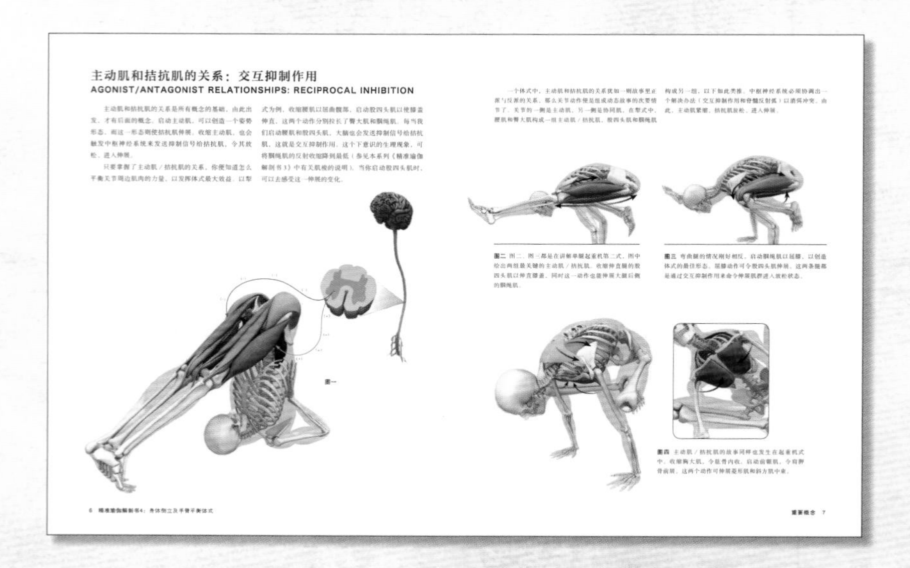

图一 重要概念这一章将教你怎么把生物力学和生理学知识运用在体式练习中。你必须先熟读此部分，后面更要时常回头复习。

图二 每个瑜伽体式的第一页都会介绍关节的基本动作和位置，并提供体式的梵文名称和中、英文译名。由此你将认识各个体式的基本信息，并清晰掌握各项细节。

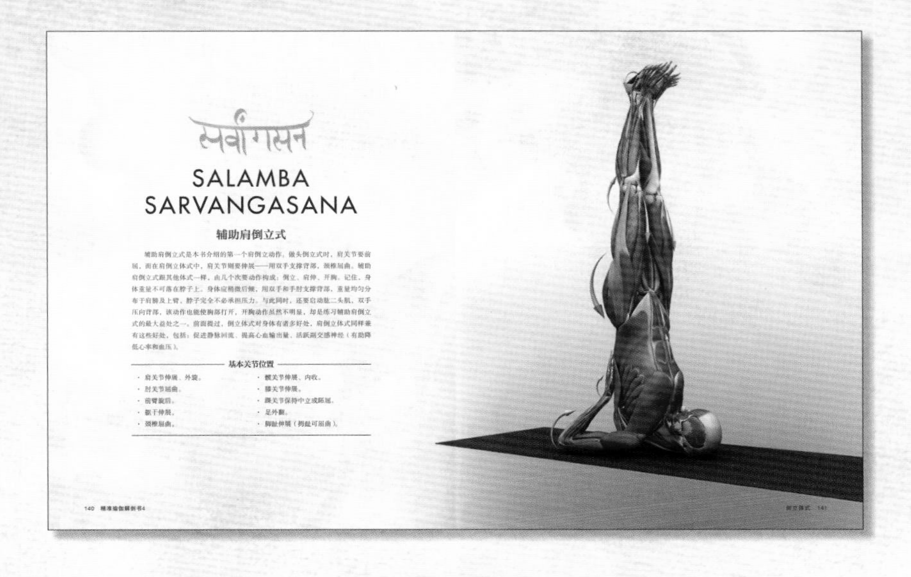

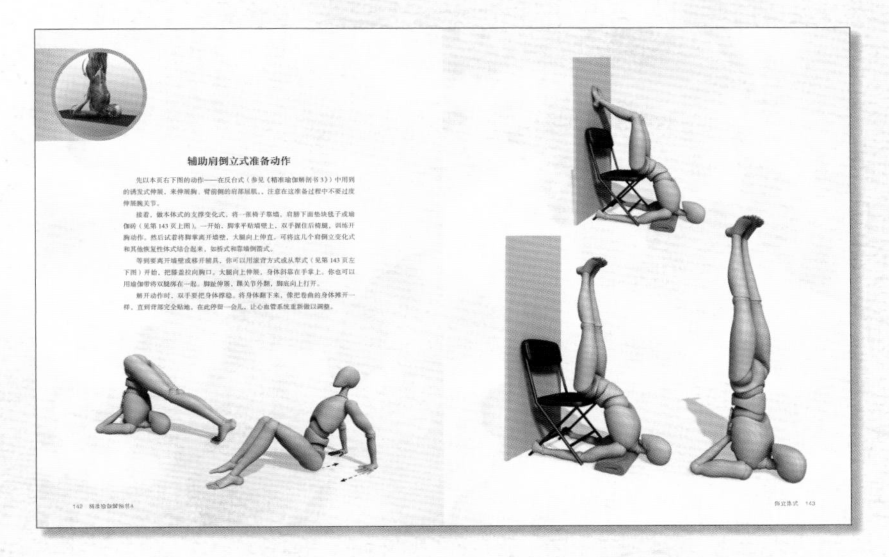

图三 准备动作这一页的内容将引导你慢慢进入某个瑜伽体式。如果你是瑜伽新手，或练习的时候感觉肌肉有点紧绷，那么请你改为采用这些替代式。一般说来，替代式所动用到的肌群与完成式并无不同。无论练习哪种替代动作，皆可让你从中获得益处。

图四 本书利用详细的步骤解说图，教你如何收缩（启动）控制关节位置的肌群，结尾则简要归纳所有伸展的肌群。深浅不等的蓝色代表收缩的肌肉（原动肌群以深蓝色标示），红色则代表被拉伸的肌肉。善用体式的步骤解说，你便能充分掌握各个体式的解剖学知识。

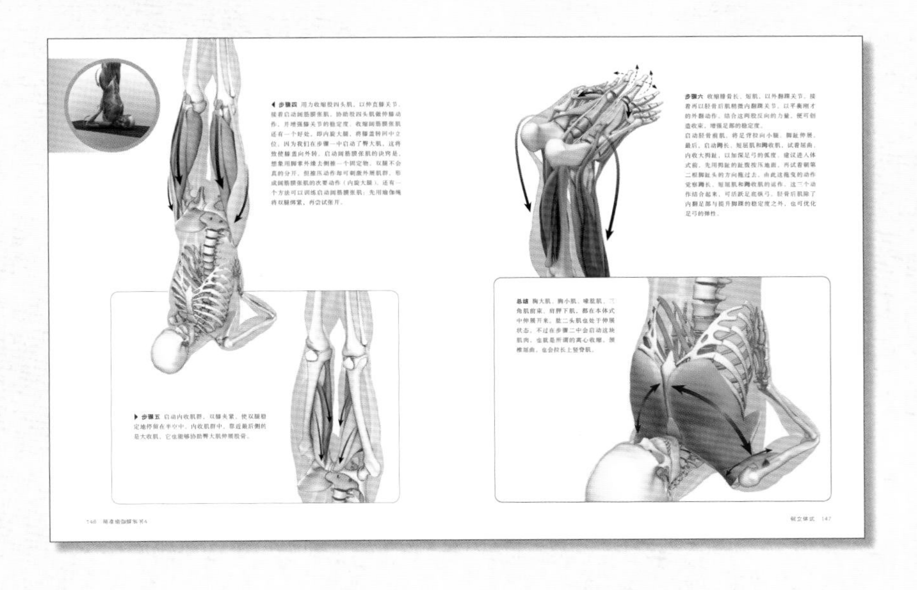

练习指南

无论是绘画、雕塑或瑜伽体式，都跟写作或电影一样，目的是要诉说一段故事。秉持着这个观念，对于掌握“故事”的构成元素，并运用构成元素提升练习效益，将有极大的帮助。每个故事都有必须调解的冲突、亟待克服的障碍，于是紧张局势出现、冲突迭起使故事进入高潮，接着来到结局，而解答则是经过协商的。许多好故事就是由这样的动态过程令观众改变原本的认知，用全新的角度看待事物。现在，试着将这样的概念导入体式或练习情境，并运用这个叙事结构的比喻，来提高瑜伽的转化能量。

下面就来拆解下犬式这个故事吧！下犬式的步骤是：收缩腰肌及其协同肌，以屈曲髋关节和躯干。然而，髋部伸肌会阻碍髋部屈曲动作，于是故事有了冲突与障碍。腰肌越用力收缩，臀大肌（腰肌的拮抗肌）就越强烈抵抗，双方冲突节节升高。感受器察觉到异样，便赶紧发信号给脊髓，报告肌肉的长度和紧绷的情况。于是，中枢神经系统出面与各方协调出解决的办法，可能是交互抑制作用，也可能是别的生理程序，努力化解这场冲突。经过一连串的调解，髋部伸肌终于放松，练习者顺利克服障碍，进入更深的体式。大脑于是分泌内啡肽，产生幸福感，内心平静稳定，而主控骶丛的脉轮受到刺激，开启细微身的能量，形成多层认知转变。

接着，让我们将注意力移到故事的次要情节。既然下犬式的故事主轴是伸展腘绳肌和臀肌，我们就来号召各个配角，一起突显这个故事主轴吧！配角之一包括肱三头肌，收缩这块肌肉，使躯干朝大腿方向后推，将力量传导至下肢。或将注意力放在主动肌／拮抗肌的交互关系上，股四头肌和腘绳肌就是最好的例子，可以将前面启动髋部屈肌的程序重复一遍。提高伸展强度，冲突升高，直抵最高点，完成动作。然后再进入下一个的动作，要用呼吸将整套练习串联起来。

据说人的意识无法一心多用。不过，当我们把注意力放在呼吸和作用的肌群上，专注动作的塑造与调控，便能扫除心中杂念，培养禅定的状态。

重要概念

KEY CONCEPTS

主动肌和拮抗肌的关系：交互抑制作用
AGONIST/ANTAGONIST RELATIONSHIPS: RECIPROCAL INHIBITION

主动肌和拮抗肌的关系是所有概念的基础，由此出发，才有后面的概念。启动主动肌，可以创造一个姿势形态，而这一形态则使拮抗肌伸展。收缩主动肌，也会触发中枢神经系统来发送抑制信号给拮抗肌，令其放松、进入伸展。

只要掌握了主动肌 / 拮抗肌的关系，你便知道怎么平衡关节周边肌肉的力量，以发挥体式最大效益。以犁式为例，收缩腰肌以屈曲髋部，启动股四头肌以使膝盖伸直，这两个动作分别拉长了臀大肌和腘绳肌。每当我们启动腰肌和股四头肌，大脑也会发送抑制信号给拮抗肌，这就是交互抑制作用。这个下意识的生理现象，可将腘绳肌的反射收缩降到最低（参见本系列《精准瑜伽解剖书 3》中有关肌梭的说明）。当你启动股四头肌时，可以去感受这一伸展的变化。

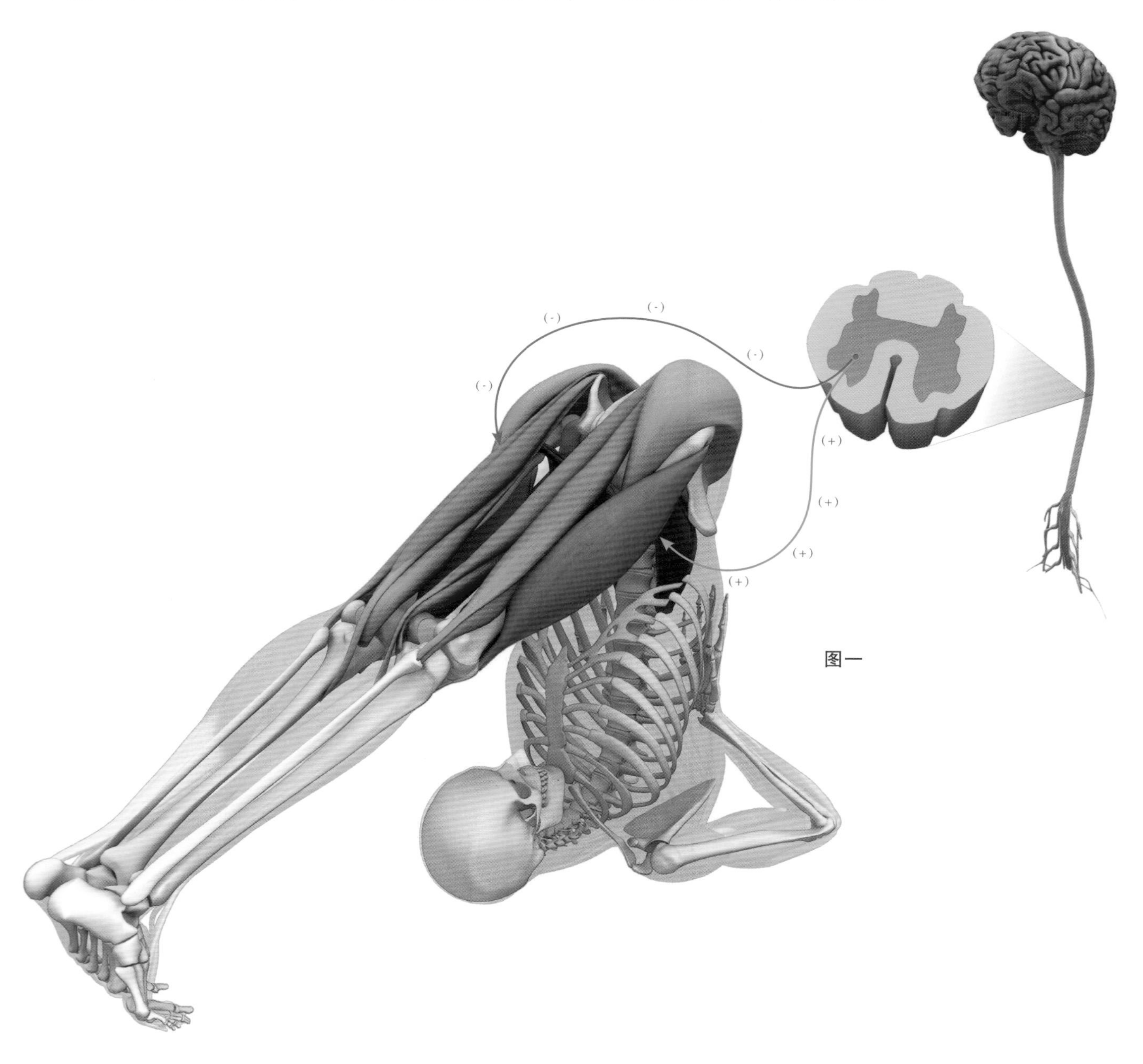

图一

一个体式中，主动肌和拮抗肌的关系犹如一则故事里正派与反派的关系，那么关节动作便是组成动态故事的次要情节了。关节的一侧是主动肌，另一侧是协同肌，在犁式中，腰肌和臀大肌构成一组主动肌／拮抗肌，股四头肌和腘绳肌构成另一组，以下如此类推。中枢神经系统必须协调出一个解决办法（交互抑制作用和脊髓反射弧）以消弭冲突。由此，主动肌紧缩，拮抗肌放松、进入伸展。

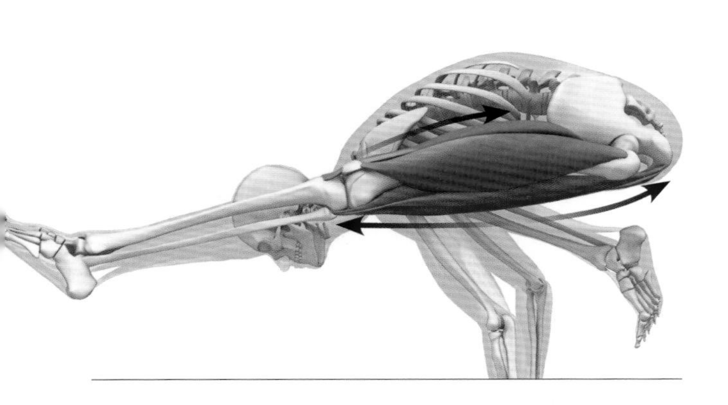

图二 图二、图三都是在讲解单腿起重机第二式，图中绘出两组最关键的主动肌／拮抗肌。收缩伸直腿的股四头肌以伸直膝盖，同时这一动作也能伸展大腿后侧的腘绳肌。

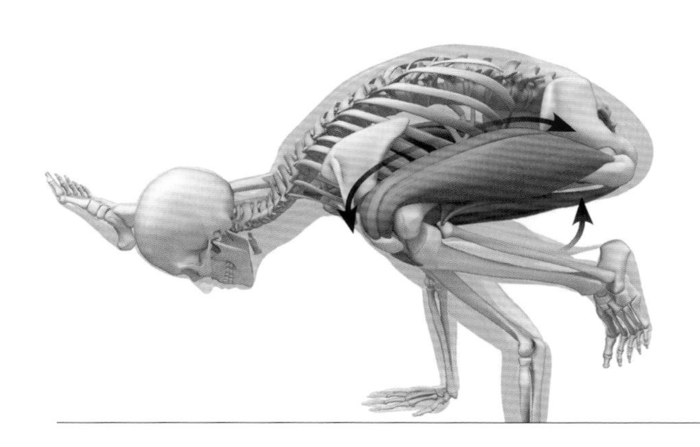

图三 弯曲腿的情况刚好相反。启动腘绳肌以屈膝，以创造体式的最佳形态。屈膝动作可令股四头肌伸展。这两条腿都是通过交互抑制作用来命令伸展肌群进入放松状态。

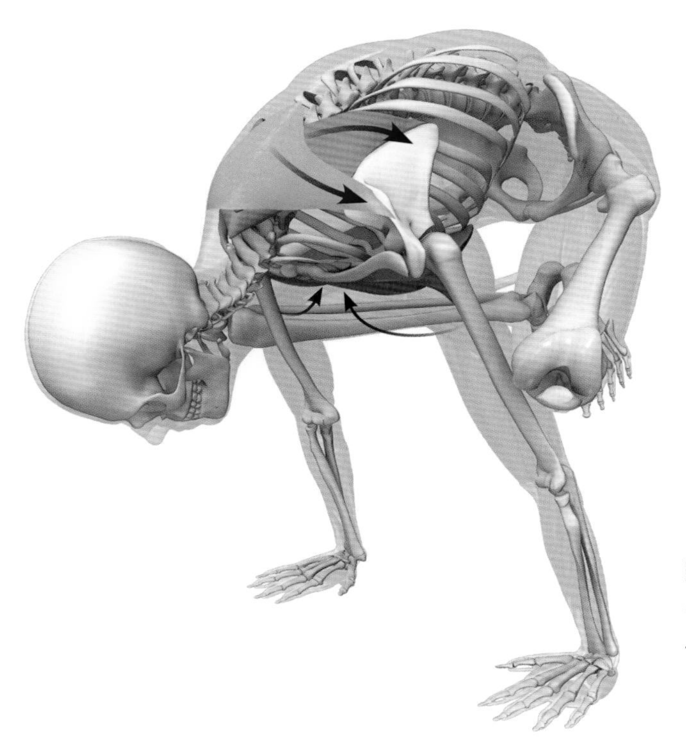

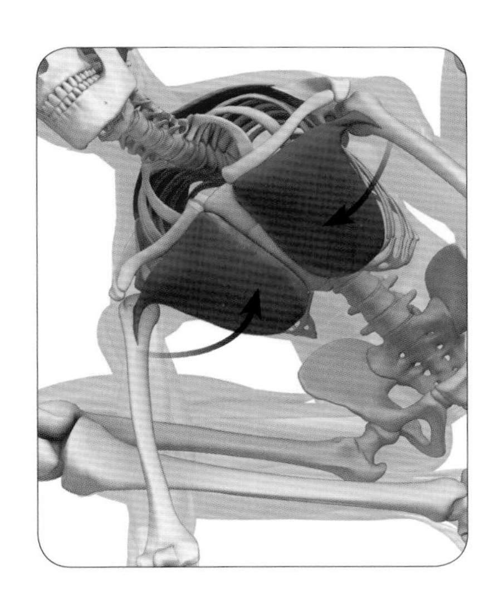

图四 主动肌／拮抗肌的故事同样也发生在起重机式中。收缩胸大肌，令肱骨内收。启动前锯肌，令肩胛骨前展。这两个动作可伸展菱形肌和斜方肌中束。

关键肌肉的单独启动
KEY MUSCLE ISOLATIONS

肌肉单独启动就好比拿着你的意识相机对焦单一对象，实际练习时，每次只塑造一个部位的体式动作。肌肉单独启动会刺激该块肌肉及其拮抗肌的感觉神经元和运动神经元。一次启动一块肌肉，启动完再换下一块，一块接着一块，在全身“巡游”一遍（正如本书中用许多步骤讲解各部位的动作），将体式烙印在脑海中。关节位置越精准，意识相机的影像就越清晰。

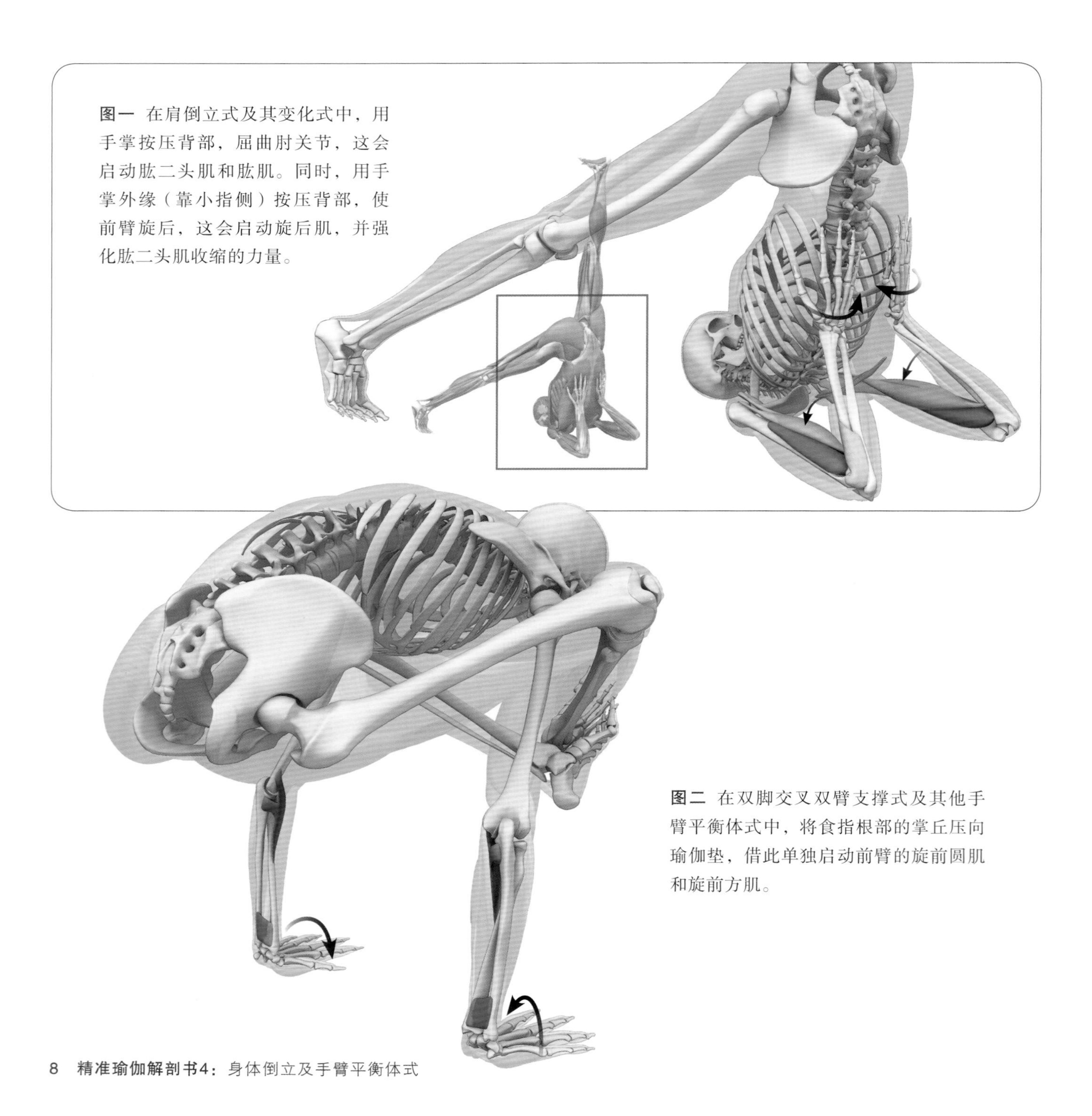

图一 在肩倒立式及其变化式中，用手掌按压背部，屈曲肘关节，这会启动肱二头肌和肱肌。同时，用手掌外缘（靠小指侧）按压背部，使前臂旋后，这会启动旋后肌，并强化肱二头肌收缩的力量。

图二 在双脚交叉双臂支撑式及其他手臂平衡体式中，将食指根部的掌丘压向瑜伽垫，借此单独启动前臂的旋前圆肌和旋前方肌。

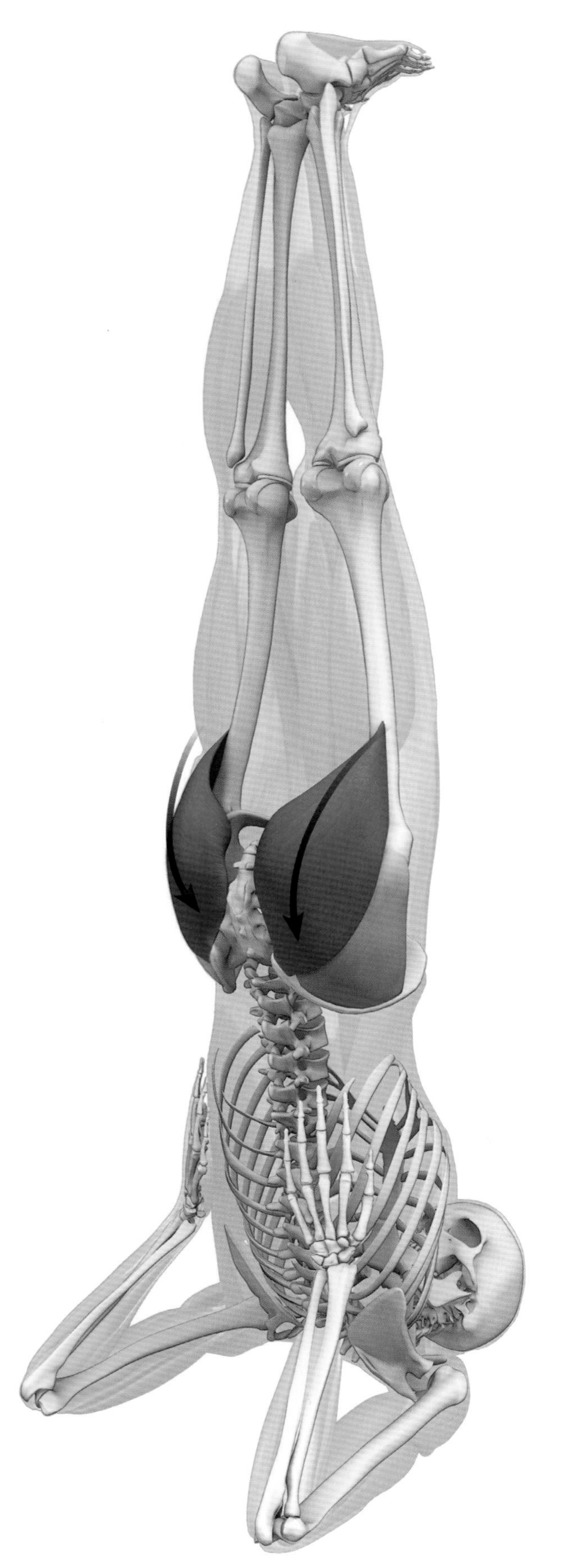

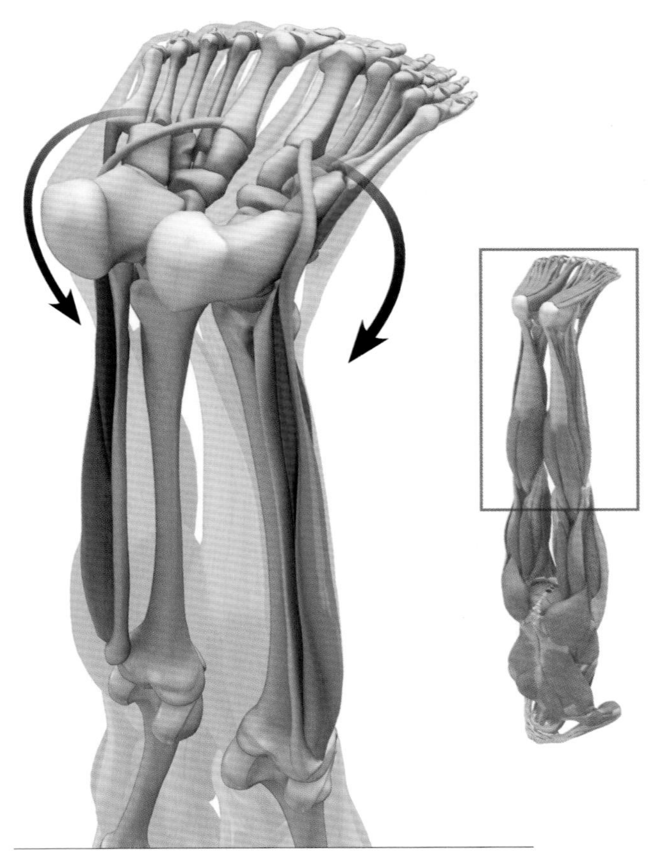

图三 练习头倒立式时，将脚掌外缘向外倾斜，以外翻足部。这会启动小腿外侧的腓骨长、短肌。

◀ **图四** 每当我们做肩倒立式这一类体式时，髋关节容易前屈，所以要启动臀肌（臀大肌和臀中肌），以修正髋部前屈，启动诀窍是将臀部夹紧。

关键肌肉的共同启动
KEY CO-ACTIVATIONS

肌肉共同启动是单独启动的进阶版本，必须同时收缩两个肌群，好像同一场景内有两个主角一起推动故事情节。

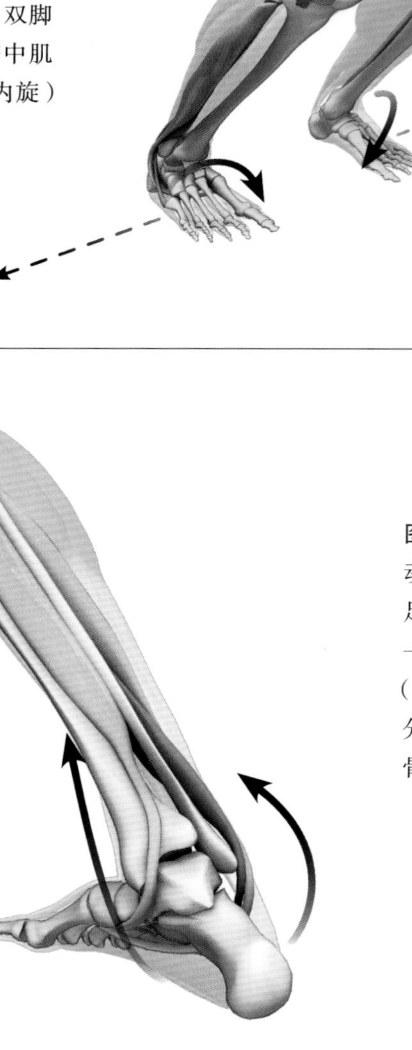

图一 做下犬式时，可以用以下方法共同启动肌肉。启动腓骨长、短肌，将足底球状部位压向瑜伽垫。脚掌固定好之后，试着将两只脚向外拖，以启动臀中肌和阔筋膜张肌（髋部外展肌）。双脚不会挪移，依然被固定在垫子上，但收缩臀中肌和阔筋膜张肌却促使它们的次要动作（髋部内旋）发生，同时该尝试也会使膝盖面朝向正前方。

图二 要稳定下犬式中的脚踝，先启动腓骨长、短肌（使中足外翻），将足底球状部位压向瑜伽垫。维持这一动作的同时，还要启动胫骨后肌（使中足内翻），将重量向脚掌内缘分散。观察共同启动腓骨肌群和胫骨后肌如何稳定脚踝。

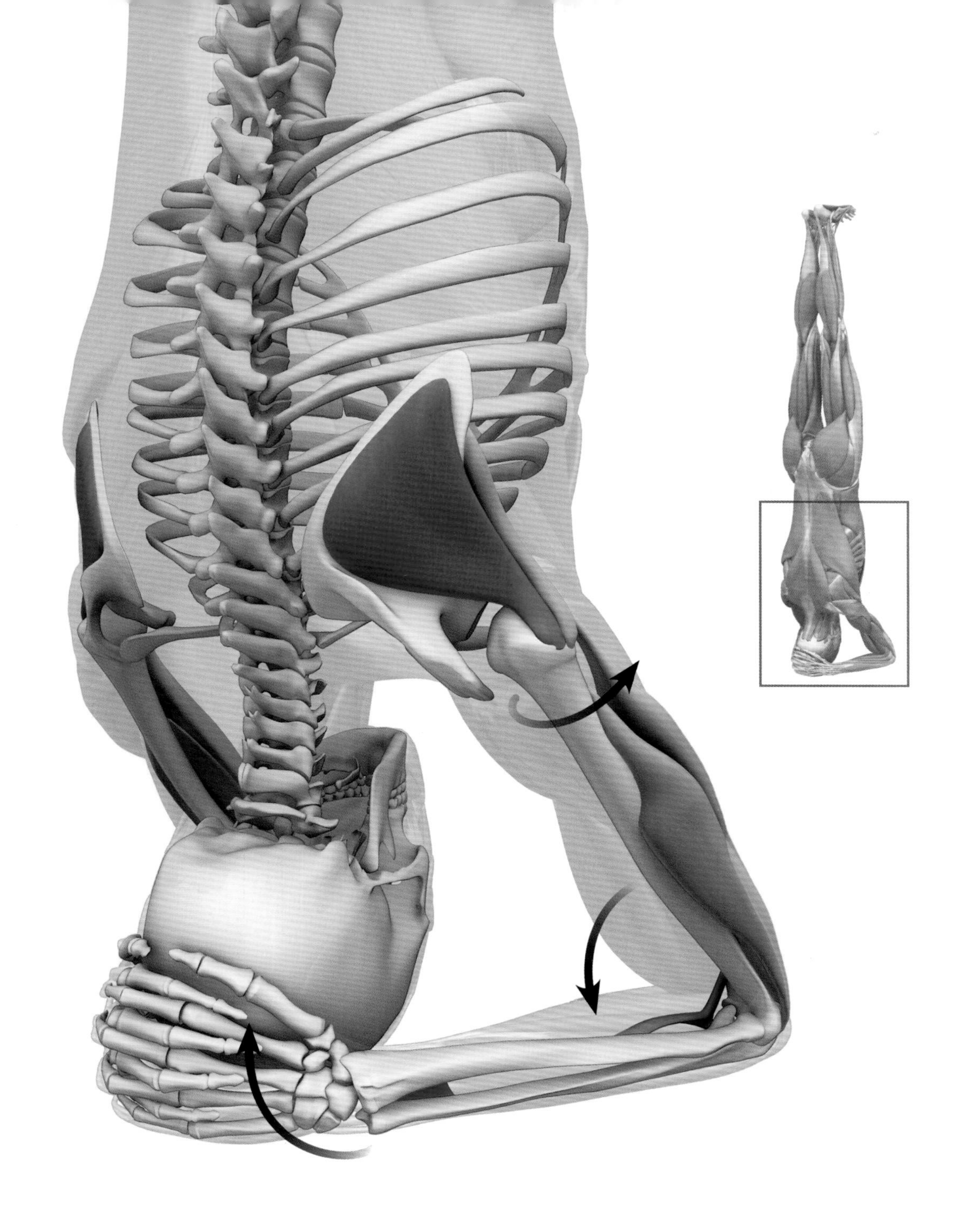

图三 肩胛带和手臂构成了头倒立式的基座，练习中要用肌肉共同启动和韧带牵引机制来稳定体式结构。收缩肩袖肌群的冈下肌和小圆肌，以外旋上臂骨。接着，再启动肱三头肌，将前臂侧面均匀压向瑜伽垫。最后，启动旋前圆肌和旋前方肌，以内旋前臂骨，同时用食指根部的掌丘按压后脑勺。结合以上动作，可创造螺旋或“拧转”效果，从肩膀到手掌，连接基座和躯干。由此便能稳定倒立动作，保护颈椎。

协同肌的共同启动
CO-ACTIVATING SYNERGISTS

协同肌可用来改善并提升主动肌的动作效果。肌肉收缩时，一般会形成一个主要动作。但有些肌肉因为纤维走向的关系会形成次要动作（和第三动作）。

例如，长、短收肌的主要动作是内收髋部。不过，受到肌肉纤维走向的影响，还会形成两个次要动作，即屈曲与外旋髋关节。现在看大腿外侧的阔筋膜张肌，其主要动作是外展髋部，次要动作是屈曲和内旋髋关节。两相对比之下，我们发现这两块肌肉的主要动作虽然相互对立，却有个共通的次要动作，即屈曲髋部。假使我们想利用这个共通动作来协助真正的髋部屈肌（即腰肌，也就是髋部屈曲动作的原动肌），就要共同启动长、短收肌和阔筋膜张肌。

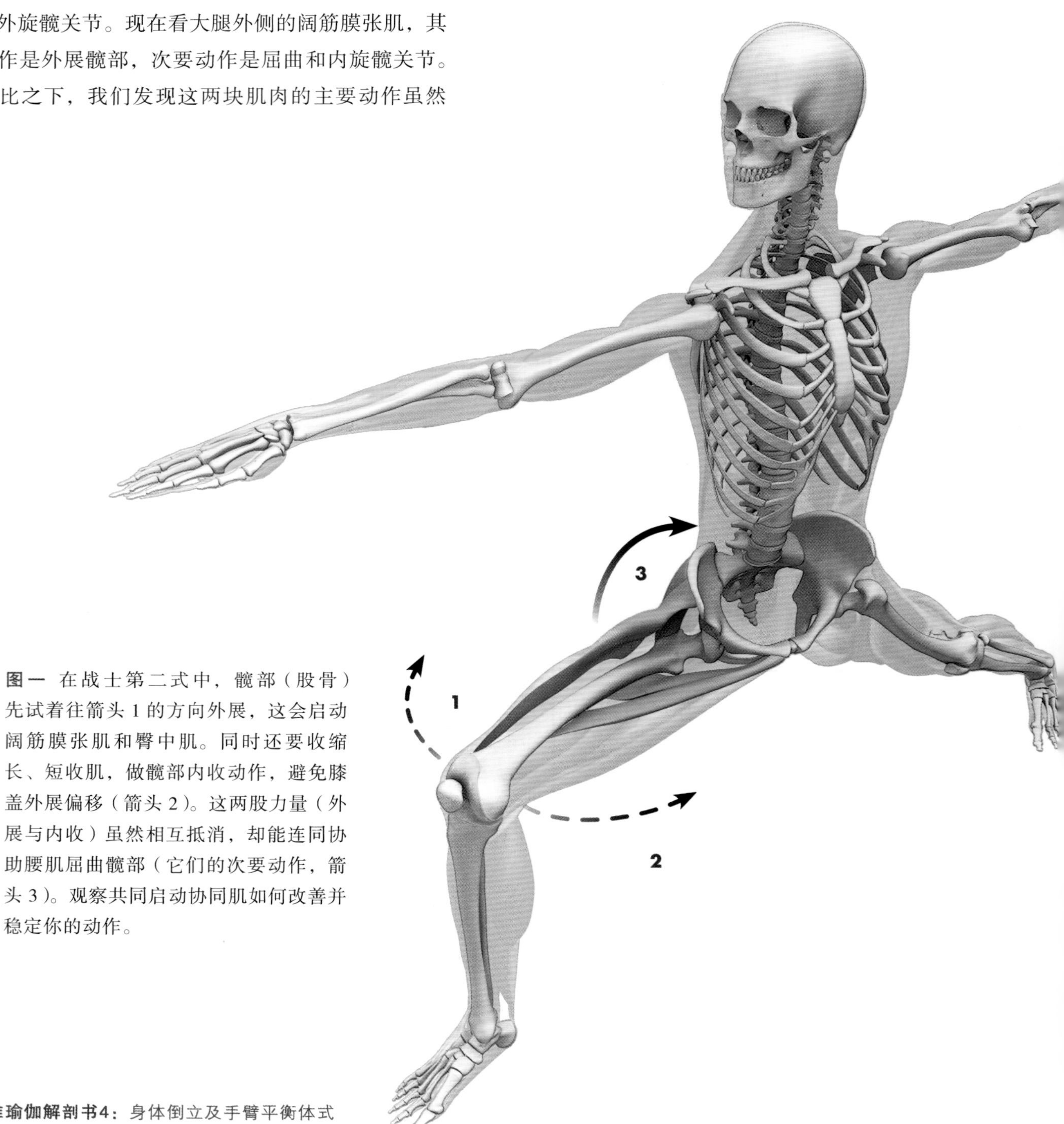

图一 在战士第二式中，髋部（股骨）先试着往箭头 1 的方向外展，这会启动阔筋膜张肌和臀中肌。同时还要收缩长、短收肌，做髋部内收动作，避免膝盖外展偏移（箭头 2）。这两股力量（外展与内收）虽然相互抵消，却能连同协助腰肌屈曲髋部（它们的次要动作，箭头 3）。观察共同启动协同肌如何改善并稳定你的动作。

▶ **图二** 这个原则也可运用在一腿高举、一腿落地的倒立动作中，例如单腿头倒立式。现在看地上腿的动作，先屈曲该侧髋关节（用重力和腰肌的力量）。由于髋部屈曲动作也是外展肌与内收肌的次要动作，所以要共同启动外展肌和内收肌，以协助腰肌屈髋。把脚拉向中线（内收），同时还要启动外展肌（阔筋膜张肌和臀中肌）以抗拒内收力量。试着感觉一下，地上腿的髋部是否由此更稳定。

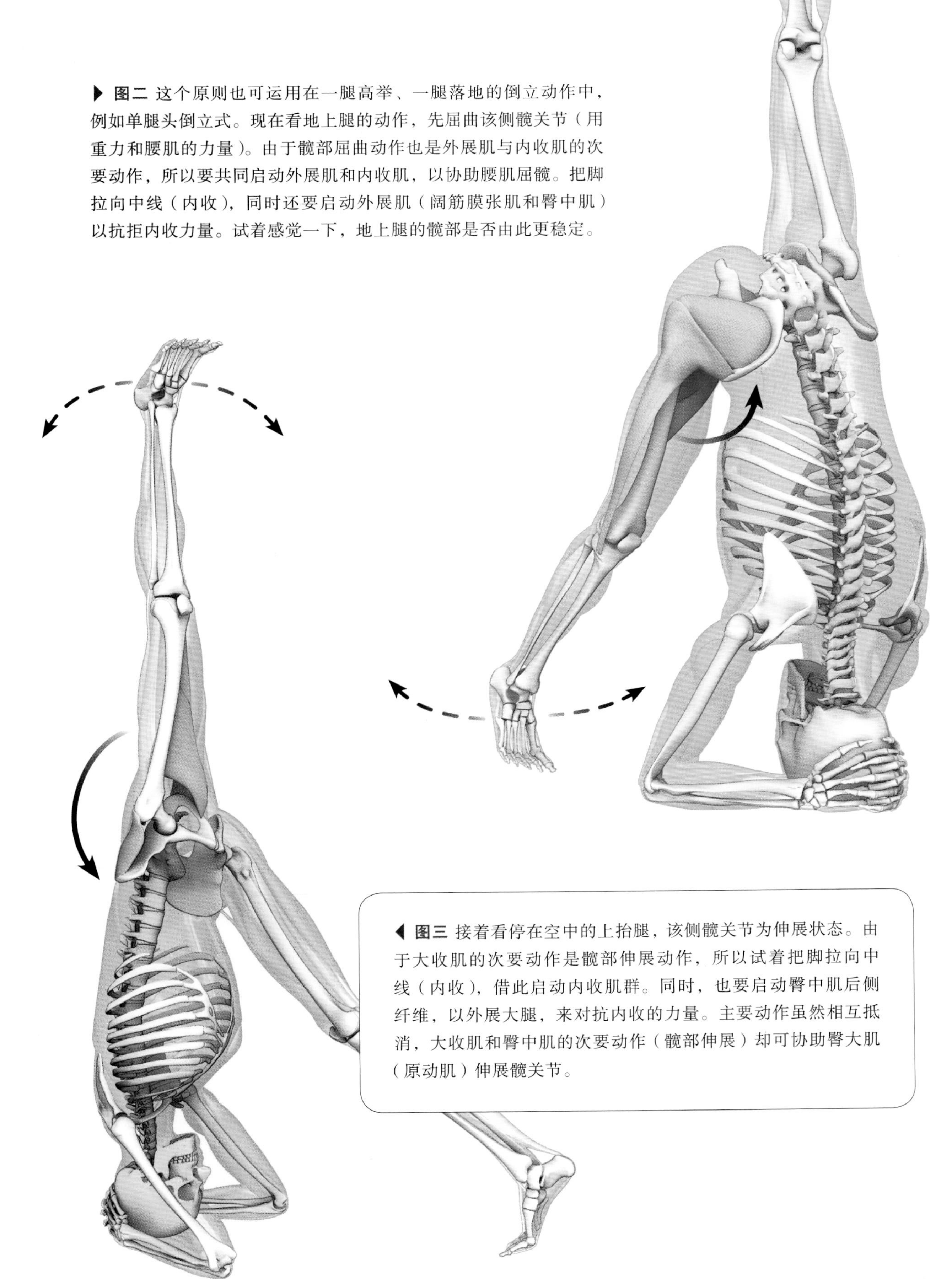

◀ **图三** 接着看停在空中的上抬腿，该侧髋关节为伸展状态。由于大收肌的次要动作是髋部伸展动作，所以试着把脚拉向中线（内收），借此启动内收肌群。同时，也要启动臀中肌后侧纤维，以外展大腿，来对抗内收的力量。主要动作虽然相互抵消，大收肌和臀中肌的次要动作（髋部伸展）却可协助臀大肌（原动肌）伸展髋关节。

诱发式伸展（促进伸展）
FACILITATED STRETCHES

诱发式伸展非常有用，即便不了解背后的科学原理，也无碍你将其融入练习之中。不过，若能确实掌握每一原则背后的生理学原理，练习效果就会更好，因为无论在心理层面或身体层面，都会有助于你将它们轻松整合到一起。

诱发式伸展，就是刻意收缩我们想要拉长的肌肉。这会提高肌肉—肌腱连接处的张力，而肌肉—肌腱连接处有个神经感受器叫高尔基腱器，在侦测到张力异常时，便会发送信号通知脊髓。中枢神经系统则扮演调停人的角色，为了避免情况恶化发生危险，便赶紧给收缩的肌肉下达抑制信号，也就是所谓的放松反应。接着，趁放松反应后的短暂空档去伸展肌肉，创造新的"固定长度"。

从肌肉固定长度可看出该部位的柔软度。肌肉变长或缩短，完全是为了适应我们平常生活中的运动模式。例如，正在接受训练的铁人三项运动选手，每天规律骑乘单车，长期维持髋部屈曲姿势（久坐不动的人也一样）。这些人由于长时间屈髋，髋部屈肌的固定长度会缩短，为了恢复肌肉平衡、避免肌肉紧缩，应该要常常伸展这些屈肌。

诱发式伸展是肌肉增加固定长度最有效的方式，规律练习瑜伽则可维持新增的长度。肌肉被拉长以后，就算隔段时间没伸展，由于先前已经下过苦功来"开拓新路"，想要再恢复柔软度，也相对容易许多。

通过规律练习，可有效保持身体柔软度，使动作更加灵活。由此身体动作的可能性扩增，身、心、灵都将不受拘束，无比自由。

一般提及诱发式伸展，多指练习者锁定某块特定肌肉，诱发它放松。不过，我们可以从另外一个角度看待它，即收缩肌肉（主动肌）与伸展肌肉（拮抗肌）的冲突。人体做任何关节动作，一定会有一块肌肉收缩，另一块肌肉伸展，这时我们如果刻意去启动那块伸展的肌肉（正如诱发式伸展），便能短暂激化两块肌肉的冲突。冲突一升高，中枢神经系统就要出面协调解决的办法：命令肌肉放松，接着顺势拉长，进入伸展。

图一 脊髓反射弧

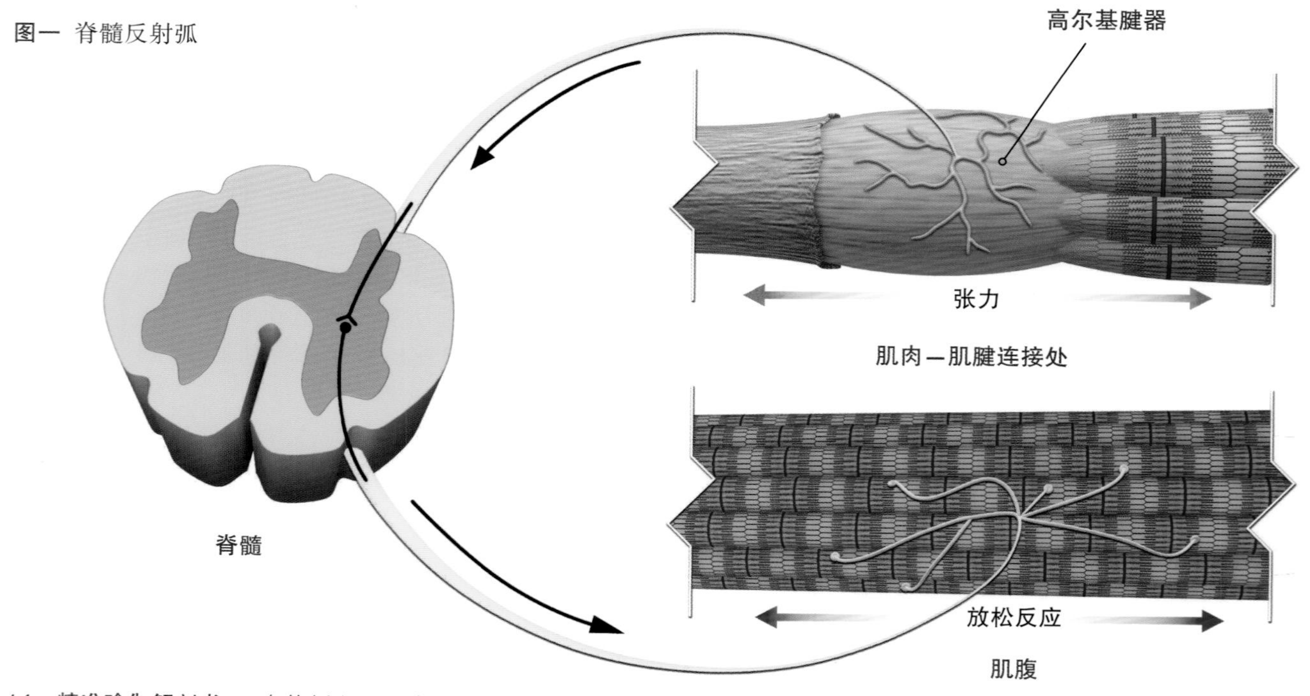

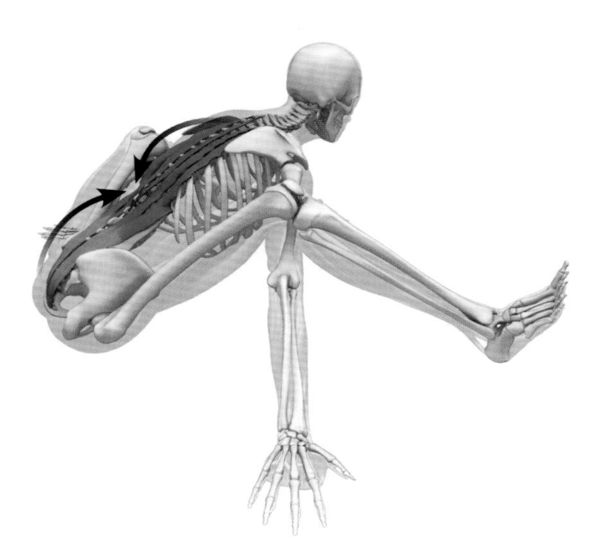

图二 进入双臂反抱腿式之前，以诱发式伸展拉长背部肌肉，为背部动作做准备。其中能有效伸展背部的体式就是龟式，先将双臂放在大腿下面，启动股四头肌以伸直膝盖，将大腿压在手臂背面。接着，试着挺背。竖脊肌和腰方肌此时虽然是伸展状态，但挺背的动作却会启动这两块肌肉。肌肉一收缩，便能提高肌肉—肌腱连接处的张力，刺激高尔基腱器。高尔基腱器立刻通知中枢神经系统肌肉张力升高，中枢神经系统于是下达放松命令，抑制肌肉收缩。

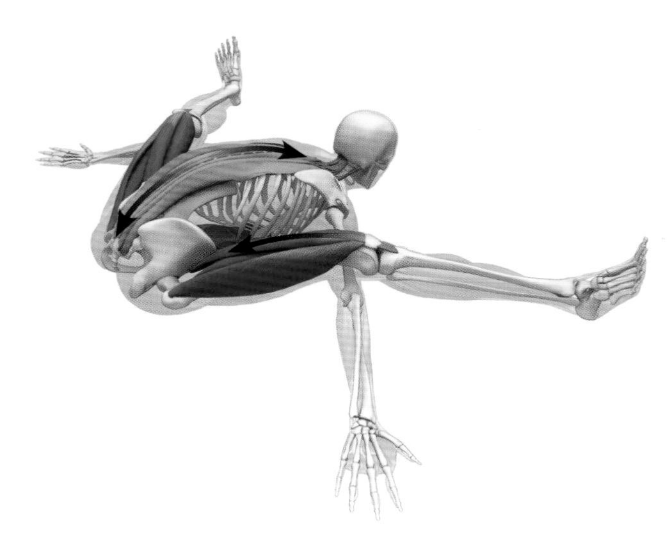

图三 下一步要把放松反应所创造的松弛纤维拉紧，以创造新的固定长度。背部放松后，马上收缩股四头肌，用大腿压住手臂。同时，还要启动腹直肌，加深躯干前弯，以进入更深的体式。

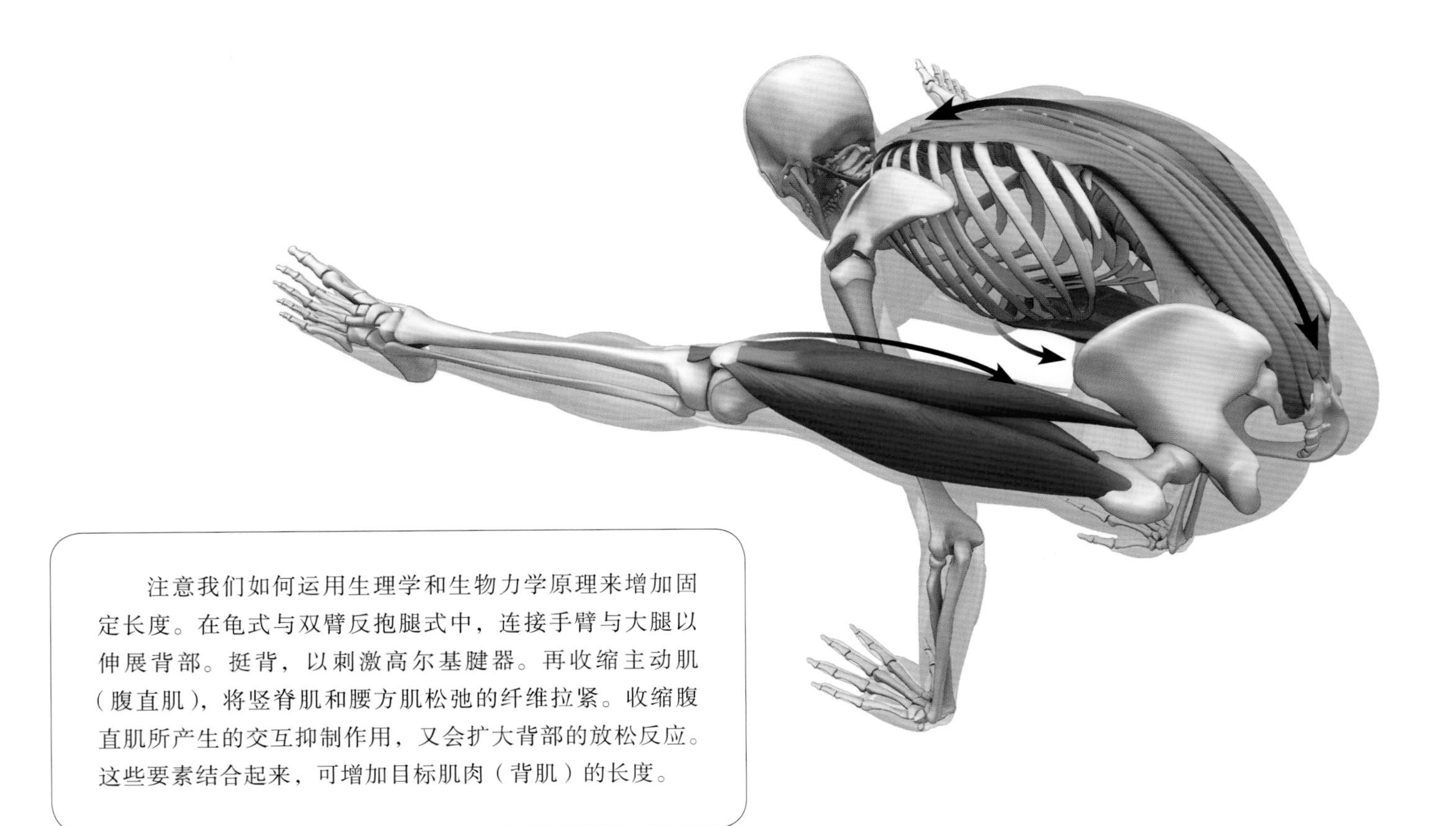

注意我们如何运用生理学和生物力学原理来增加固定长度。在龟式与双臂反抱腿式中，连接手臂与大腿以伸展背部。挺背，以刺激高尔基腱器。再收缩主动肌（腹直肌），将竖脊肌和腰方肌松弛的纤维拉紧。收缩腹直肌所产生的交互抑制作用，又会扩大背部的放松反应。这些要素结合起来，可增加目标肌肉（背肌）的长度。

收束
BANDHAS

收束或锁，就是肌肉共同启动的一种形式，它会将你的精神凝视（mental gaze）聚焦在体式的某个点。而诱发式伸展是肌肉共同启动的延伸，让焦点更为集中。

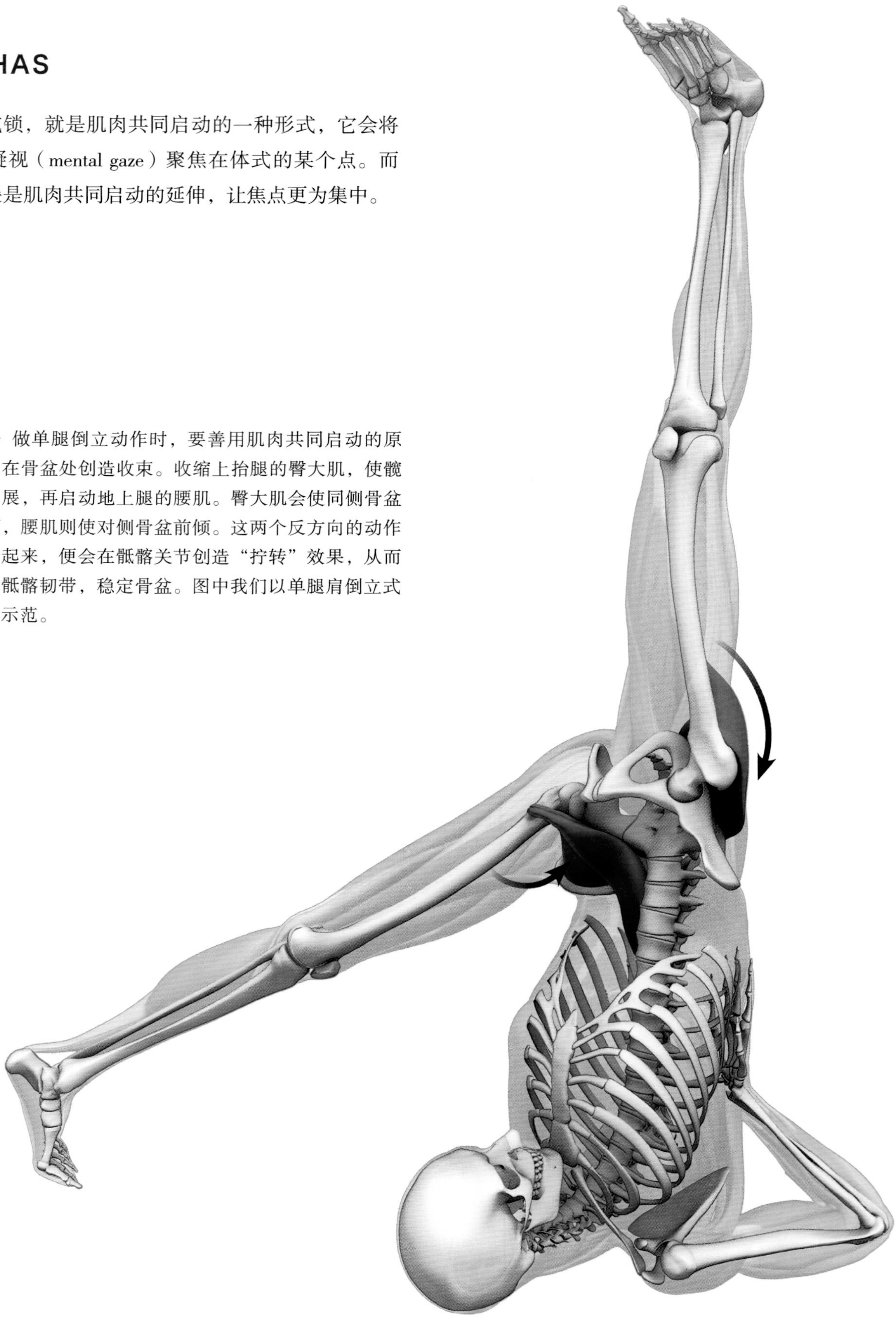

图一 做单腿倒立动作时，要善用肌肉共同启动的原理，在骨盆处创造收束。收缩上抬腿的臀大肌，使髋部伸展，再启动地上腿的腰肌。臀大肌会使同侧骨盆后倾，腰肌则使对侧骨盆前倾。这两个反方向的动作结合起来，便会在骶髂关节创造“拧转”效果，从而收紧骶髂韧带，稳定骨盆。图中我们以单腿肩倒立式作为示范。

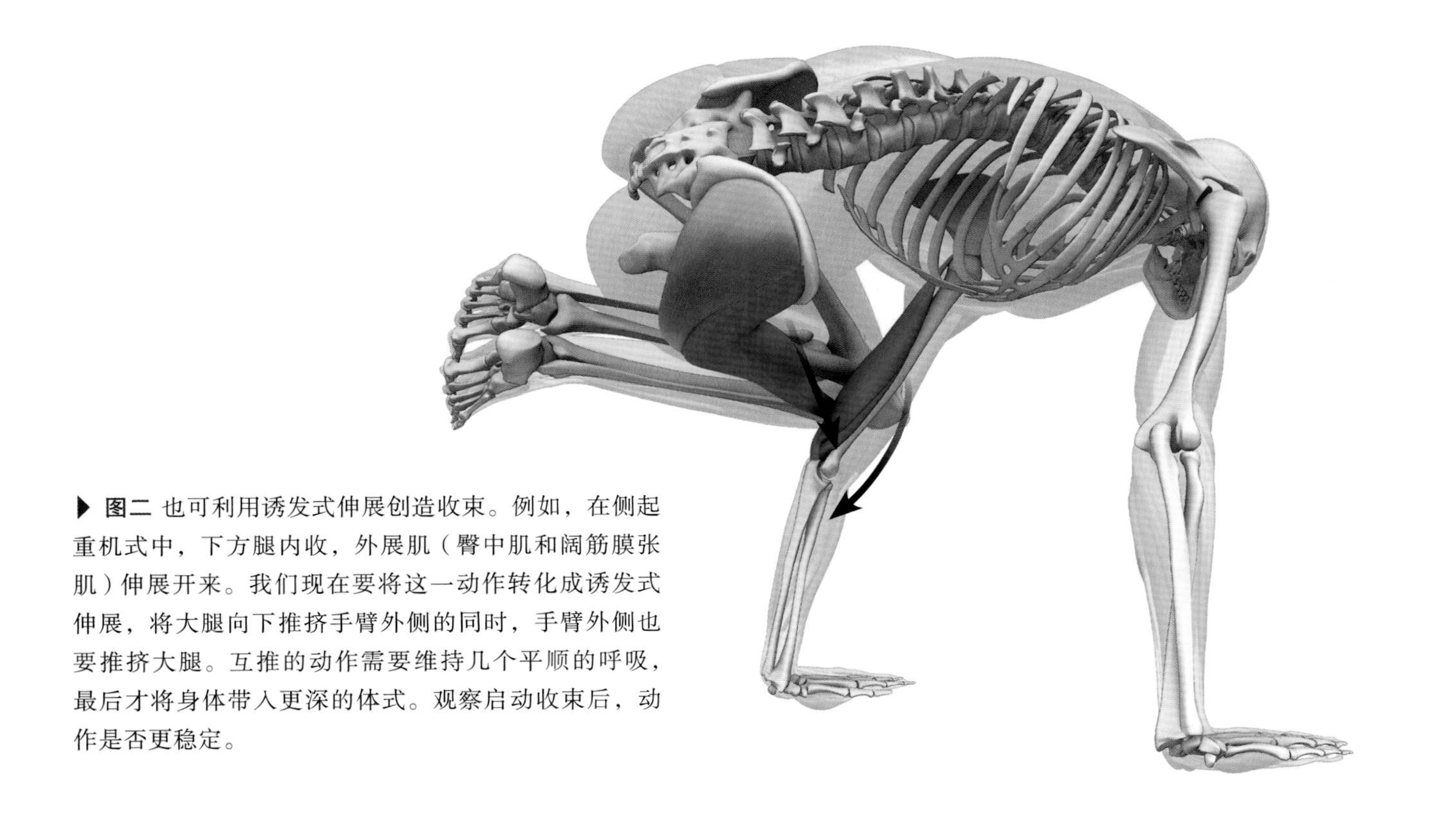

▶ **图二** 也可利用诱发式伸展创造收束。例如，在侧起重机式中，下方腿内收，外展肌（臀中肌和阔筋膜张肌）伸展开来。我们现在要将这一动作转化成诱发式伸展，将大腿向下推挤手臂外侧的同时，手臂外侧也要推挤大腿。互推的动作需要维持几个平顺的呼吸，最后才将身体带入更深的体式。观察启动收束后，动作是否更稳定。

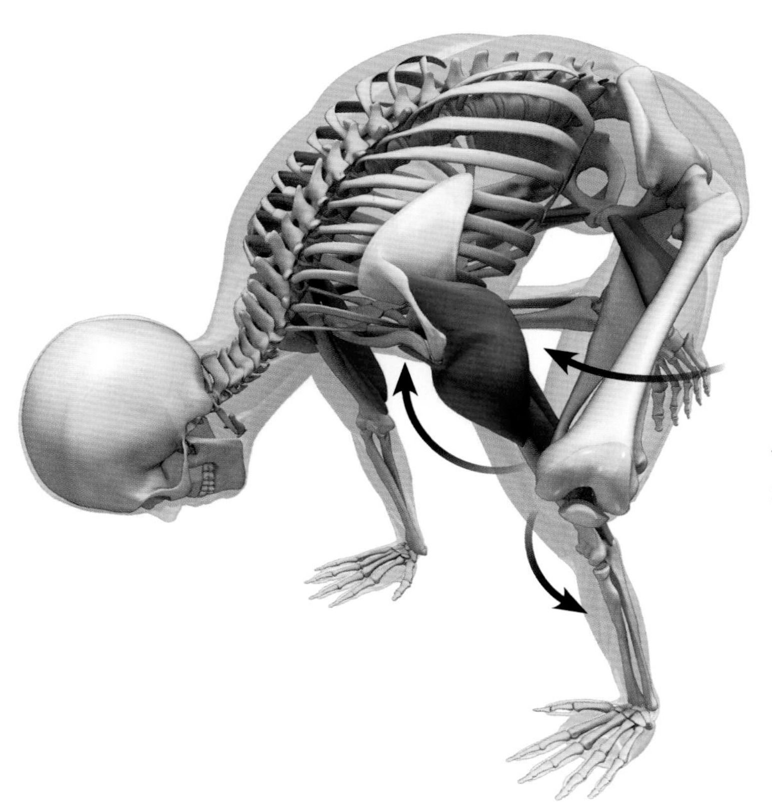

◀ **图三** 在超重机式中，收缩内收肌群，用大腿内侧推挤上臂。同时也要启动三角肌中束，用手臂外推大腿。最后启动肱三头肌以伸直手肘。由此，上下附肢骨骼的连接能为起重机式创造收束并稳定动作。

收束瑜伽法则

THE BANDHA YOGA CODEX

每个体式都有独特的形式与功效。在某一体式中收缩的肌肉，到了其他体式中可能就是伸展状态。因此，拥有一张指路图会很有帮助，它会指引你达到最理想的体式。不过，上上策还是自己培养能力，创造一张个人的专属路线图。收束瑜伽法则这一章，就是教你怎么达成这项目标。

每个体式都由五个要素构成，分别是：关节位置、为了完成这些摆位而需调动的肌肉、为了完成这些摆位而需伸展的肌肉、呼吸和收束。只要认识了关节位置，就可以确认哪块肌肉是原动肌，进而启动它。原动肌一启动，你便能塑造出某个体式的形态，然后再利用其他协同肌来进一步细微调整体式。原动肌既然已经确定，你自然就晓得应该伸展哪些肌肉。最后再运用生理学技巧，拉长对应肌肉，增大肌肉的活动幅度，加深体式。

其次是呼吸。几乎每个体式都有助于你从扩展胸腔的动作中获取好处，结合呼吸辅助肌及横膈膜的动作，以增加胸廓的容积。这会增加血液含氧量，排除细微身的能量障碍。

收束则是最后的点睛之笔。你只要共同激活那些控制关节位置的肌群，就能在全身上下创造收束。然后，把身体四肢收束连接到核心收束，这会有助于稳定你的姿势，将体式的感受牢牢记在心里。

收束瑜伽法则包含五个步骤，这些步骤教你辨识五个要素，进而可以解读所有瑜伽体式。收束瑜伽法则是引路人，指引你编绘一张结合科学与瑜伽的地图。下面将以单腿肩倒立式作为范例来讲解。

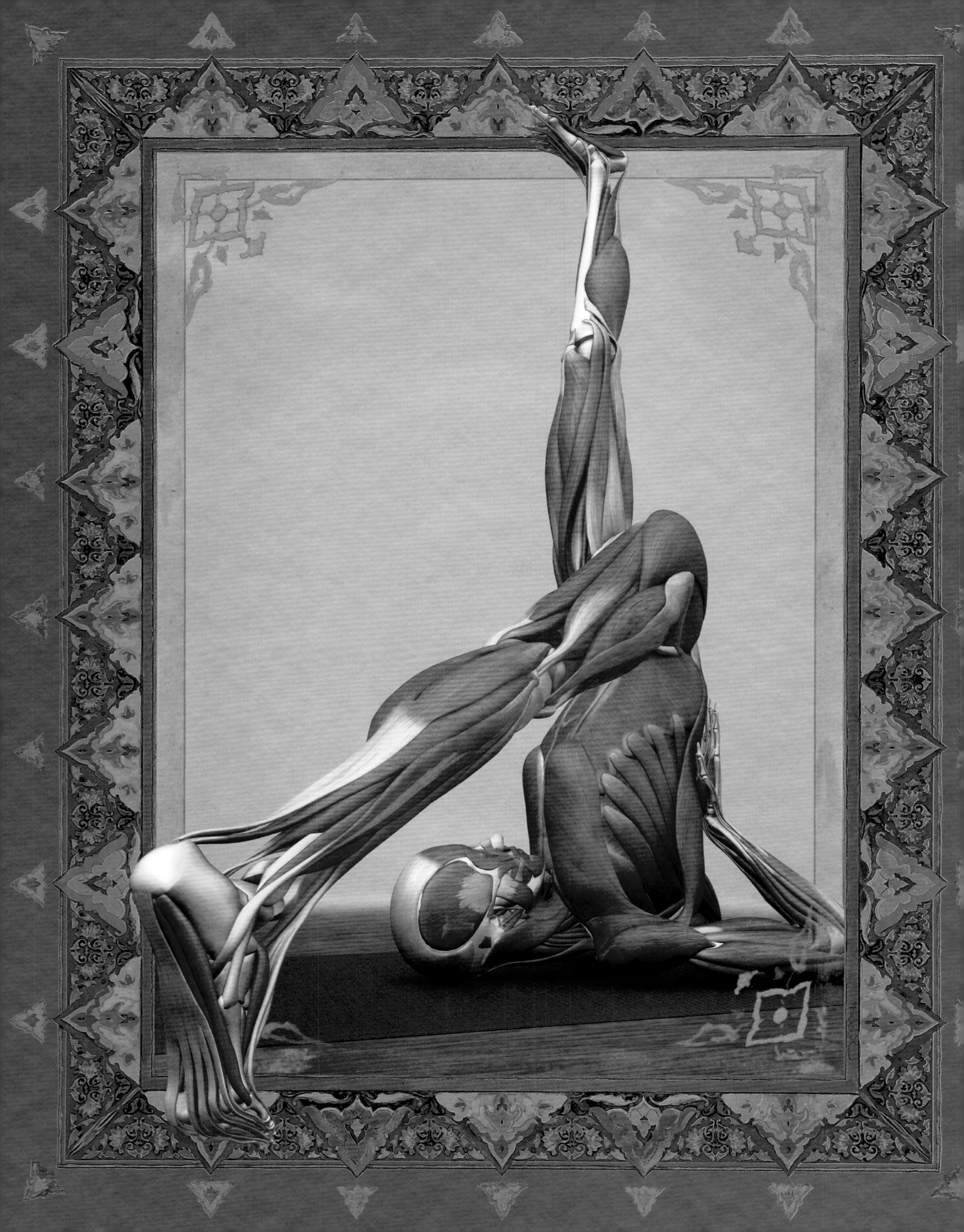

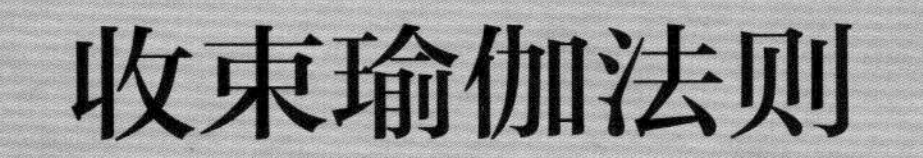

收束瑜伽法则

1

确认体式所使用的关节位置。

2

确认体式中所使用的原动肌。

收缩这些肌肉，让骨骼稳定，进入正位。

3

确认原动肌对应的拮抗肌。

然后伸展拮抗肌，以创造柔软度。

4

扩展胸腔。

5

创造收束。

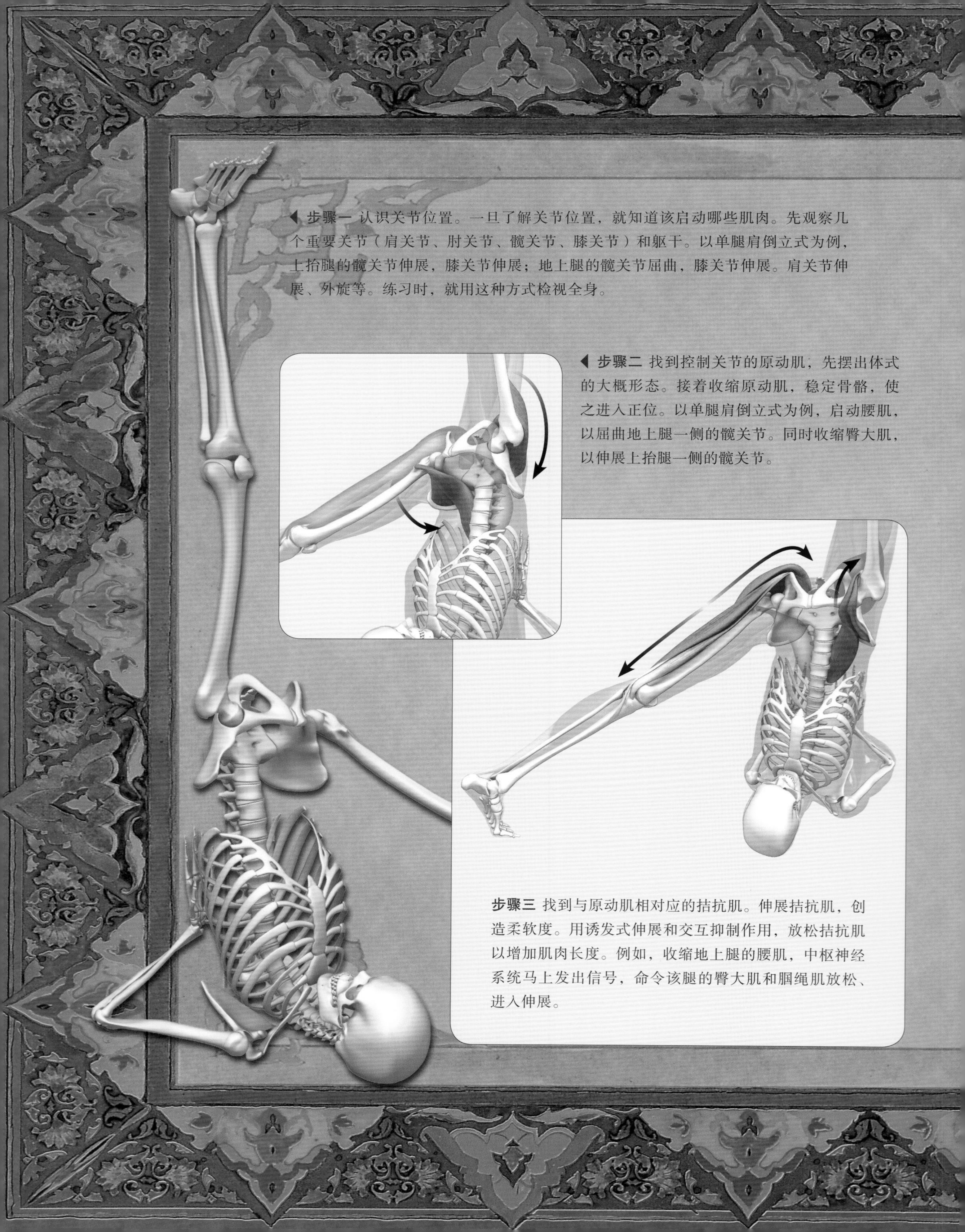

◀ **步骤一** 认识关节位置。一旦了解关节位置，就知道该启动哪些肌肉。先观察几个重要关节（肩关节、肘关节、髋关节、膝关节）和躯干。以单腿肩倒立式为例，上抬腿的髋关节伸展，膝关节伸展；地上腿的髋关节屈曲，膝关节伸展。肩关节伸展、外旋等。练习时，就用这种方式检视全身。

◀ **步骤二** 找到控制关节的原动肌，先摆出体式的大概形态。接着收缩原动肌，稳定骨骼，使之进入正位。以单腿肩倒立式为例，启动腰肌，以屈曲地上腿一侧的髋关节。同时收缩臀大肌，以伸展上抬腿一侧的髋关节。

步骤三 找到与原动肌相对应的拮抗肌。伸展拮抗肌，创造柔软度。用诱发式伸展和交互抑制作用，放松拮抗肌以增加肌肉长度。例如，收缩地上腿的腰肌，中枢神经系统马上发出信号，命令该腿的臀大肌和腘绳肌放松、进入伸展。

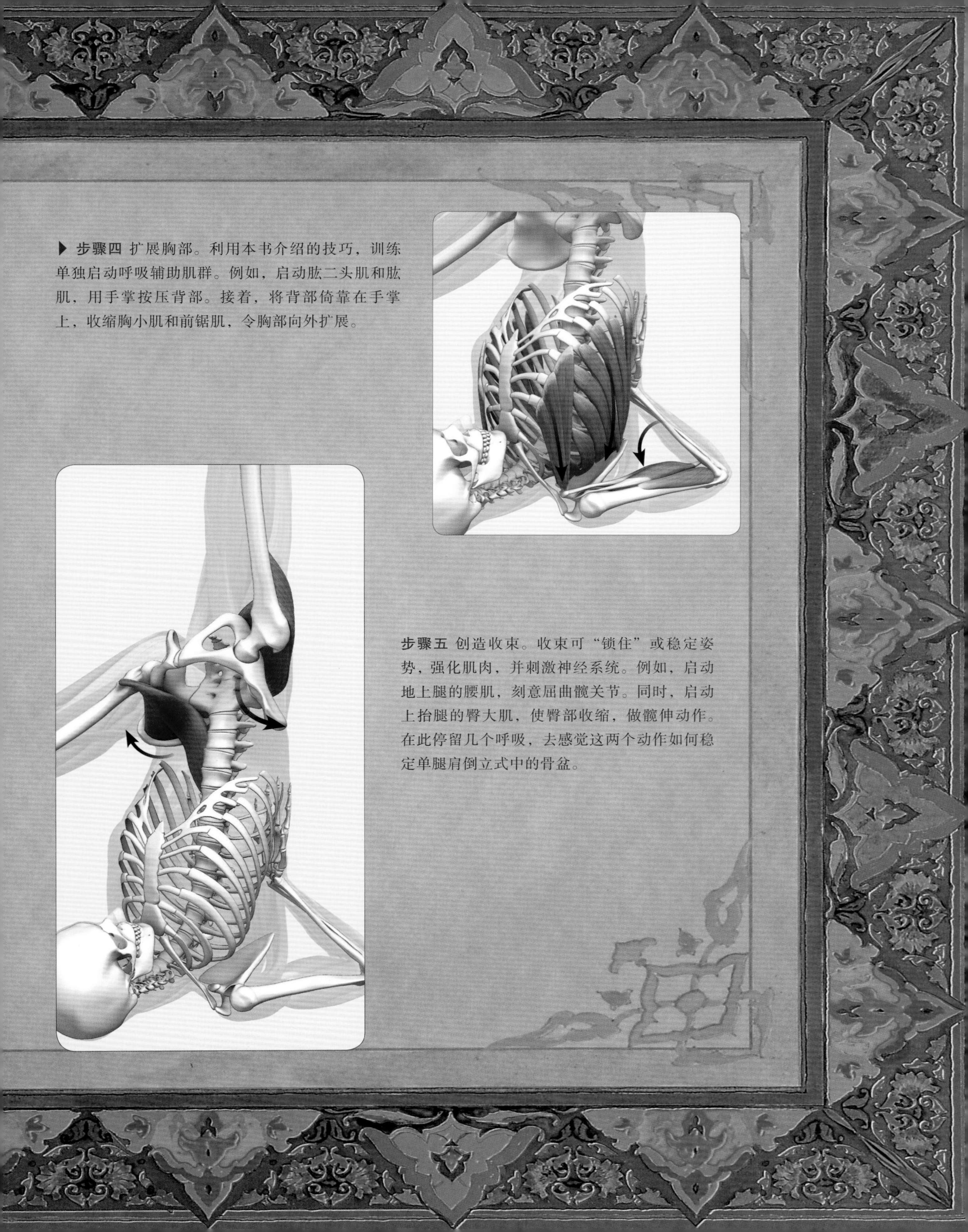

▶ **步骤四** 扩展胸部。利用本书介绍的技巧，训练单独启动呼吸辅助肌群。例如，启动肱二头肌和肱肌，用手掌按压背部。接着，将背部倚靠在手掌上，收缩胸小肌和前锯肌，令胸部向外扩展。

步骤五 创造收束。收束可“锁住”或稳定姿势，强化肌肉，并刺激神经系统。例如，启动地上腿的腰肌，刻意屈曲髋关节。同时，启动上抬腿的臀大肌，使臀部收缩，做髋伸动作。在此停留几个呼吸，去感觉这两个动作如何稳定单腿肩倒立式中的骨盆。

手臂平衡体式

ARM BALANCES

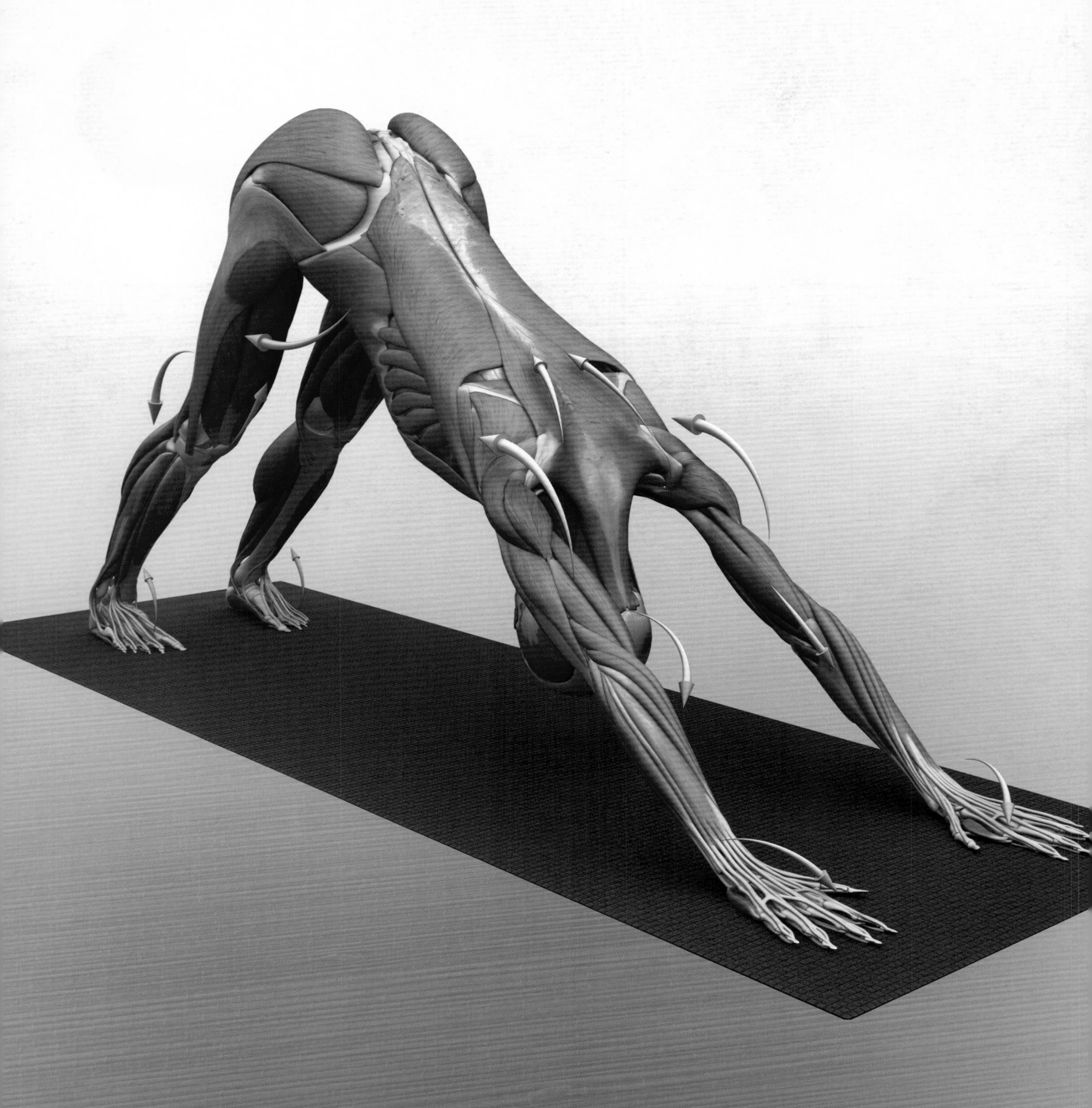

अधोमुखश्वानासन

ADHO MUKHA SVANASANA

下犬式

下犬式既是倒立体式，也是手臂平衡体式。下犬式在串联动作里是个休息动作，练习者会在此停留几个呼吸，同时它也是评估肩膀和双腿后侧肌群伸展程度的指针。髋关节屈曲，膝关节伸直，伸展焦点就落在腘绳肌上。以足部背屈来强化腓肠肌和比目鱼肌的伸展（腓肠肌横跨膝关节后侧，比目鱼肌则和腓肠肌一起横跨踝关节）。手臂伸直，将身体朝脚的方向后推出去，以间接加深伸展。

先完成上述的基本动作，再调整小细节。记住，所有最为深刻奥妙的瑜伽经验通常就发生在细小、专注、微妙的动作中。比如说，前臂旋前，同时肩关节外旋，可创造一个“拧转”的螺旋效果，从上而下贯穿整条手臂。这一动作可收紧肘关节韧带，使姿势更加稳定。

下犬式还有一个小细节：打开髂骨翼，令骶骨前倾。髂骨外开的诀窍是，脚掌先固定在瑜伽垫上，再尝试往两侧“拖曳”。这一动作会以闭链方式启动外展肌群，拉动外展肌群附着在髂嵴上的起端。接着再启动臀肌，诀窍是双脚尝试向后拖曳，远离双手。最后是踝关节的动作，踝关节旋前（足外翻），将重量压在足底球状部位上。接着，再提起足弓，将重量分散至足底外缘。踝关节内翻和外翻的力量平衡，基座自然稳固，有利于稳定姿势。这些深层细节，你可以全部采纳，或挑选其中一个来深化练习。

基本关节位置

- 髋关节屈曲。
- 膝关节伸直。
- 肩关节屈曲、外旋。
- 肘关节伸直。
- 前臂旋前。
- 腕关节伸展。
- 踝关节背屈。
- 腰椎伸展。
- 颈椎屈曲。

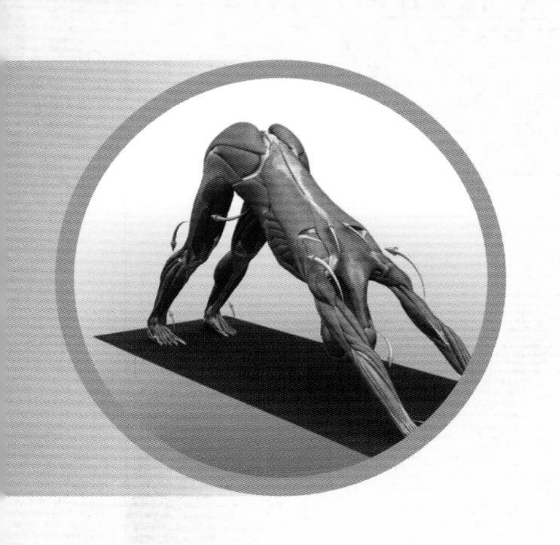

下犬式准备动作

我们可以把下犬式当作自由站姿体式来练习，也可以当作串联体式来练习。如果你将其作为串联体式来练习，前面几个动作不必做得很到位，做个大概就好：髋关节屈曲，膝盖和手肘统统伸直。先让几个重要的肌群伸展开来，预做准备。等到热身完毕，再按照下列步骤，启动协同肌，慢慢调整姿势。

若以自由站姿体式来练习，身体应先采用四足跪姿。首先，体会掌心贴地的感觉。五根手指张开，肩膀外旋。接着，脚趾踩地，把重量移到脚趾根部的趾丘上。膝盖离地，髋关节屈曲，将躯干拉向大腿。启动肱三头肌，将手臂伸直。接着，髋关节保持屈曲状态，再使膝关节伸直，身体进入下犬式。退出下犬式时，膝关节先弯曲，膝盖回到地面上。以婴儿式休息放松。

也可以利用下图的椅子进行伸展，帮助拉长肩部伸肌。出力下压置于椅面的手肘，并在此停留几个呼吸，可将这个动作转变成诱发式伸展。趁着双肘出力后肌肉更加放松的空档，再次加深肩部伸肌的伸展。

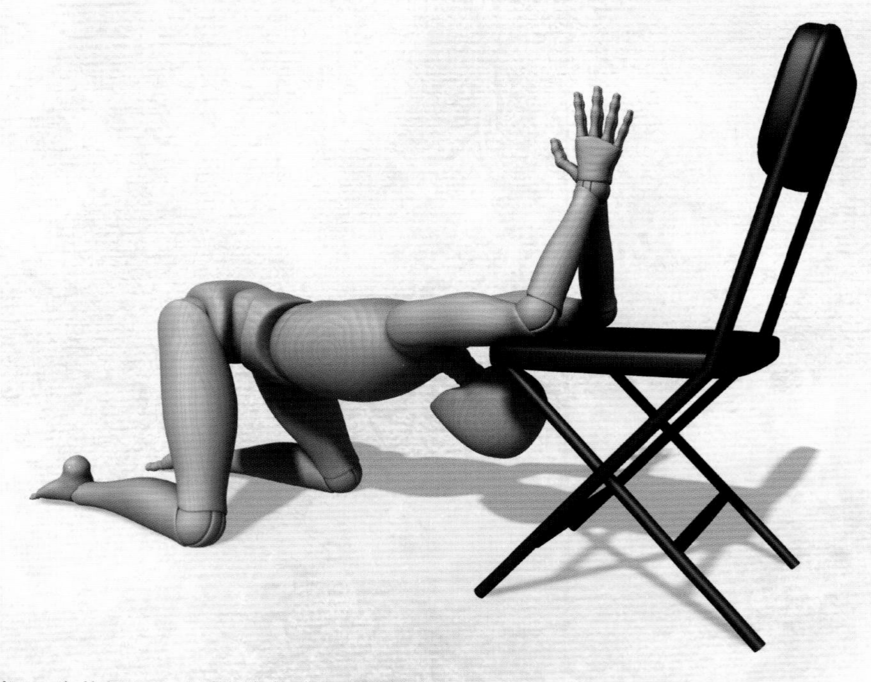

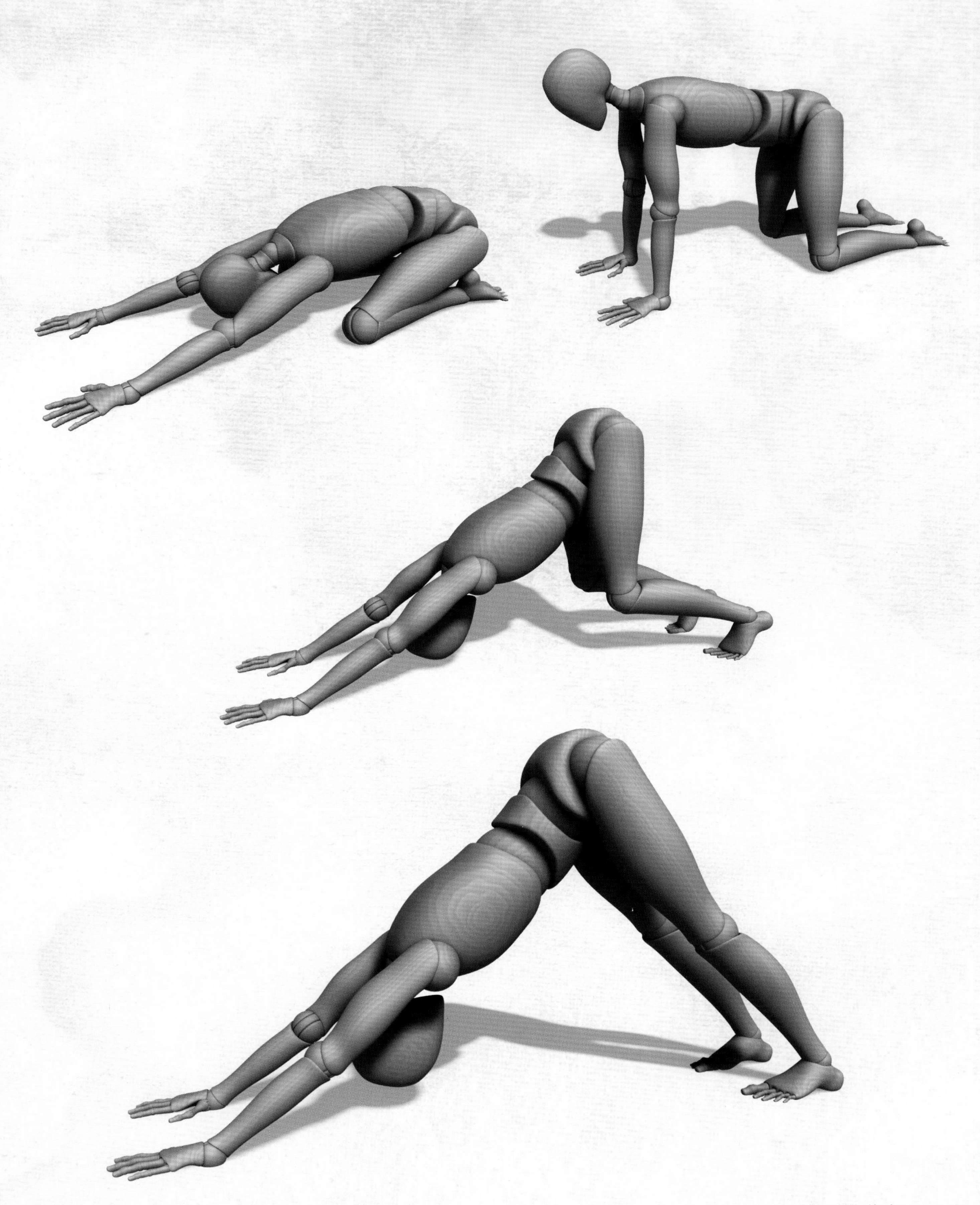

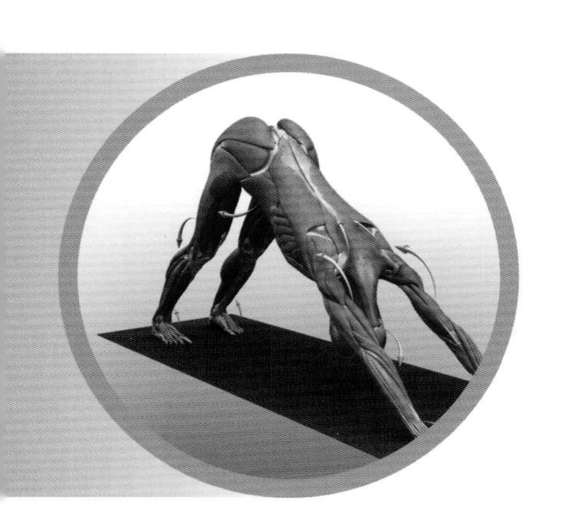

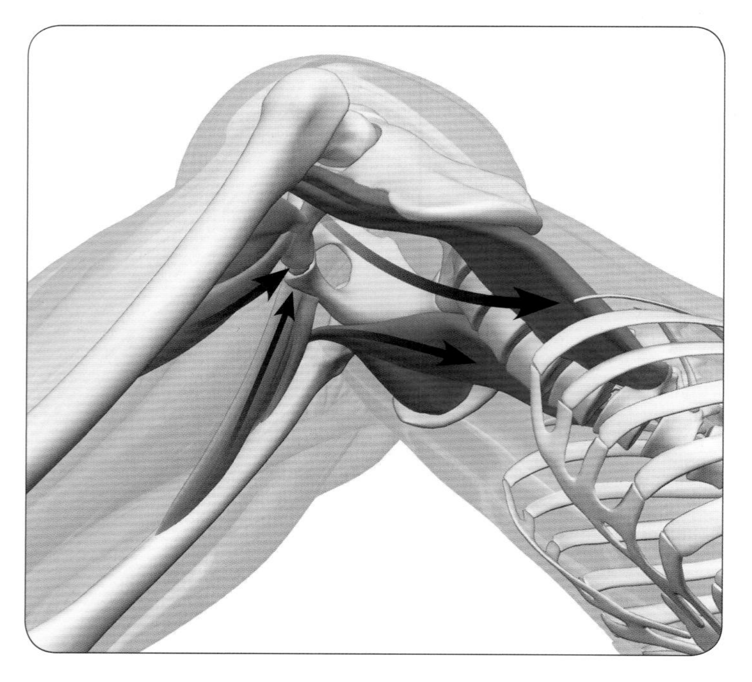

步骤一 收缩腰肌及其协同肌（长、短收肌和耻骨肌），做髋部屈曲动作。启动这些肌肉的诀窍是，双脚试着往中间靠拢。一开始先屈膝，使腘绳肌放松。由于腘绳肌的起端位于坐骨粗隆（即坐骨结节），所以腘绳肌放松，就不会牵住坐骨粗隆，这样腰肌收缩时，骨盆就有空间前倾。请注意，腰大肌的起端位于腰椎上，所以启动腰大肌，也会把腰椎前拉，令下背略微前拱，这才是下犬式的理想姿势。启动腰肌，可创造臀大肌（髋部伸肌）的交互抑制作用。

步骤二 有几块肌肉也会协同帮忙腰肌完成髋部屈曲动作。启动耻骨肌和长、短收肌，可屈曲髋关节，令骨盆前倾。而缝匠肌和股直肌跨过髋关节，向下延伸到膝盖，故这两块肌肉收缩，也有助于髋部屈曲。此外，缝匠肌的起端位于髂前上棘，股直肌的起端位于髂前下棘，所以启动这两块肌肉，骨盆会前倾。收缩股直肌的诀窍是将膝盖上提（股直肌的止端位于膝盖）。而缝匠肌就比较难单独启动了，不过，只要我们做髋部屈曲动作，特别是如果刻意内旋股骨，即可启动它。臀小肌位于髂骨外侧，跨越髋关节，因此会随着髋关节姿势的变化（屈曲、中立或伸展）而产生不同的动作。我们做下犬式时，髋关节要保持屈曲，这时的臀小肌就扮演着髋部屈肌。臀小肌位于臀大肌和臀中肌的深层，很难任意启动，但可用观想的方式唤醒。

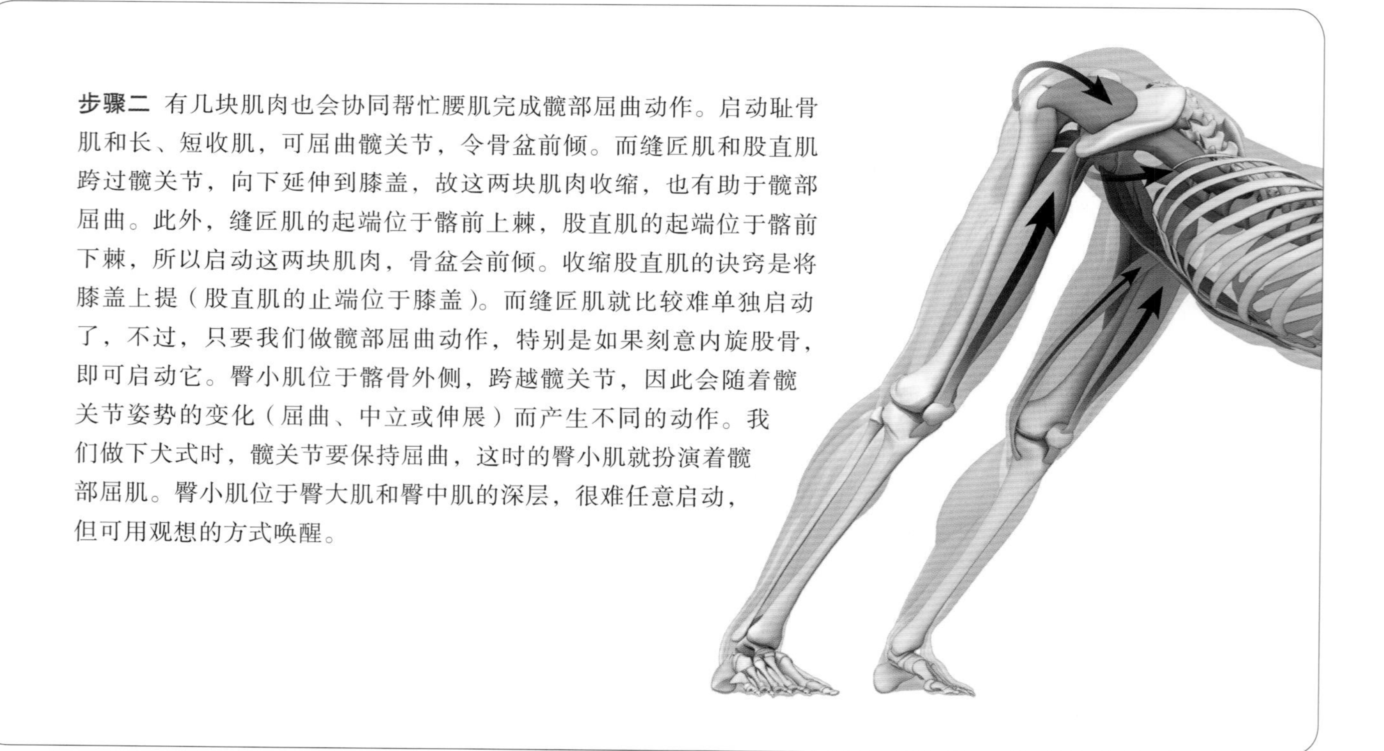

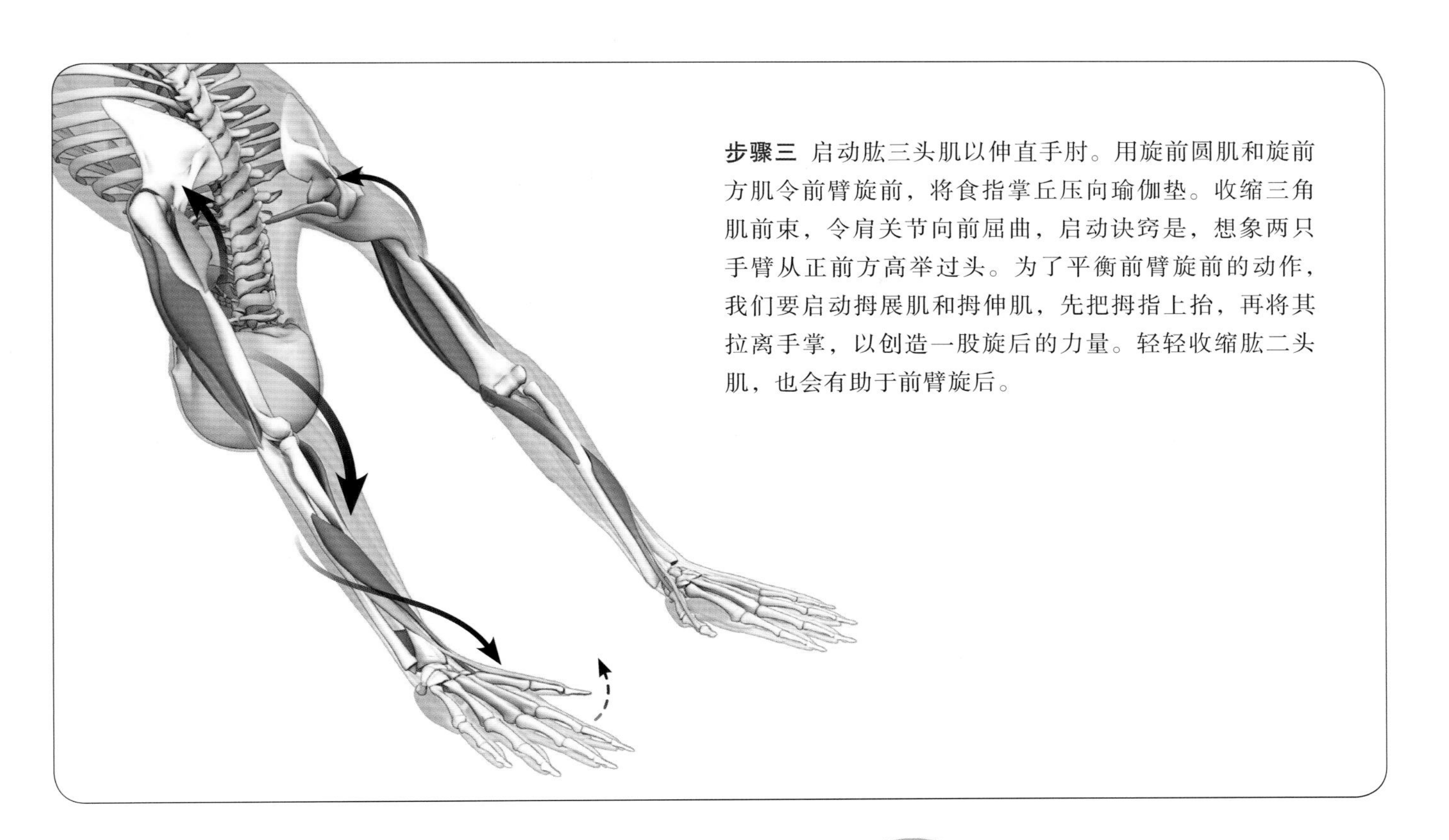

步骤三 启动肱三头肌以伸直手肘。用旋前圆肌和旋前方肌令前臂旋前，将食指掌丘压向瑜伽垫。收缩三角肌前束，令肩关节向前屈曲，启动诀窍是，想象两只手臂从正前方高举过头。为了平衡前臂旋前的动作，我们要启动拇展肌和拇伸肌，先把拇指上抬，再将其拉离手掌，以创造一股旋后的力量。轻轻收缩肱二头肌，也会有助于前臂旋后。

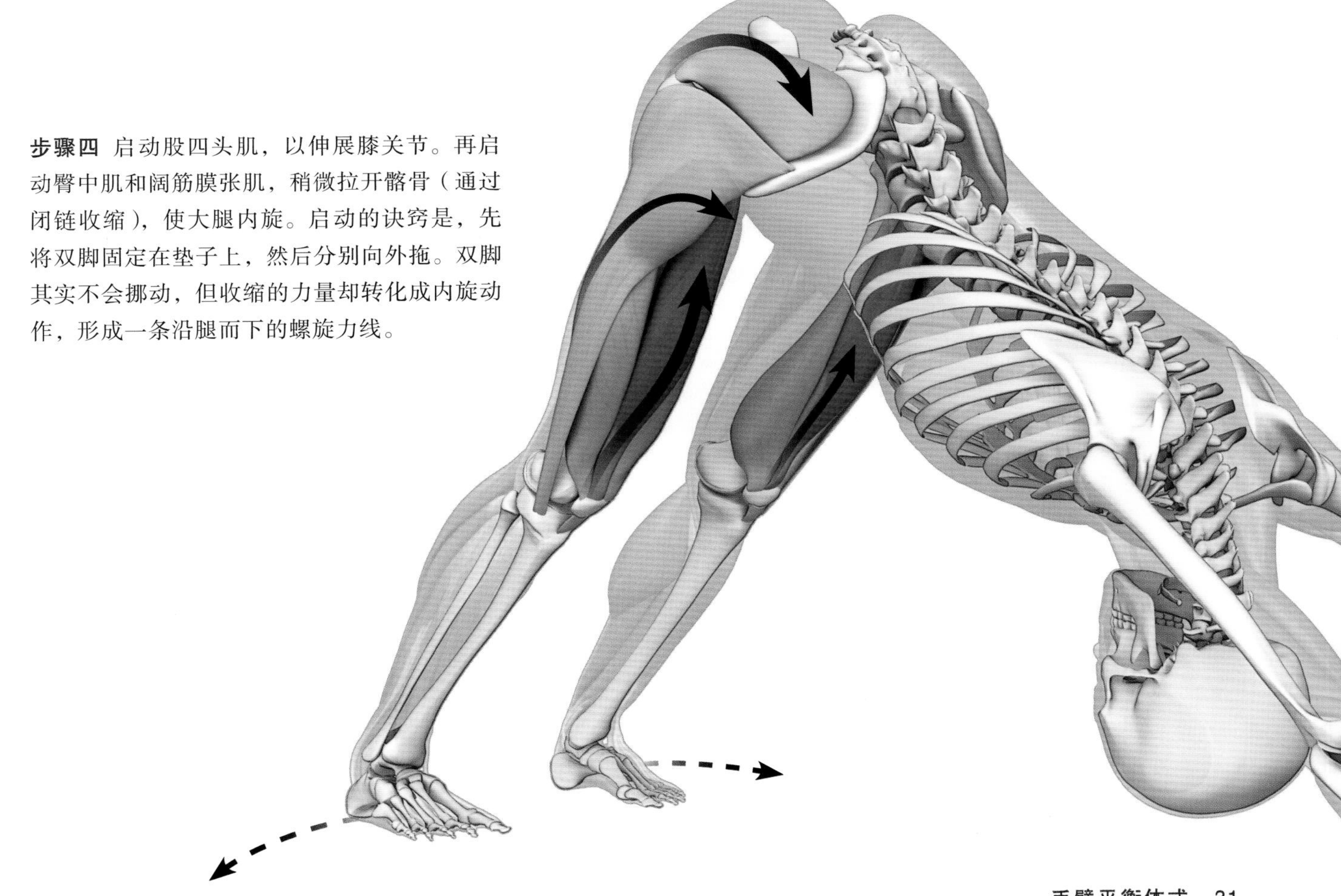

步骤四 启动股四头肌，以伸展膝关节。再启动臀中肌和阔筋膜张肌，稍微拉开髂骨（通过闭链收缩），使大腿内旋。启动的诀窍是，先将双脚固定在垫子上，然后分别向外拖。双脚其实不会挪动，但收缩的力量却转化成内旋动作，形成一条沿腿而下的螺旋力线。

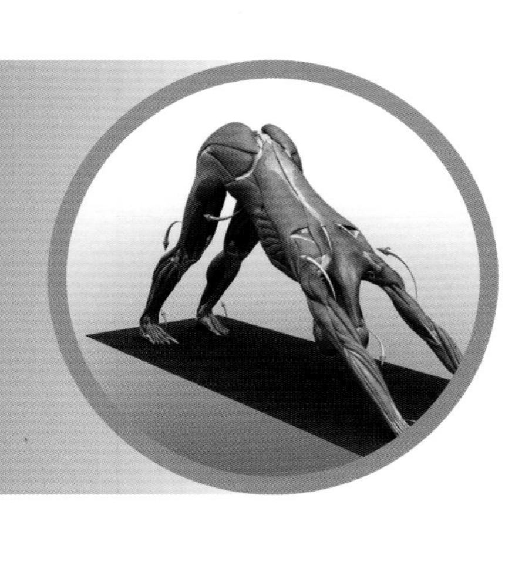

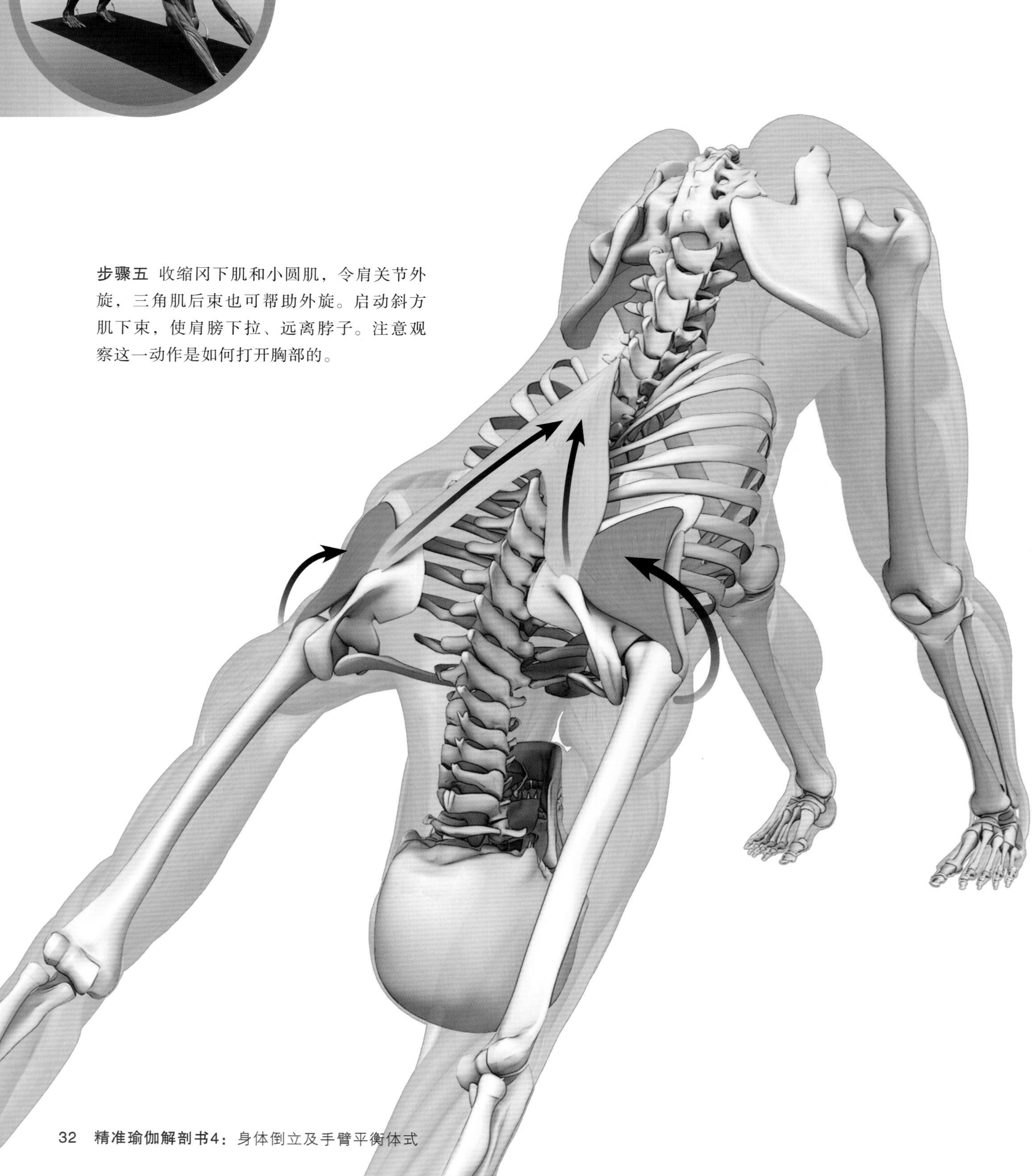

步骤五 收缩冈下肌和小圆肌，令肩关节外旋，三角肌后束也可帮助外旋。启动斜方肌下束，使肩膀下拉、远离脖子。注意观察这一动作是如何打开胸部的。

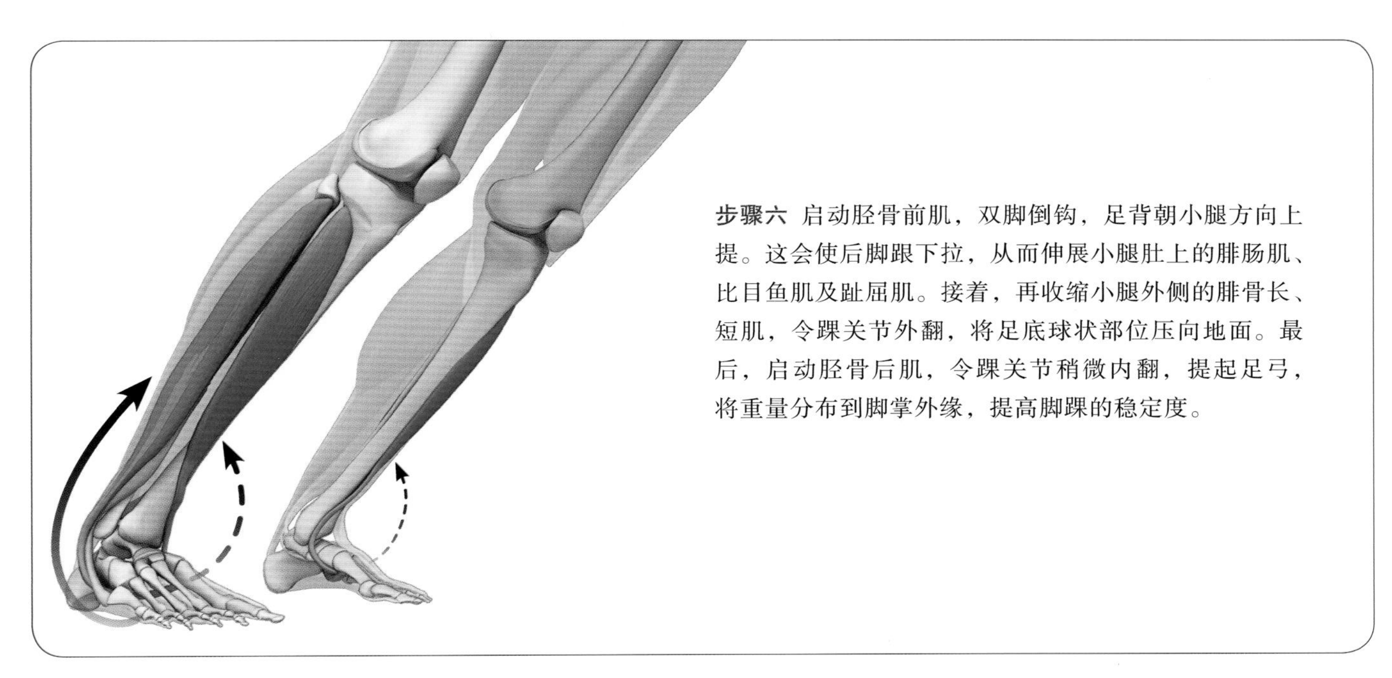

步骤六 启动胫骨前肌，双脚倒钩，足背朝小腿方向上提。这会使后脚跟下拉，从而伸展小腿肚上的腓肠肌、比目鱼肌及趾屈肌。接着，再收缩小腿外侧的腓骨长、短肌，令踝关节外翻，将足底球状部位压向地面。最后，启动胫骨后肌，令踝关节稍微内翻，提起足弓，将重量分布到脚掌外缘，提高脚踝的稳定度。

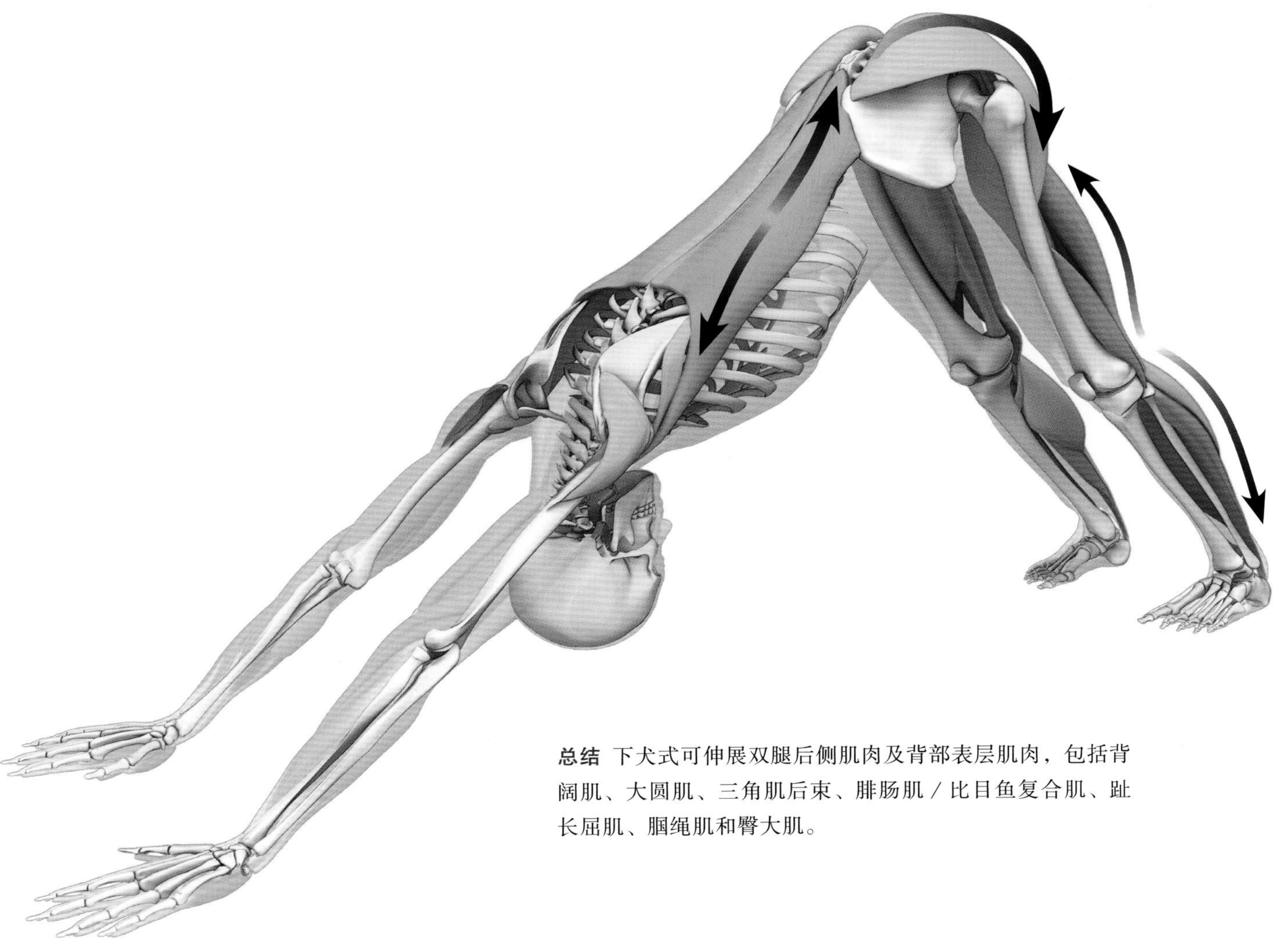

总结 下犬式可伸展双腿后侧肌肉及背部表层肌肉，包括背阔肌、大圆肌、三角肌后束、腓肠肌／比目鱼复合肌、趾长屈肌、腘绳肌和臀大肌。

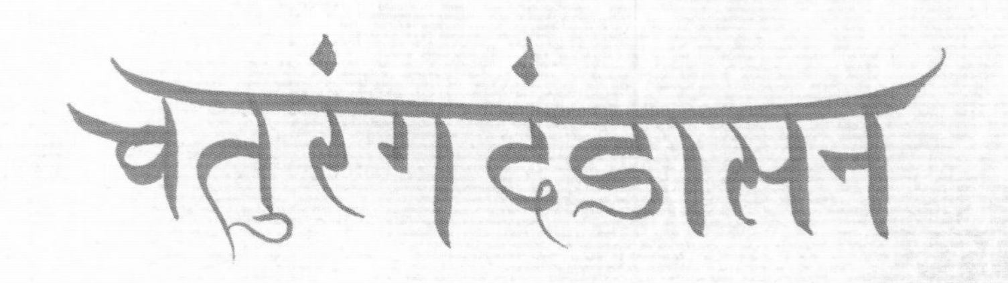

CHATURANGA DANDASANA

四柱式

你可以把四柱式当作自由站姿体式练习，也可以将其与别的体式整合成一组串联体式序列。四柱式通常衔接在站立前屈式之后，以向后跳跃或后跨步的方式进入四柱式。如果你是由上往下进入四柱式，身体放低前，最好预先想一下要启动的肌肉（胸肌和肩部肌肉），让身体重量顺利转移到手臂上。

做四柱式时，骨盆容易下垂，所以要想办法解决这一问题。启动腹部屈肌，以抗衡下垂的力量。如果你是由下往上进入四柱式，从地面处将身体推起来，那么请按照下列顺序启动各个部位的肌群。

先启动胸大肌、前锯肌、肱三头肌，以抬高胸部；再收缩股四头肌，以伸直膝关节；然后，腰肌和腹直肌要用力收缩，以抬高骨盆。这三个动作结合起来，躯干便像吊桥的架或拱一般，悬置在半空中。最后，为了稳定姿势，必须再创造一组相互抗衡的力量：先用脚踝和脚掌将身体向前推，接着再用肩部核心肌肉的力量将身体后推。结合这两个动作，可形成四肢收束，以征召[1]更多盆膈肌群，大大强化会阴收束法的效果。这就是肌肉共同启动的范例之一。

基本关节位置

- 肘关节屈曲。
- 前臂旋前。
- 腕关节伸展。
- 肩关节外旋。
- 膝关节伸展。
- 踝关节背屈。
- 趾关节伸展。
- 髋关节保持中立。
- 脊椎保持中立。

[1] 启动容易控制的肌群，来帮忙单独收缩和启动那些难以控制的肌群，被称为肌肉征召（recruitment）。——译者注

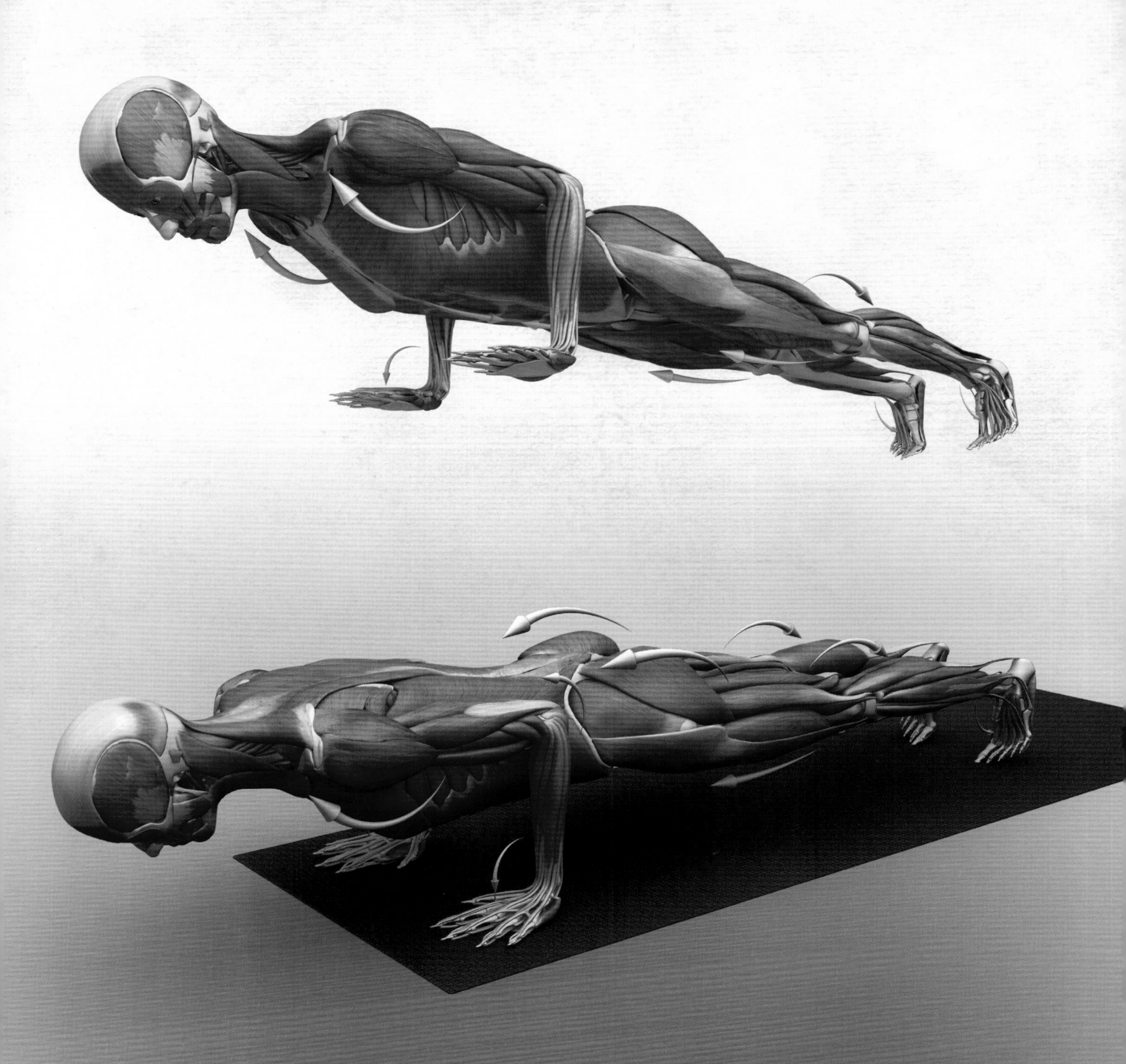

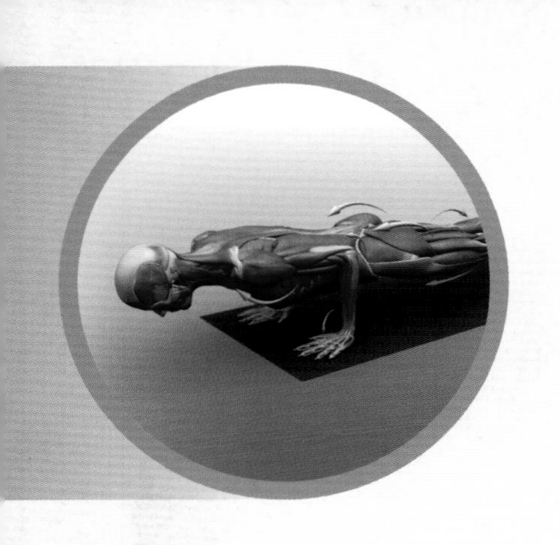

四柱式准备动作

你可以从俯卧撑的姿势（如拜日式）进入四柱式（俯卧撑请见第 37 页下图）。而接下来，则是告诉你怎么从地面进入四柱式。双手放在地面上，掌心贴地并向前推，手肘好像要打直的感觉。如此一来，胸部会抬高，而骨盆和大腿仍停留在瑜伽垫上。接着，启动股四头肌，以伸直膝关节。然后，收缩髋部及腹部屈肌（腰肌和腹肌），将骨盆抬高，身体宛如一座吊桥。腹肌要保持紧缩，以强化支撑的力量。最后，为了平衡髋部屈肌的收缩力量，我们也要启动臀肌，以稳定骨盆，令骨盆保持中立位。

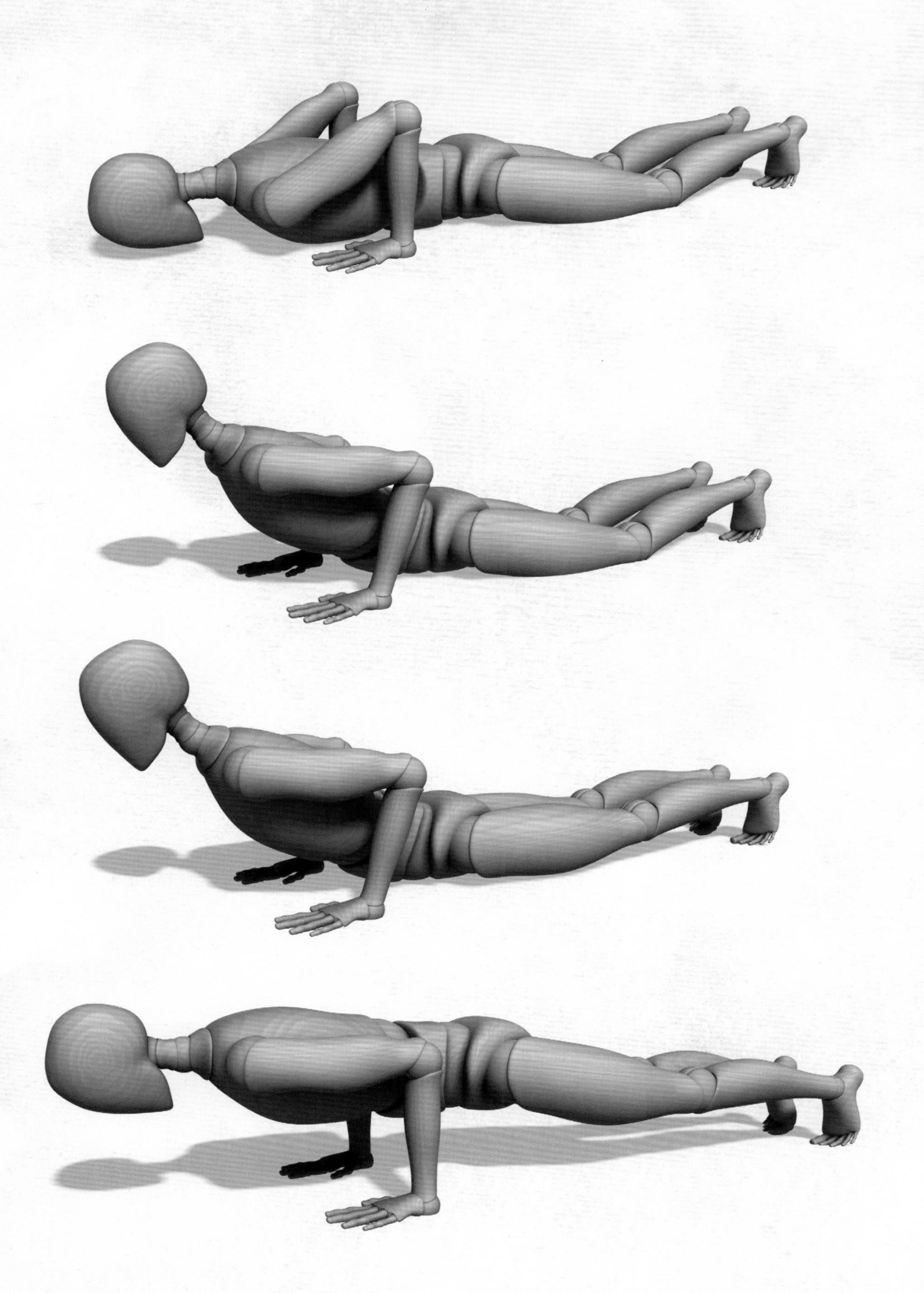

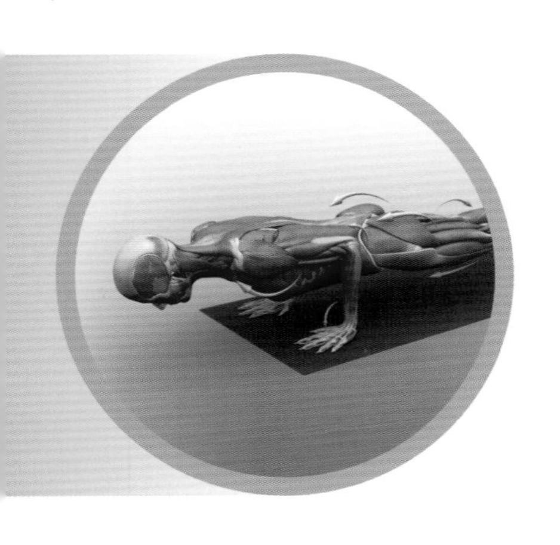

步骤一 将食指根部的掌丘压向瑜伽垫，借此启动旋前圆肌和旋前方肌，令前臂旋前，这样可启动掌弓。接着，收缩肱三头肌，肘关节仿佛要伸直（实际上并没有伸直），将胸部抬离地面。最后，先启动菱形肌，将肩胛骨拉向脊椎中线，再用斜方肌下束将肩胛骨下拉、远离脖子。

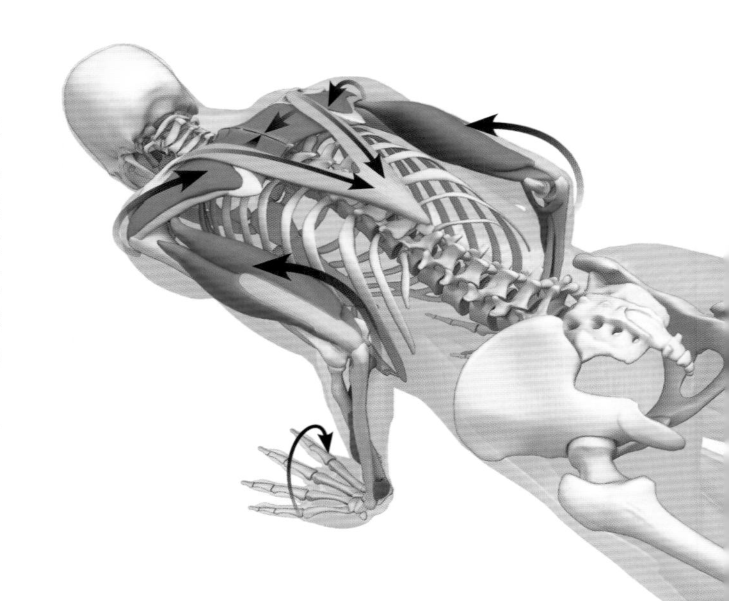

步骤二 启动股四头肌，以伸直膝关节。想象阔筋膜张肌协同做这一动作，可用观想的方式来启动它。接着，足部先固定在垫子上，再尝试并拢双腿（实际上并未并拢），借此启动大腿内侧的大收肌。双腿并拢的尝试可伸展股骨，有助于将膝关节抬离地面。最后用观想的方式启动臀小肌，将股骨头牢牢地固定在髋臼内，令骨盆保持中立位。

步骤三 启动胸大肌和前锯肌，将胸部抬离地面。前锯肌一收缩，肩胛骨会朝胸部集中。启动三角肌前束，令上臂骨往前抬高，启动三角肌前束的诀窍是掌心贴地，然后再尝试将其前拖。

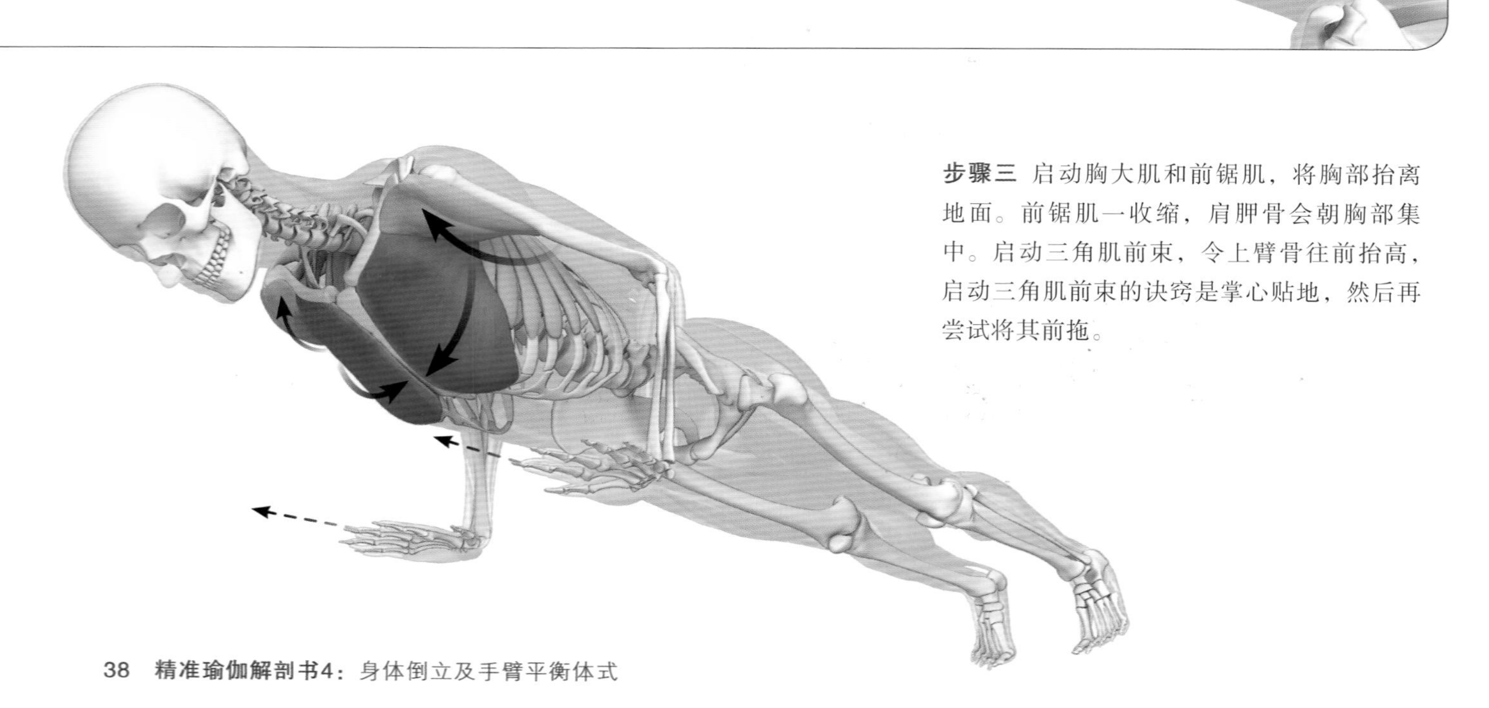

步骤四 膝盖和胸部离开地面后，身体此时成凹形弧线，而骨盆刚好就落在最低点。为了将弧线拉直，我们必须启动腰肌及其协同肌，以屈曲髋关节，将骨盆抬离地面。同时腹直肌要收紧，将骨盆固定在半空中。腹肌收缩时，会造成腹腔内压升高，横膈膜不容易平展下降，难以将空气送进肺部。所以呼吸要深入，以化解这种问题。

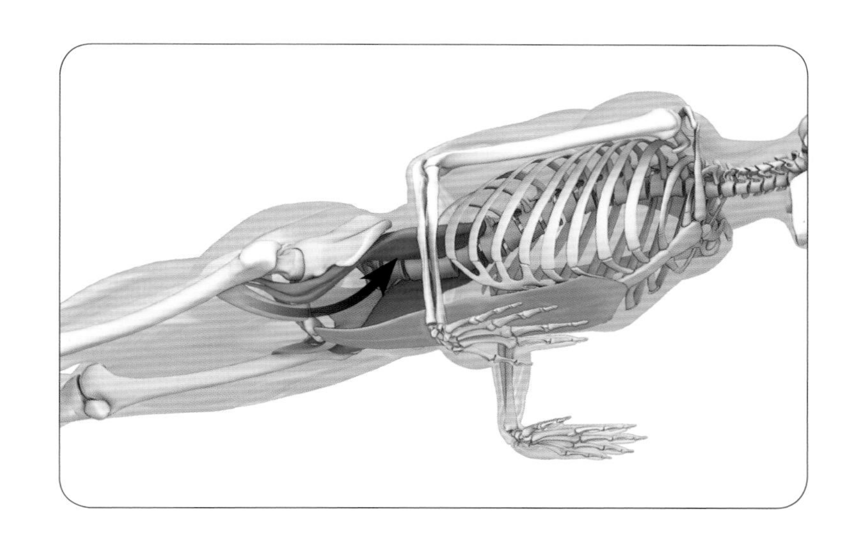

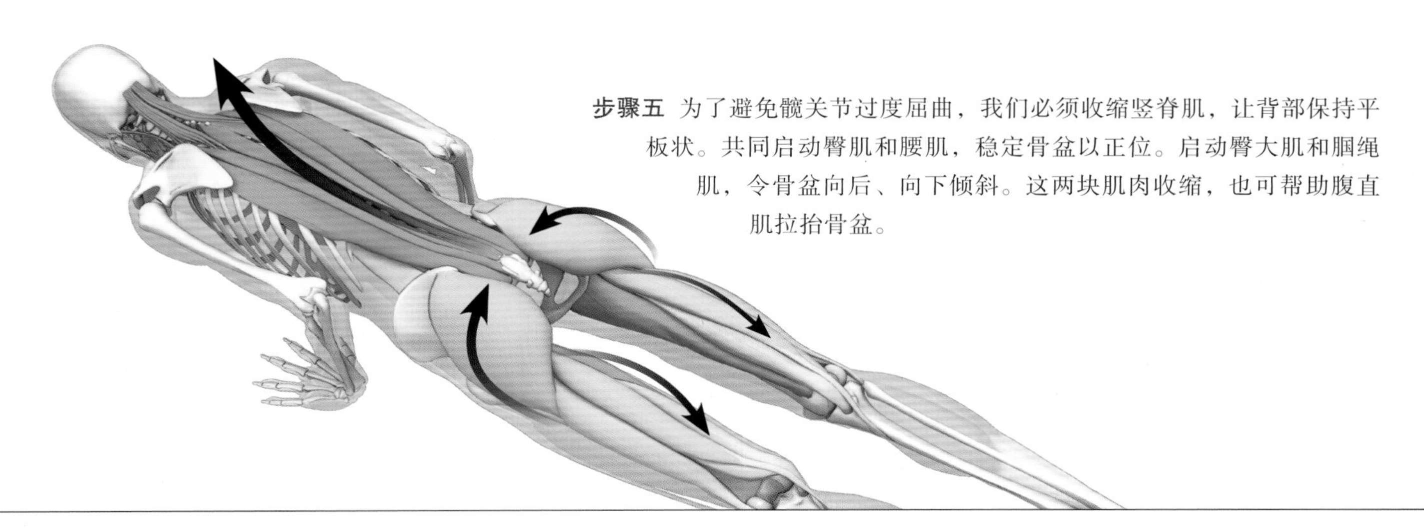

步骤五 为了避免髋关节过度屈曲，我们必须收缩竖脊肌，让背部保持平板状。共同启动臀肌和腰肌，稳定骨盆以正位。启动臀大肌和腘绳肌，令骨盆向后、向下倾斜。这两块肌肉收缩，也可帮助腹直肌拉抬骨盆。

步骤六 双手先固定在瑜伽垫上，然后向前推，这会启动肱二头肌和肱肌，并稳定肘关节。如同步骤三所描述的，三角肌前束是协同肌，可帮忙完成这个动作。接着，脚趾固定在瑜伽垫上，然后试着向后踩，像要从起跑架上起跑一样。这一动作会把重量转移到两只手上，而手部动作又将身体重量往脚的方向推送。如此一来，共同启动肘关节屈肌和踝关节屈肌，加上前述其他肌肉的动作，便可支撑起横跨于身体前侧的“吊桥”。

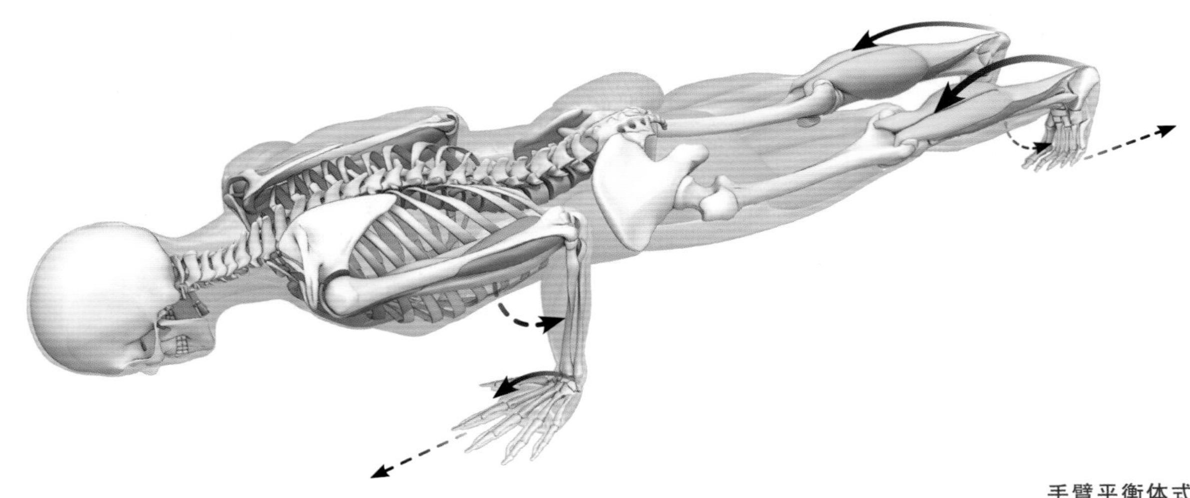

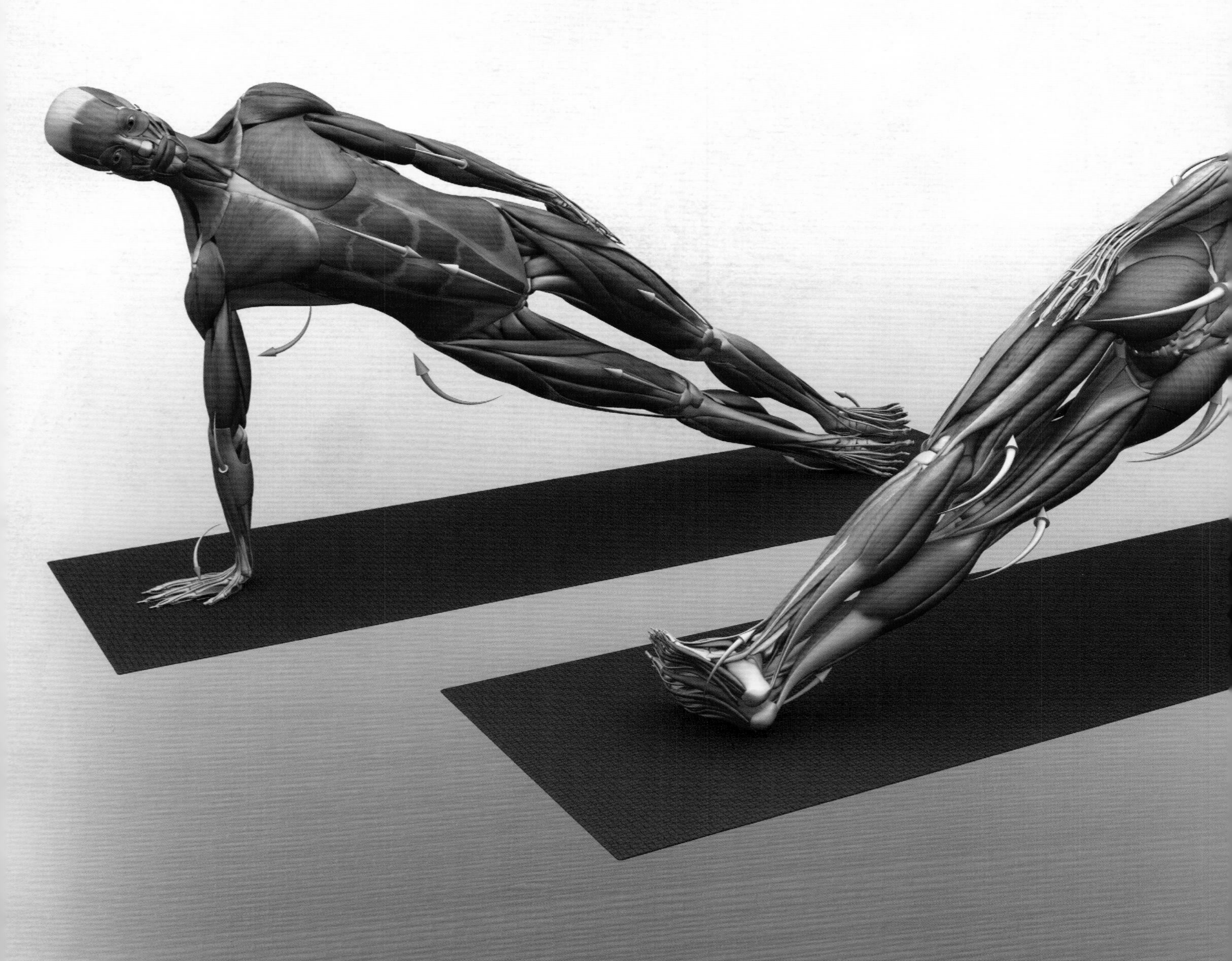

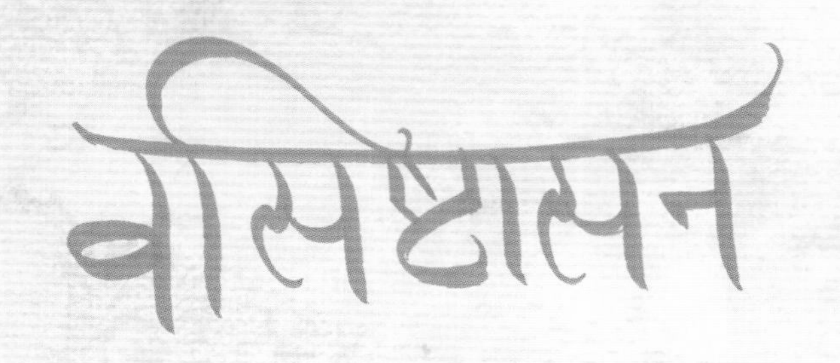

VASISTHASANA

侧板式

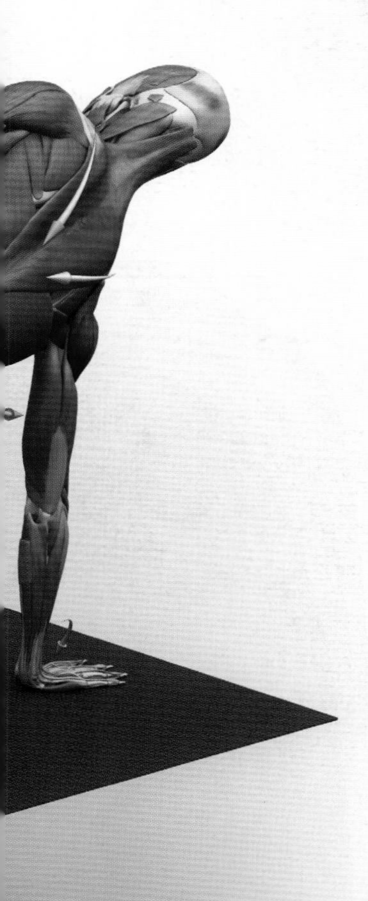

侧板式有三个重点动作，分别位于支撑身体的手臂、下方腿、骨盆。三个局部动作之间必须密切配合，身体才能保持平衡。从手掌开始，经过腕关节、肘关节、上臂，一直连到肩膀。然后又经由前锯肌收缩，一直连到胸部。前锯肌从肩胛骨开始包覆整个胸部，帮助将肩胛骨固定在胸壁上。除了固定肩胛骨之外，前锯肌也是呼吸辅助肌，能有效扩大胸廓。建议用侧板式唤醒前锯肌，体会前锯肌收缩的感觉，再把这样一份觉察带到其他体式练习，吸气时，记得用这块肌肉扩展胸腔，这也是用瑜伽体式唤醒肌肉的绝佳范例。

接着讲解下方腿。先看踝关节的动作，启动腓骨长、短肌，以外翻足部。当踝关节稍微倾斜、做出外翻动作时，脚掌外缘就会牢牢固定在地面上，以稳定整条腿。虽然我们用下方手臂和下方腿抬高身体，可是若没有同时启动骨盆外侧肌肉（同样是下侧），身体仍会下落，所以必须启动下方腿外展肌群。不过由于脚掌固定在垫子上，下方腿实际上无法外展，而外展肌收缩的力量往上转移，帮助抬高了骨盆，这又是一个闭链收缩的例子，固定止端，移动起端（在本动作中是抬高骨盆）。

最后谈谈其他次要动作。上方手臂紧贴体侧，再尝试向后拖曳，以此闭链收缩来启动背阔肌，从而扩展胸部。接着，启动股四头肌，将膝盖上提，以伸直双腿。大腿内侧的内收肌群收缩，双膝夹紧。腹部收缩，维持姿势稳定。

基本关节位置

- 下方肩关节外展、外旋。
- 上方肩关节内收、外旋。
- 肘关节伸展。
- 前臂旋前。
- 膝关节伸展。
- 下方髋关节外展。
- 上方髋关节内收。
- 踝关节背屈。
- 足外翻。
- 脊椎保持中立。

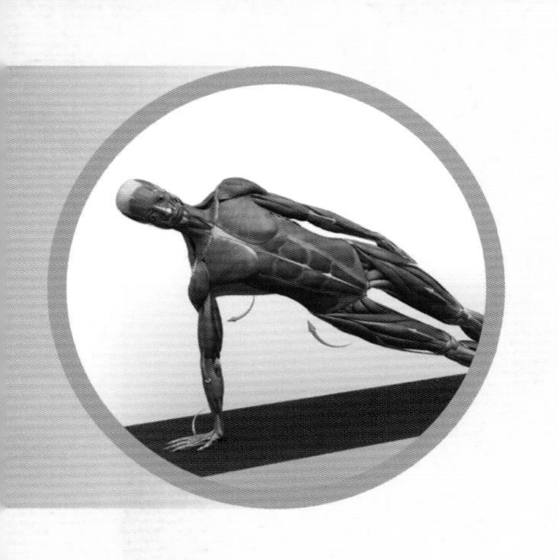

侧板式准备动作

身体先采取俯卧撑（伏地挺身）的姿势（见下图）。接下来所启动的肌肉，有些与侧板式用到的肌肉相同。手肘伸直，将两块肩胛骨拉开，使之远离身体中线。腹部收缩，等到肌肉足够有力，能维持这个姿势一段时间时，我们再进入更高难度的单手支撑：一手离开地面，身体侧转，将上方脚移到身体前面的地面上（见第 43 页上图）。

刚开始练习时，骨盆容易下落，由此要启动髋侧的外展肌和下侧腹肌，体会骨盆抬高的感觉。但要如何启动这两块肌肉？脚掌外缘压向地面，借此抬高骨盆，接着放松，骨盆下降，如此上下几次，体会髋侧外展肌和腹肌收放的感觉。

等你感觉身体能保持平衡，就把上方腿从地面上收回，置于下方腿之上，然后双腿夹紧。臀部收缩，背部伸展，并扩展胸部。上方手臂可以举高，指向天空，或放在大腿外侧。不妨体会一下两个动作的差别。比如，手放在大腿上，身体比较容易保持平衡，因为重心低。注意别忘了呼吸节奏。最后，倒序解开动作。

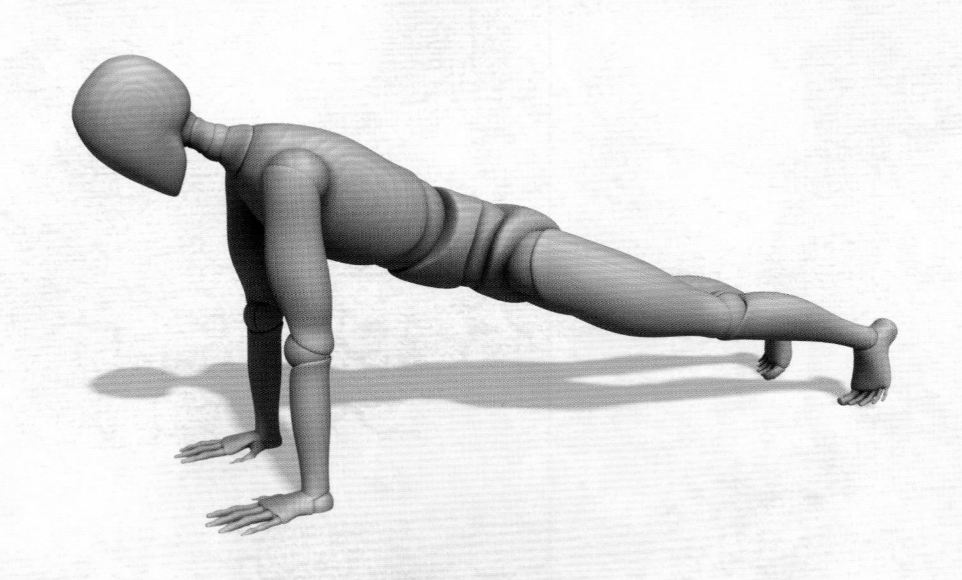

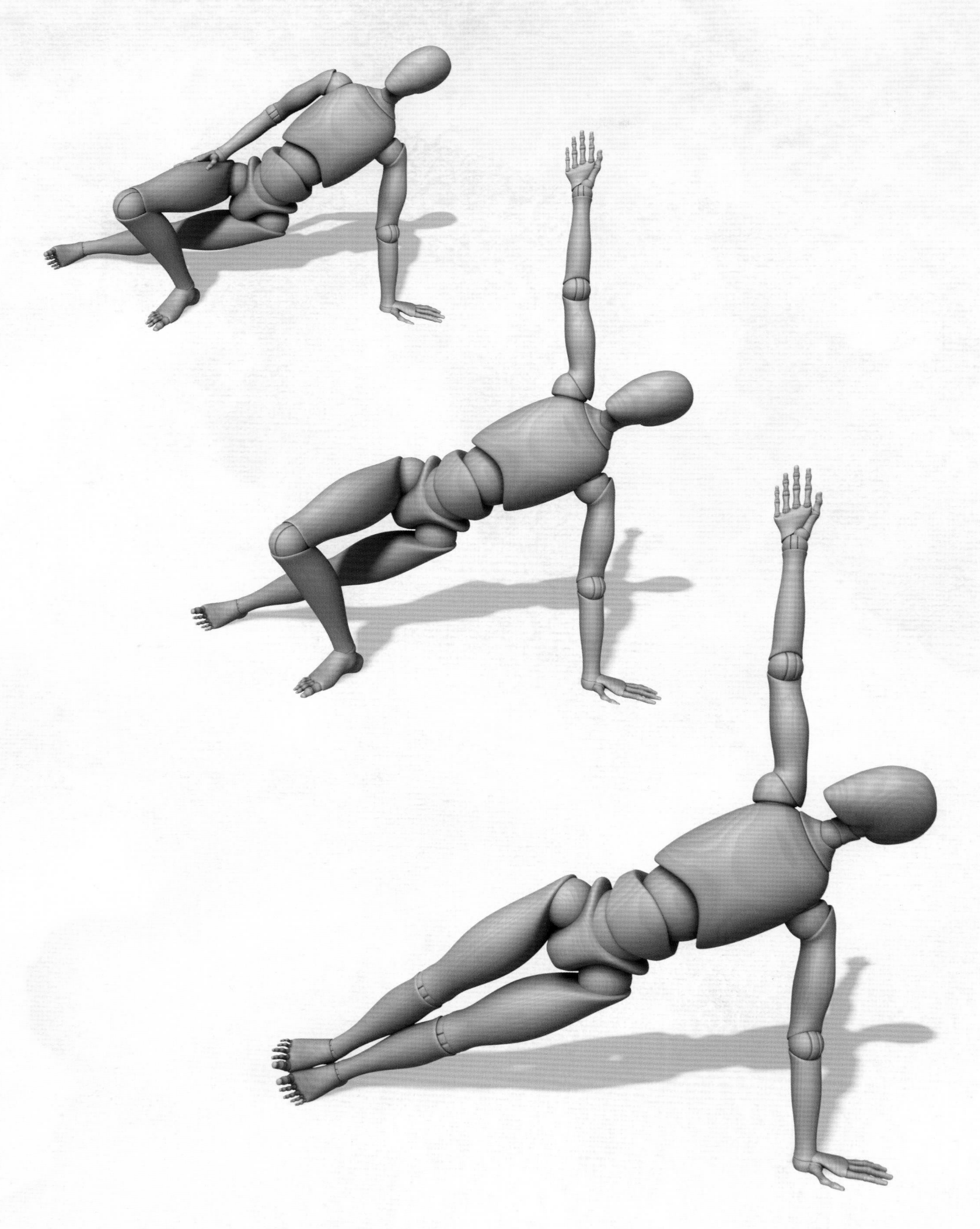

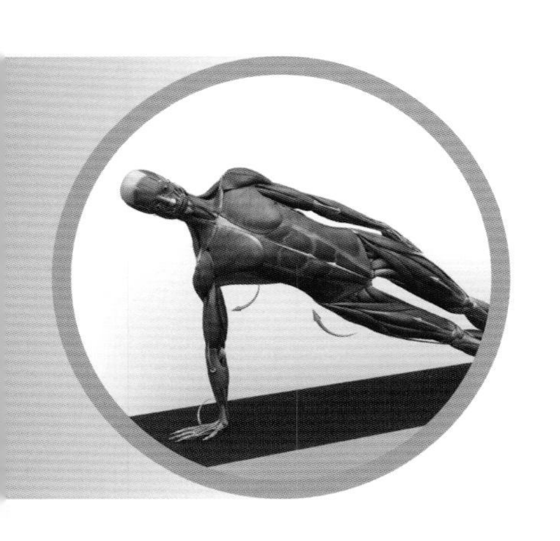

步骤一 一手放在地面上，前臂旋前，将重量均匀分布于手掌。手指抓地，以此启动掌弓。启动旋前圆肌和旋前方肌，将手掌下转，使掌心内侧压向地面。手指根部的掌丘压向瑜伽垫，借此来启动桡侧腕屈肌和尺侧腕屈肌，以屈曲并稳定腕关节。收缩肱三头肌，以伸直肘关节。肱三头肌有三个头（长头、外侧头、内侧头），长头的起端位于肩胛骨，所以启动肱三头肌，也会有助于增加肩膀的稳定度。手肘过度伸展时，记得同时启动肱二头肌，尝试微屈肘关节，这样上臂骨和下臂骨才会对齐，成一直线。从肩膀将手下压，由此动作启动前锯肌，将下侧肩胛骨拉离身体中线。手臂与地面保持垂直，这样重力方向（力学轴）才会平行于骨头的解剖长轴。

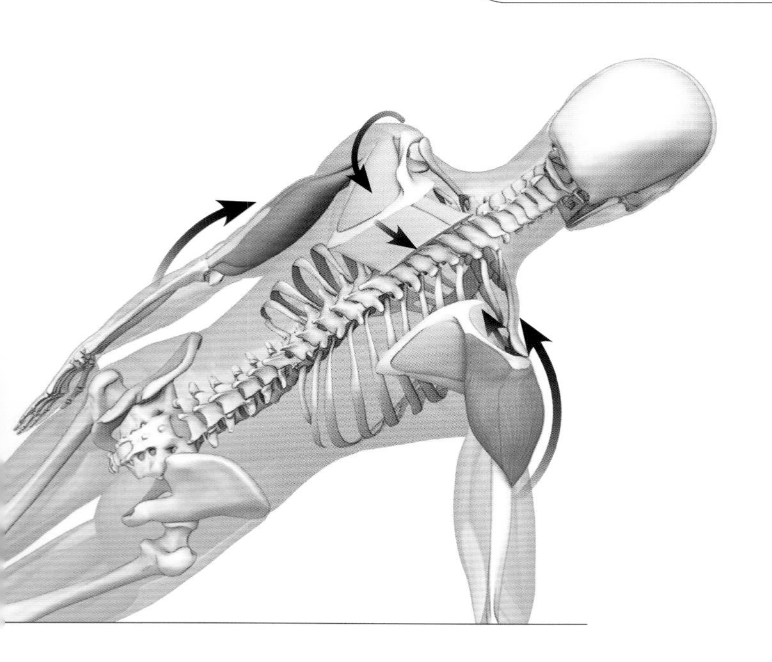

◀ **步骤二** 启动三角肌中束，将躯干抬高，并令肩关节外展。肩袖肌群包含四块肌肉（肩胛下肌、冈上肌、冈下肌、小圆肌），这里要启动冈上肌，带动肩关节外展，也有利于肱骨头稳定在肩盂窝内。启动冈下肌、小圆肌和三角肌后束，稍微外旋肩关节和肘关节。启动身体上方的菱形肌，将该侧肩胛骨拉向身体正中线，这一动作可扩展胸部。启动上方手臂的肱三头肌，以伸直肘关节。

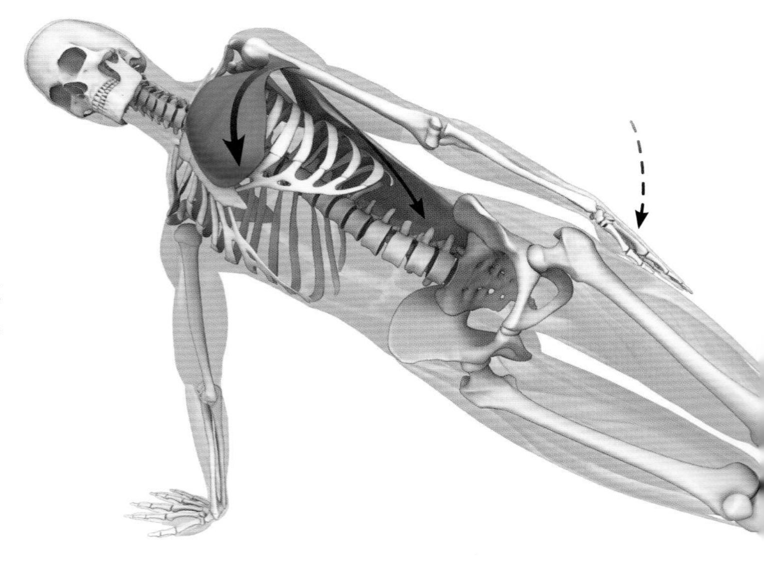

▶ **步骤三** 启动身体上方的胸大肌和大圆肌，令该侧手掌压向大腿外侧（内收）。这一动作会挺起胸部。想要知道胸大肌收缩是什么感觉，可以在开始练习前，先将一手平贴大腿，手臂在体侧夹紧，另一手放在前胸，体会胸大肌收缩的感觉。

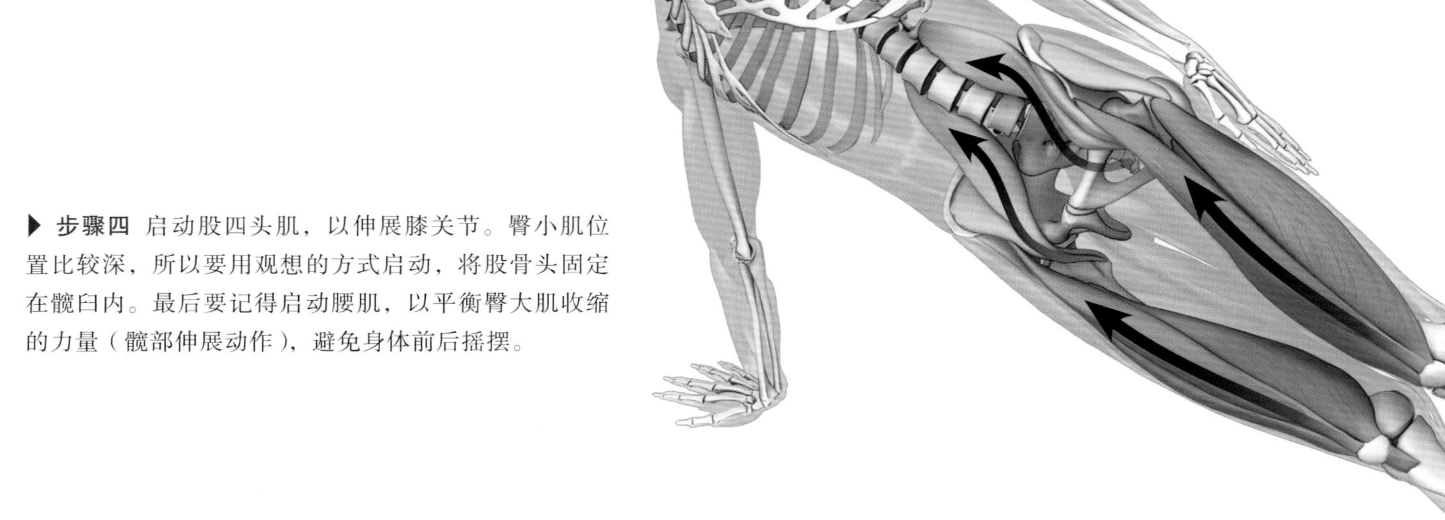

▶ **步骤四** 启动股四头肌，以伸展膝关节。臀小肌位置比较深，所以要用观想的方式启动，将股骨头固定在髋臼内。最后要记得启动腰肌，以平衡臀大肌收缩的力量（髋部伸展动作），避免身体前后摇摆。

步骤五 足部外翻，将脚掌外缘压向地面，踝关节背屈，脚掌与小腿成90°。启动腓骨长、短肌，以外翻足部。趾长伸肌是协同肌，可帮忙外翻足部并上提脚趾。启动小腿前侧的胫骨前肌，做足背屈（即踝关节背屈）。将脚掌外缘压向地面，借此启动髋侧的臀中肌和阔筋膜张肌，以抬高骨盆。脚掌外缘下压的力量，会将躯干上移，使其稳定停留在半空中。

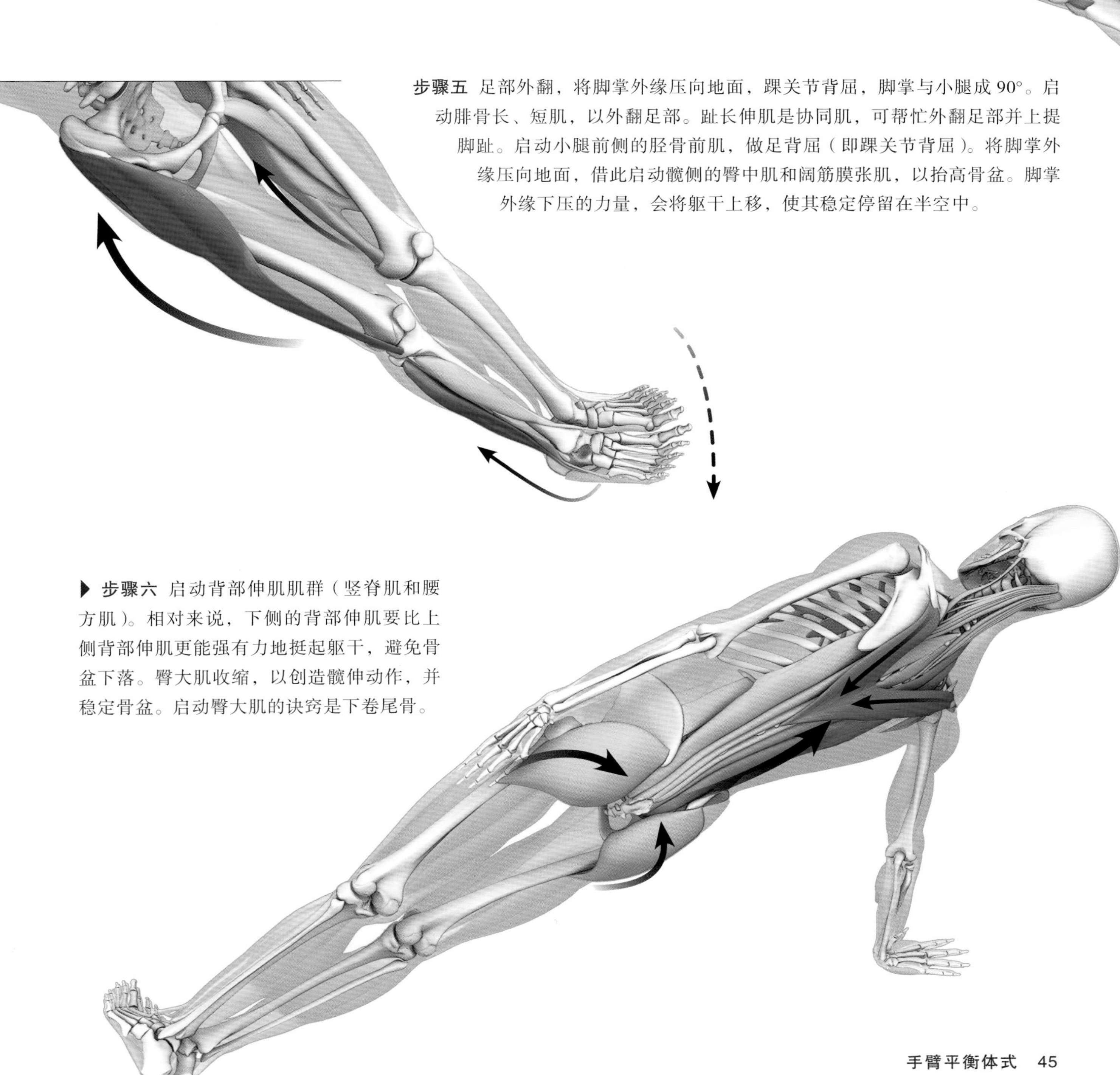

▶ **步骤六** 启动背部伸肌肌群（竖脊肌和腰方肌）。相对来说，下侧的背部伸肌要比上侧背部伸肌更能强有力地挺起躯干，避免骨盆下落。臀大肌收缩，以创造髋伸动作，并稳定骨盆。启动臀大肌的诀窍是下卷尾骨。

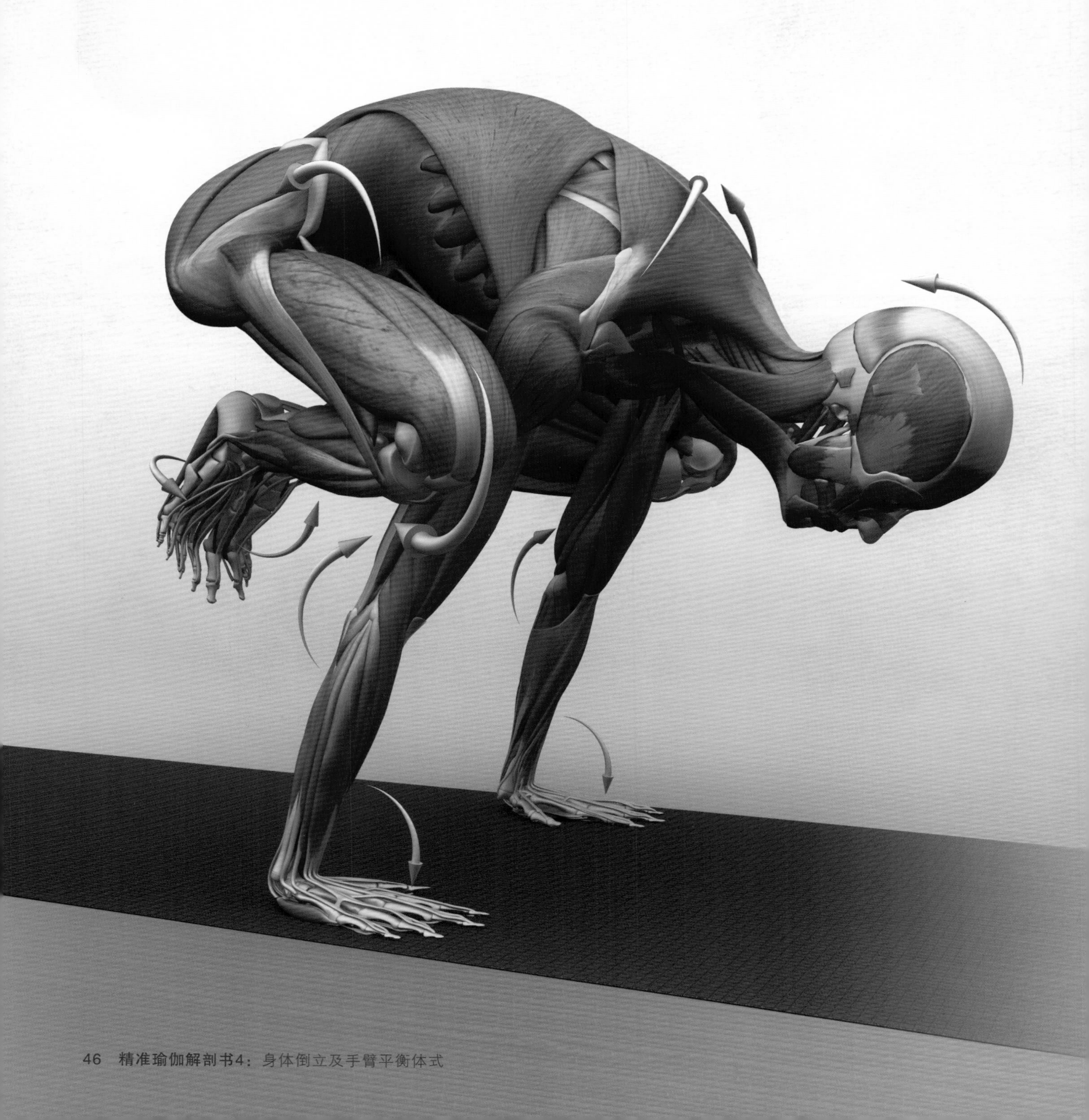

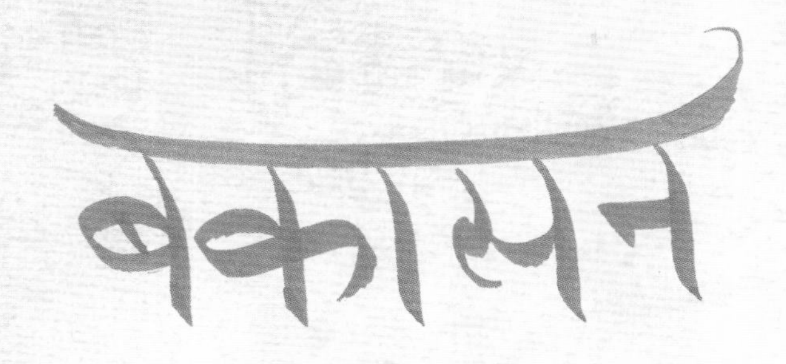

BAKASANA

起重机式（鹤禅式）

无论练习起重机式或其他手臂平衡体式，正位与肌肉力量同等重要。要先启动正确的肌肉，才会提供稳定身体所需要的力量。练习起重机式时，上下肢连接主要靠大腿内侧和上臂这个接触点。大腿内侧有块强壮的肌肉叫内收肌群，一旦收缩到最佳长度，便能以最少的力气产生最大的张力。起重机式正是利用这块肌肉，把双腿卡在手臂上，以创造平衡的基点。肘关节稳定伸直，将身体举高，重心通过手掌直接向下贯穿。启动腹肌以屈曲躯干，将躯干上举。接着，屈髋并屈膝，将双脚抬离地面。最后，再外翻踝关节（即足外翻），将脚掌打开。

基本关节位置

- 髋关节屈曲、内收。
- 膝关节屈曲。
- 踝关节背屈。
- 足外翻。
- 脚趾伸展。
- 躯干屈曲。
- 肩关节屈曲、内收、外旋。
- 肘关节伸展。
- 前臂旋前。
- 腕关节伸展。
- 颈椎伸展。

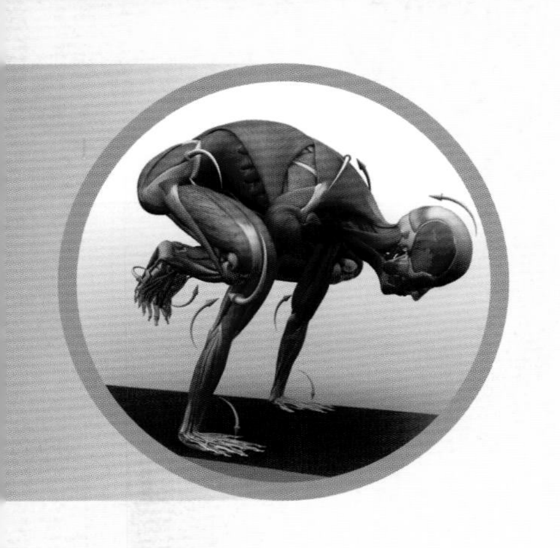

起重机式准备动作

站在瑜伽砖上。身体下弯，双膝打开，将膝关节内侧抵住上臂外侧，然后用力内夹，体会大腿内收肌群收缩的感觉（见第 49 页上图）。启动腹肌和髋部屈肌，将身体抬高，使双脚抬离瑜伽砖（见第 49 页中图）。当你用膝盖夹住手臂时，记得要同时启动前胸和腹部肌肉，帮忙维持姿势（见第 49 页下图）。最后，身体小心翼翼地向后倒，重量回到脚趾上，解开动作。建议在身体正前方放个瑜伽抱枕或铺块厚毯子，万一发生摔倒，可充当防护道具。

进入起重机式前，建议多练习前弯体式（如下图的站立前屈式），以拉长下背部及臀部肌肉。

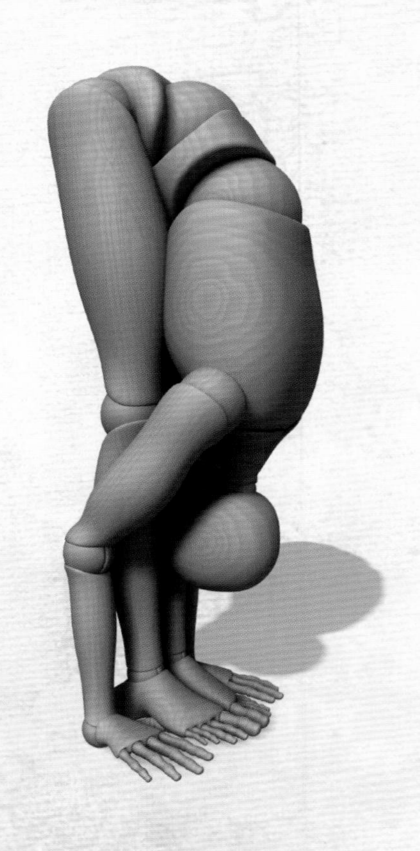

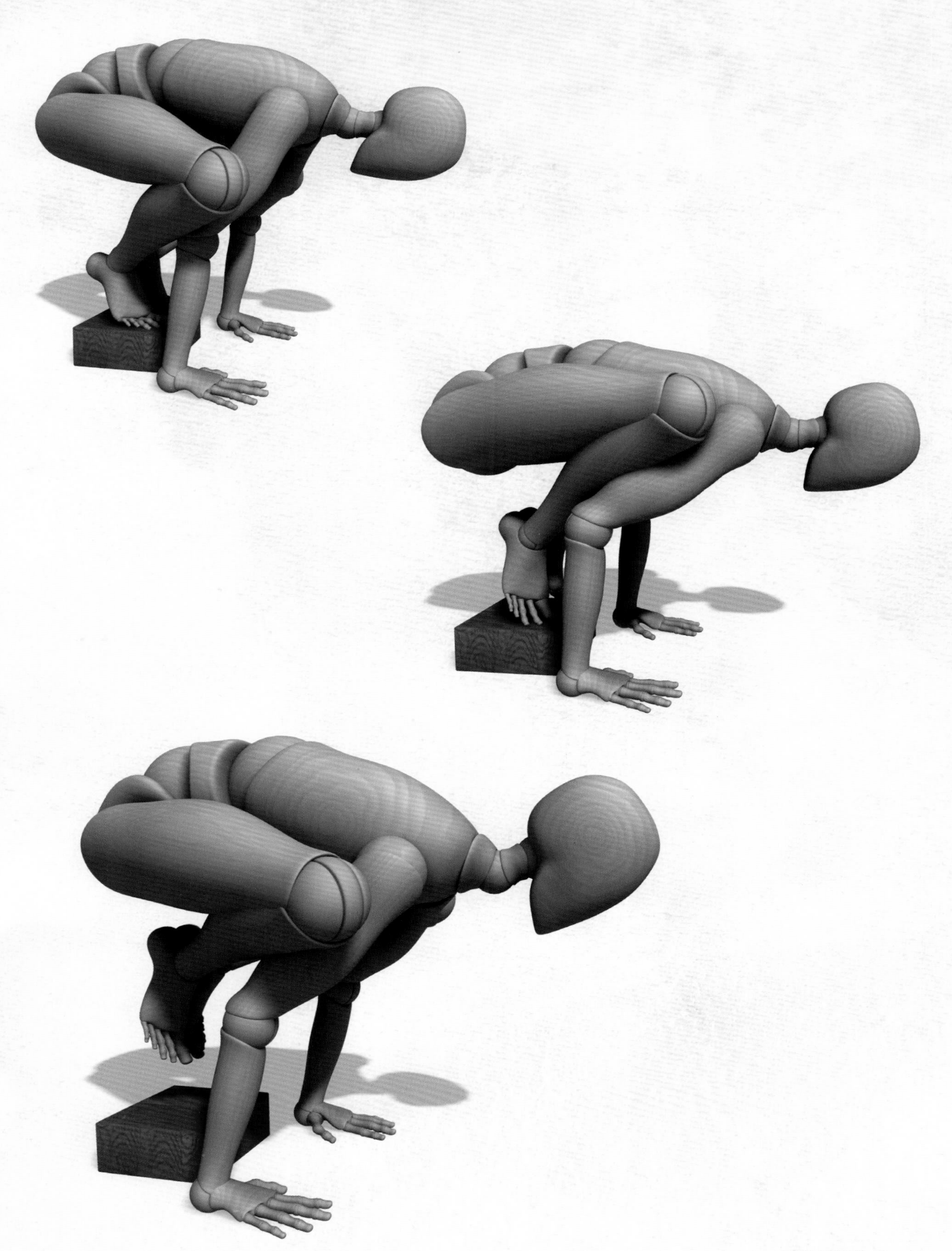

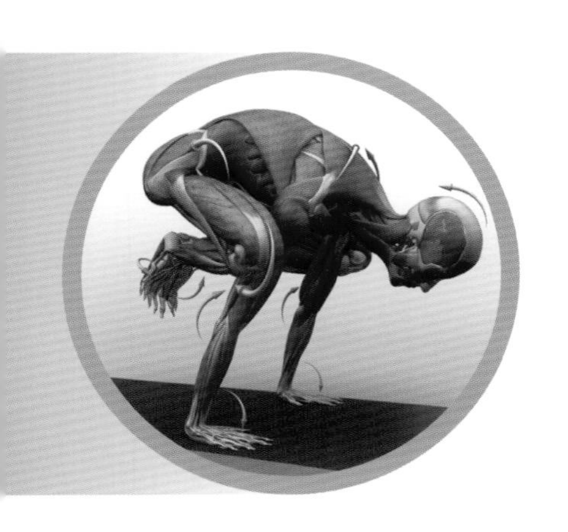

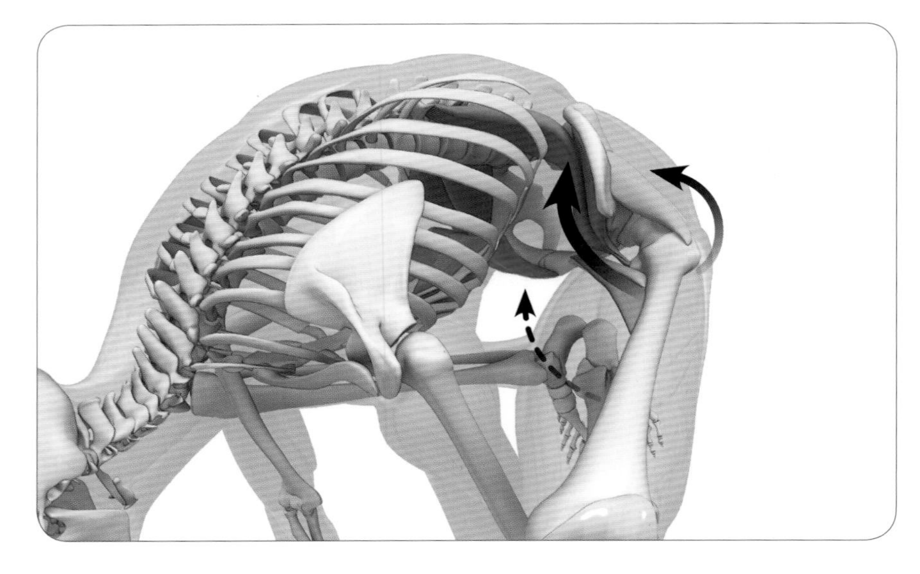

步骤一 收缩骨盆前侧的腰肌、耻骨肌和长、短收肌，完成髋部屈曲动作。骨盆外侧的臀小肌在本体式中也是髋部屈肌，辅助将大腿抬到手臂外侧。启动腹直肌，以屈曲下躯干，且将骨盆前面的耻骨联合前拉。

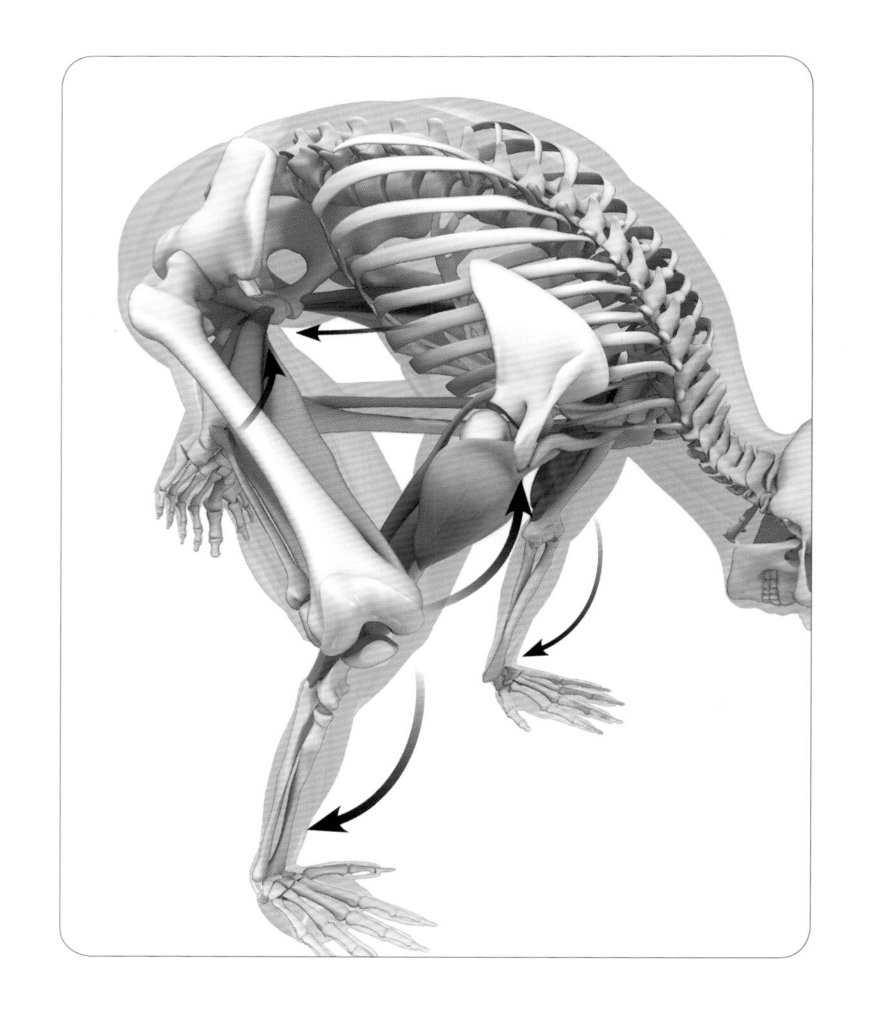

步骤二 启动大腿内侧的内收肌群，使大腿夹住手臂外侧。位于内收肌群最前方的长、短收肌也是髋部屈曲动作的协同肌，而位于后方且面积最大的大收肌，除了帮助大腿内收，次要动作便是伸展髋关节。所以每当我们做髋部屈曲动作时，内收肌群有部分纤维（大收肌）是被拉长的，从生物力学的观点来看，大收肌其实不利于做股骨内收的动作。

启动肱三头肌，以伸直肘关节。启动三角肌前束和三角肌中束，以屈曲、外展肩关节。必须同时做这三个动作，才有办法抬起身体，并提供抵抗大腿内挤的力量。共同启动肱三头肌、三角肌前束、三角肌中束，将上下附肢骨骼连接起来，以形成一个稳定姿势的结构性收束。

步骤三 启动腘绳肌，将小腿上抬。右图中还会看到臀小肌动作示意，观察其纤维走向跟髋部屈曲的关系。

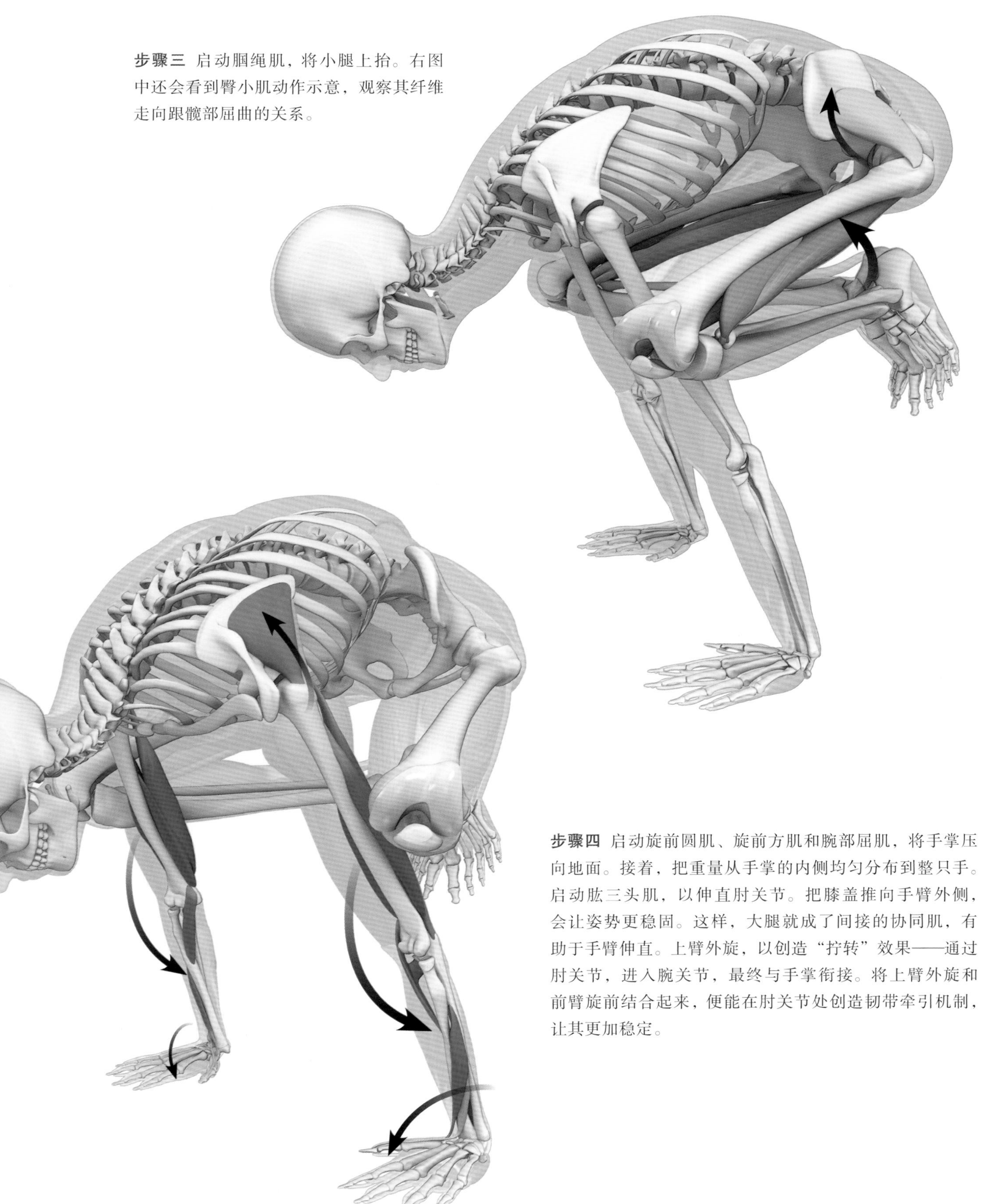

步骤四 启动旋前圆肌、旋前方肌和腕部屈肌，将手掌压向地面。接着，把重量从手掌的内侧均匀分布到整只手。启动肱三头肌，以伸直肘关节。把膝盖推向手臂外侧，会让姿势更稳固。这样，大腿就成了间接的协同肌，有助于手臂伸直。上臂外旋，以创造“拧转”效果——通过肘关节，进入腕关节，最终与手掌衔接。将上臂外旋和前臂旋前结合起来，便能在肘关节处创造韧带牵引机制，让其更加稳定。

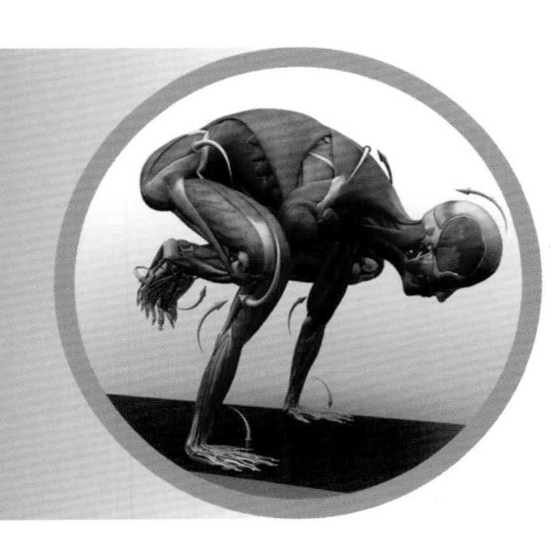

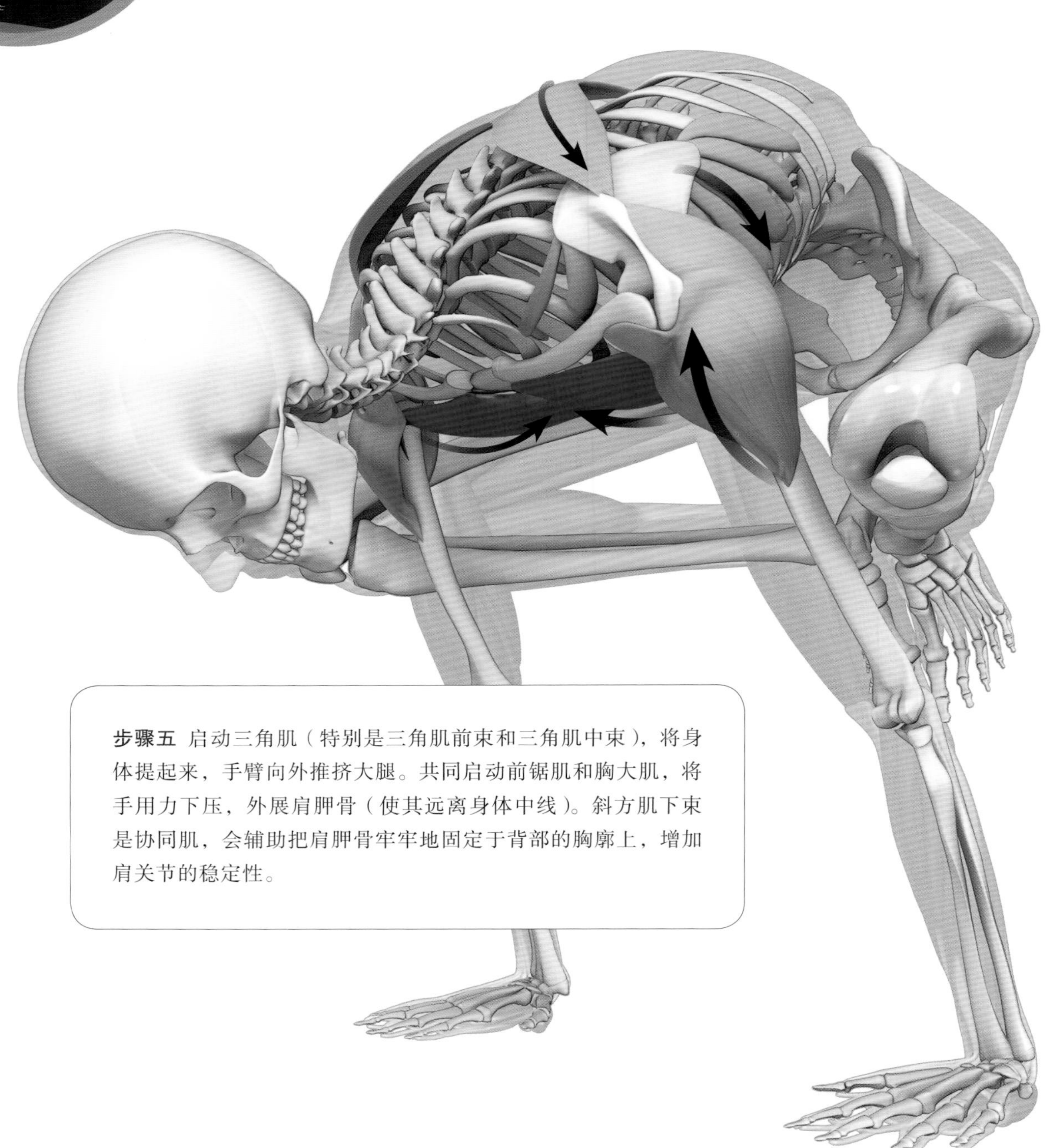

步骤五 启动三角肌（特别是三角肌前束和三角肌中束），将身体提起来，手臂向外推挤大腿。共同启动前锯肌和胸大肌，将手用力下压，外展肩胛骨（使其远离身体中线）。斜方肌下束是协同肌，会辅助把肩胛骨牢牢地固定于背部的胸廓上，增加肩关节的稳定性。

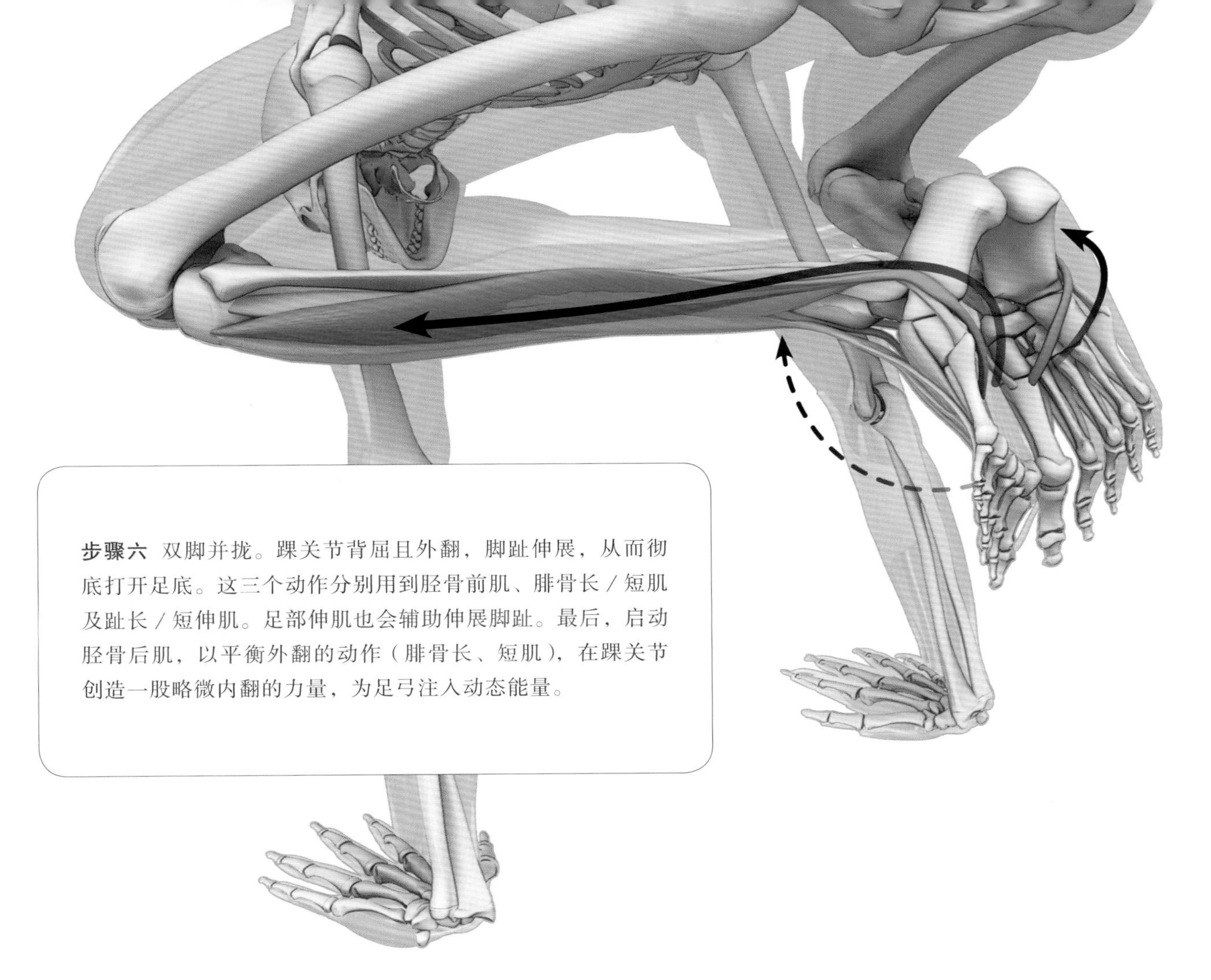

步骤六 双脚并拢。踝关节背屈且外翻，脚趾伸展，从而彻底打开足底。这三个动作分别用到胫骨前肌、腓骨长／短肌及趾长／短伸肌。足部伸肌也会辅助伸展脚趾。最后，启动胫骨后肌，以平衡外翻的动作（腓骨长、短肌），在踝关节创造一股略微内翻的力量，为足弓注入动态能量。

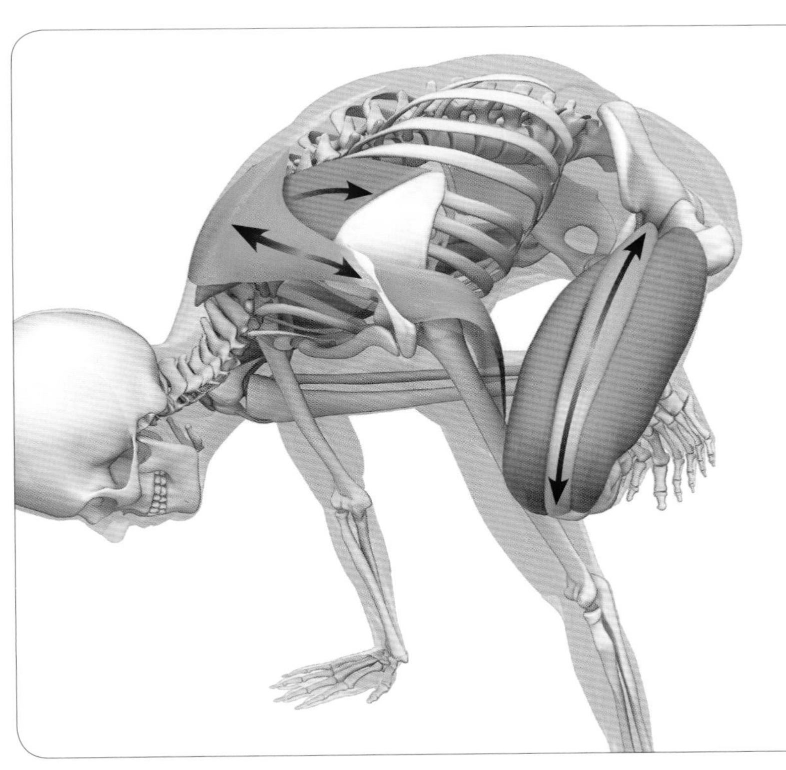

总结 在本体式中，外展肩胛骨主要拉长了菱形肌和斜方肌中束，再加上前锯肌和胸大肌的收缩，引起另外的交互抑制作用，使得原本已经伸展的菱形肌和斜方肌又产生些许放松反应。肩部屈曲动作可拉长三角肌后束，屈膝动作则拉长股四头肌，还强化了本体式中所有协同肌，并有助于稳定肩关节。练习起重机式及与其近似的手臂平衡体式，可提升你的本体感觉和整体平衡感。

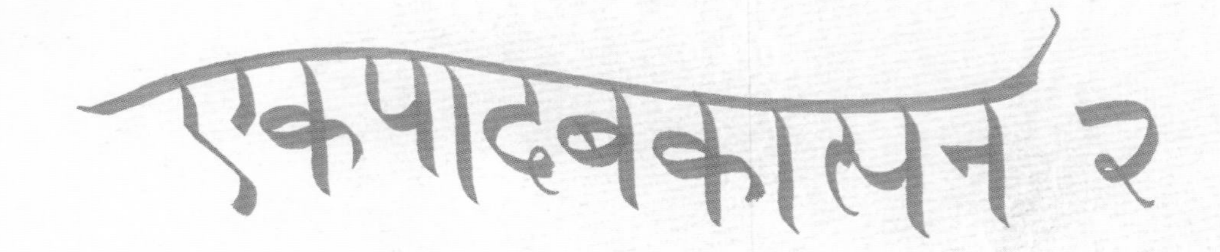

EKA PADA BAKASANA II

单腿起重机第二式

单腿起重机第二式是起重机式的进阶变式。练习时，要注意局部动作之间的互动。比如，两侧髋部都屈曲时，一腿伸直，另一腿屈曲，观察三者如何相互影响。伸直腿的动作很像龟式的腿部动作，而双腿动作的结合则像半英雄坐前屈伸展式。伸直腿被拉到上臂（甚至肩膀）上方，以创造整体的平衡和稳定。伸直腿紧靠在肩膀的同时，也要伸展整条腿及臀部后侧的肌肉。这一动作会强化股四头肌收缩的力量，于是又引发互抑制作用，令腘绳肌更加放松。同时，重心稍微向前、朝伸直腿一侧偏移，仿佛要顺着延伸方向射出去。

想象胸口正中央有根旋转轴，我们便是绕着这根旋转轴来保持身体平衡。大腿先夹住手臂，接着再共同启动伸直腿的股四头肌和弯曲腿的腘绳肌。启动会阴收束法，以收缩耻尾肌，令骶骨前屈、俯垂。这一动作与启动腹肌相结合，令尾骨下卷，以抗衡身体前俯的力量。动作稳定以后，马上启动肱三头肌和胸肌，将躯干上举。

基本关节位置

- 髋关节屈曲、内收。
- 一腿膝关节屈曲，一腿膝关节伸展。
- 伸直腿踝关节跖屈，足外翻，脚趾伸展。
- 弯曲腿踝关节背屈，足外翻，脚趾伸展。
- 躯干屈曲。
- 肩关节屈曲、内收、外旋。
- 肘关节伸展。
- 前臂旋前。
- 腕关节伸展。
- 颈椎伸展。

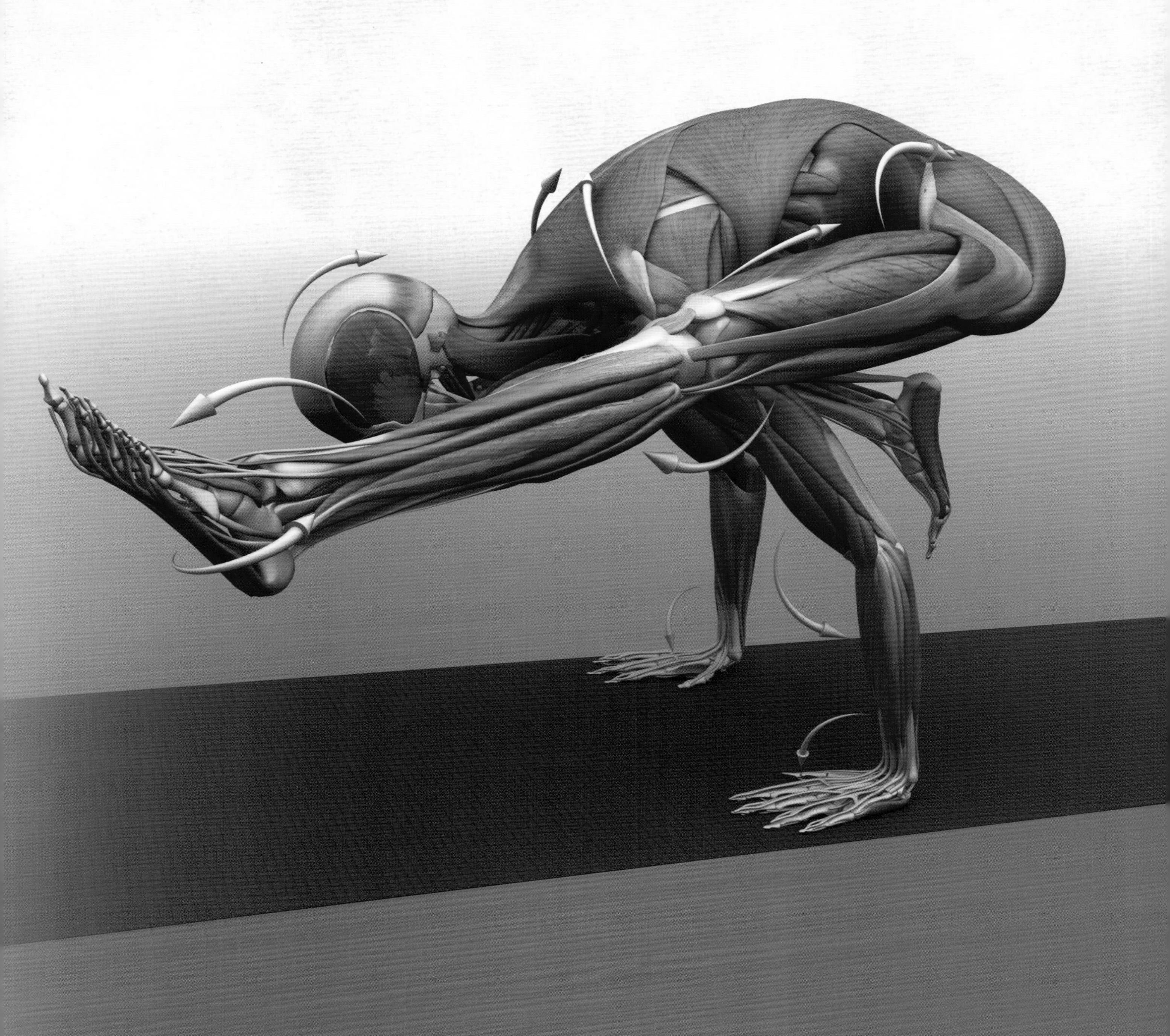

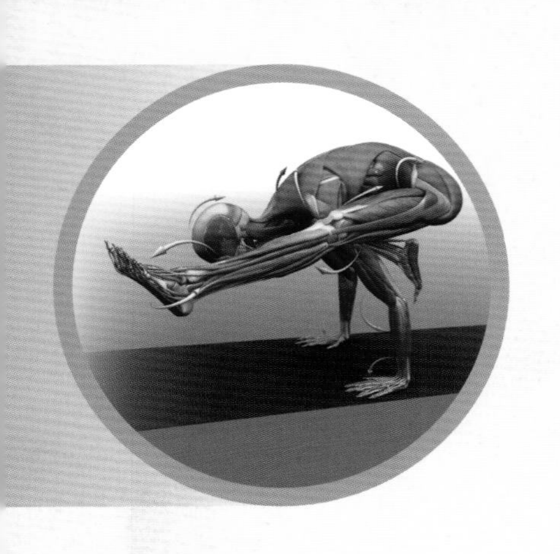

单腿起重机第二式准备动作

本体式的准备动作跟起重机式颇为相似，不过在将身体抬高并保持平衡前，建议先熟悉龟式及半英雄坐前屈伸展式的动作。做单腿起重机第二式时，一定要屈曲髋部并拉长腘绳肌，所以建议将前弯体式也纳入准备清单，同时进行腘绳肌和臀肌的诱发式伸展。

双手压向地面，膝盖抵在两侧手臂上（内外侧皆可）。接着，将大腿内侧靠在手臂外侧，双腿朝内夹，双臂向外推挤，先观察做这一体式时应该启动哪些肌肉（见第 57 页左上图）。身体前倾，趾尖点地，腹肌收缩，尾骨内卷（见第 57 页右上图）。这时，你感觉重量朝哪个方向移动？前还是后？趁着身体还没上来、取得平衡前，你不妨试着伸直一条腿。然后，解开动作，先停在站立前屈式，休息片刻再继续。这样，潜意识中大脑才有机会发展神经回路，以更有效率的方式演练本动作。再次踮起脚尖，趾头点地，身体前倾，进入起重机式。屈髋，启动股四头肌，一腿松开，慢慢往完全伸直的方向迈进。双腿夹紧上臂。最后，屈膝回到起重机式，身体后倾，重心落回趾尖上，倒序解开动作。身体站起来，以站立前屈式放松。

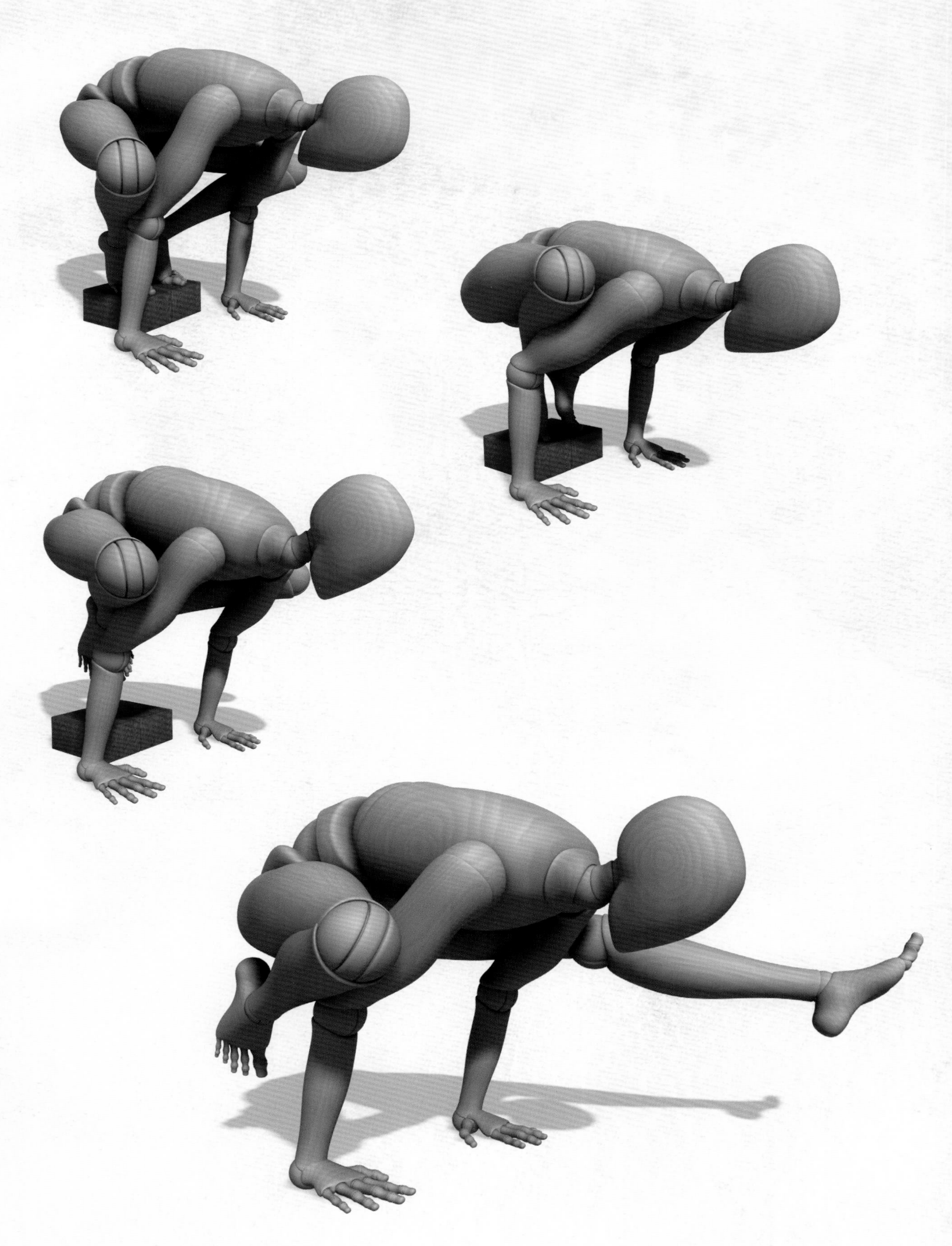

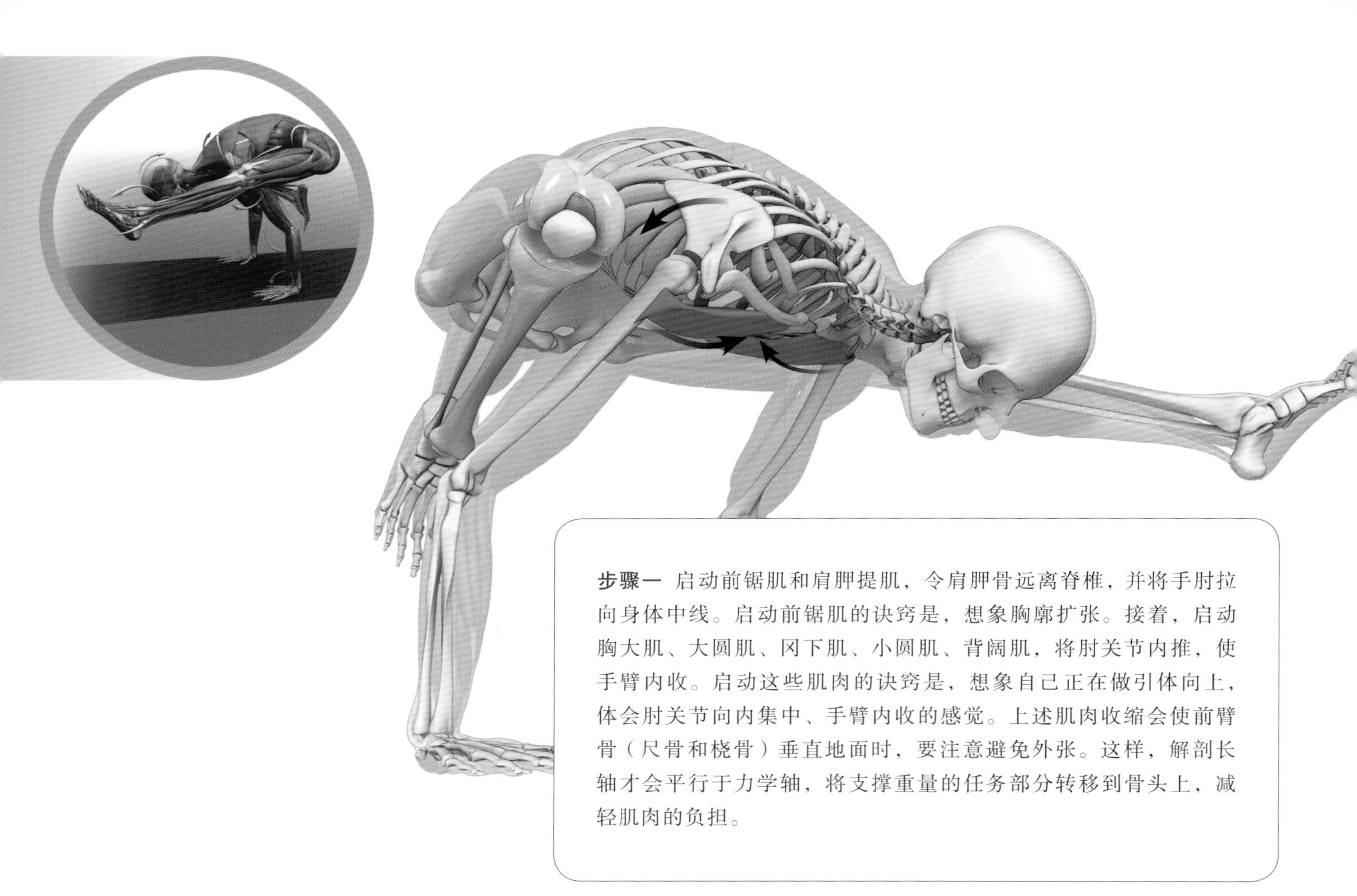

步骤一 启动前锯肌和肩胛提肌，令肩胛骨远离脊椎，并将手肘拉向身体中线。启动前锯肌的诀窍是，想象胸廓扩张。接着，启动胸大肌、大圆肌、冈下肌、小圆肌、背阔肌，将肘关节内推，使手臂内收。启动这些肌肉的诀窍是，想象自己正在做引体向上，体会肘关节向内集中、手臂内收的感觉。上述肌肉收缩会使前臂骨（尺骨和桡骨）垂直地面时，要注意避免外张。这样，解剖长轴才会平行于力学轴，将支撑重量的任务部分转移到骨头上，减轻肌肉的负担。

步骤二 启动旋前圆肌、旋前方肌和腕部屈肌，将手掌压向地面，这一动作可抗衡步骤一中冈下肌和小圆肌为了让双肘内收而创造的外旋力量。接着，启动肱三头肌，试着伸直肘关节。肱三头肌除了伸肘作用外，其长头（起端位于肩胛骨）会稳定肩胛骨，协助步骤一的前锯肌和肩胛提肌固定肩膀。最后还要启动肩膀前侧的三角肌，将躯干抬高。启动的诀窍是，想象要将手臂从前面高举过头。练习时，要注意肌肉和骨头彼此的关联性，并感觉有一股“拧转”的力量，从手掌通过肘关节，直入肩膀。

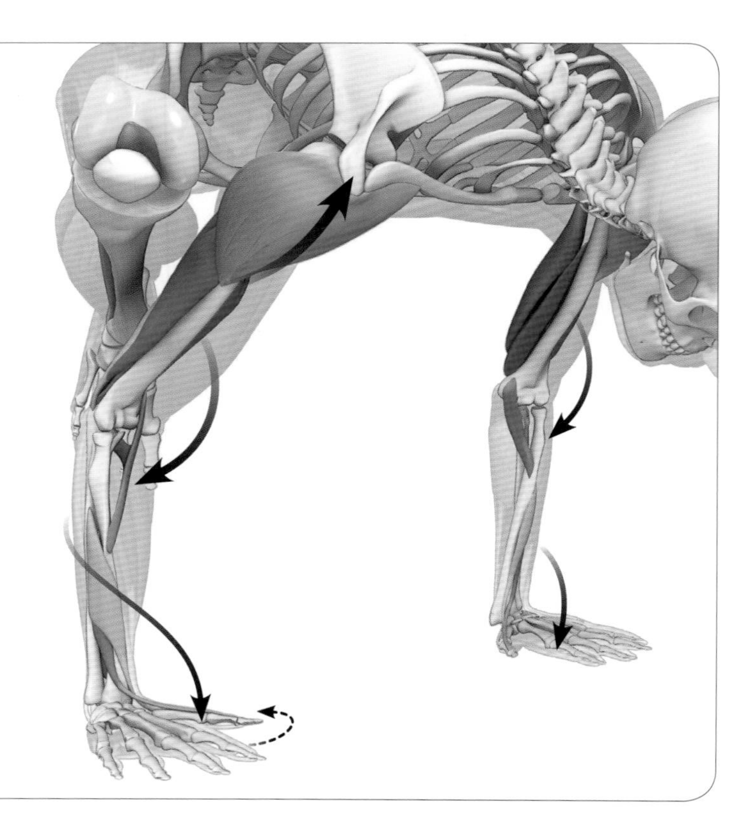

步骤三 收缩腰肌，以屈曲髋关节。臀小肌的位置比较深，所以请用观想的方式启动臀小肌，以协助腰肌屈髋。接着，启动腘绳肌以屈膝，腘绳肌一旦收缩，便会拉动坐骨粗隆上的起端，使骨盆向后、向下倾斜，这一动作刚好化解掉腰肌收缩所导致的骨盆前倾的力量。共同启动拮抗肌可稳定该部位，所以现在共同启动腰肌和腘绳肌可强化骨盆的稳定性。接着看足部的动作，启动腓骨肌群，形成足外翻，再启动趾伸肌群，令踝关节背屈。进入体式前，不妨在地面上先做着试试，感受动作的效果。这些动作可启动韧带牵引机制（韧带稳定骨头的拉力），活跃足弓。启动趾长、短伸肌，以伸展脚趾。再启动胫骨后肌，以抗衡足外翻的力量，这将为足弓注入动态活力，稳定小腿骨。

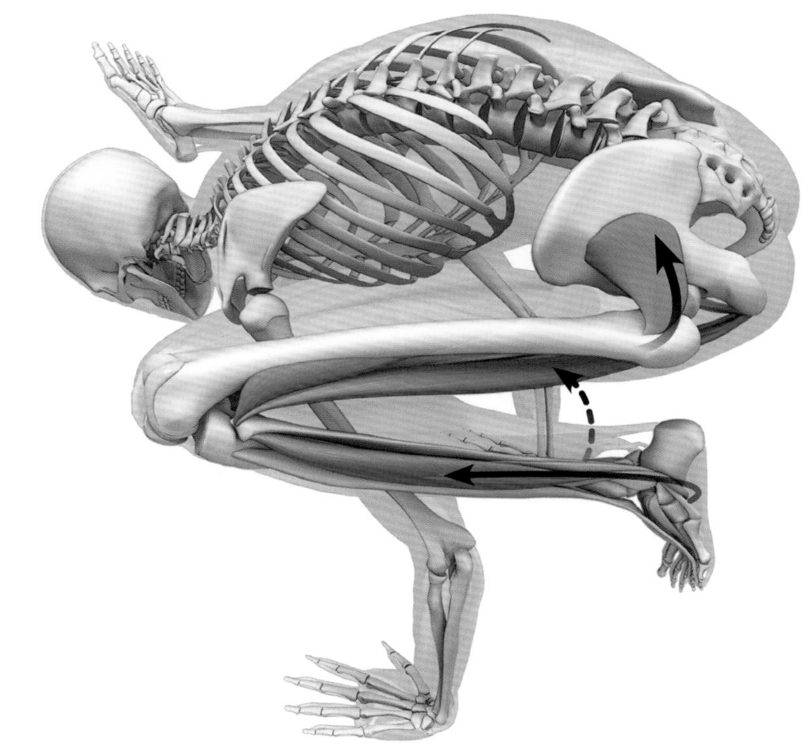

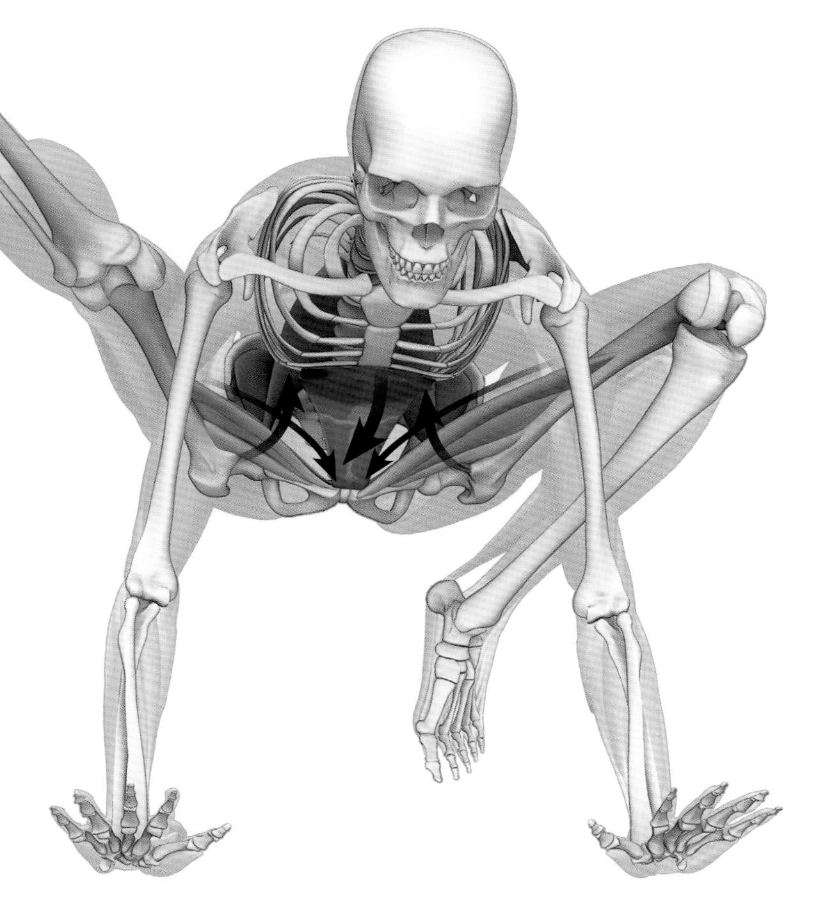

步骤四 启动腹肌，特别是腹直肌，将骨盆上拉。然后通过强力启动大腿上缘的肌肉，即腰肌及其协同肌（耻骨肌和长、短收肌），以屈曲髋关节。腰肌的协同肌同时也会产生内收的力量，辅助大腿夹住上臂。要注意肌群之间的互动与影响，并观察髋部、骨盆、脊椎的联动关系。

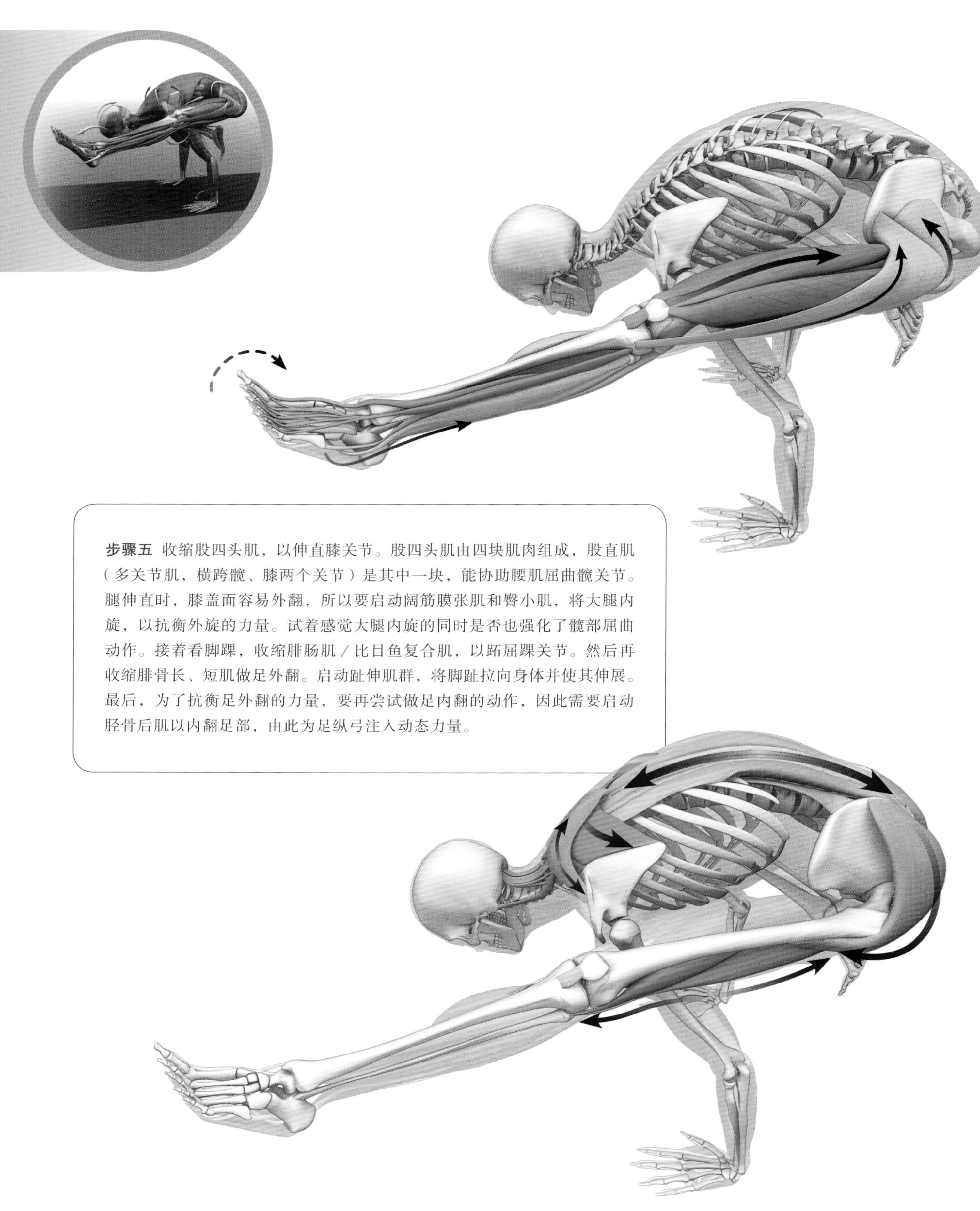

步骤五 收缩股四头肌，以伸直膝关节。股四头肌由四块肌肉组成，股直肌（多关节肌，横跨髋、膝两个关节）是其中一块，能协助腰肌屈曲髋关节。腿伸直时，膝盖面容易外翻，所以要启动阔筋膜张肌和臀小肌，将大腿内旋，以抗衡外旋的力量。试着感觉大腿内旋的同时是否也强化了髋部屈曲动作。接着看脚踝，收缩腓肠肌 / 比目鱼复合肌，以跖屈踝关节。然后再收缩腓骨长、短肌做足外翻。启动趾伸肌群，将脚趾拉向身体并使其伸展。最后，为了抗衡足外翻的力量，要再尝试做足内翻的动作，因此需要启动胫骨后肌以内翻足部，由此为足纵弓注入动态力量。

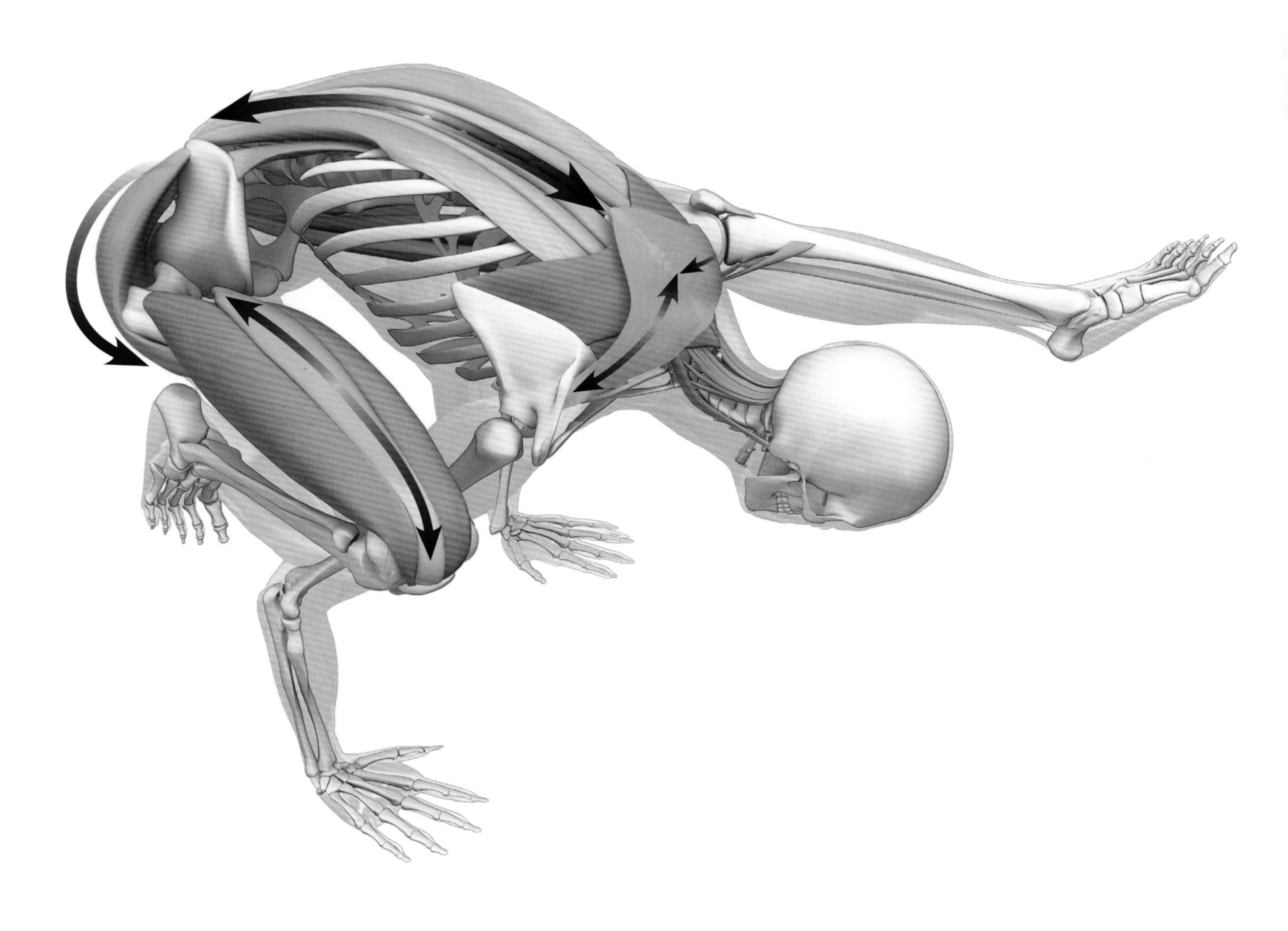

总结 膝关节伸直会拉长腘绳肌。若再用力收紧股四头肌，会诱发腘绳肌的交互抑制作用，使其更放松、进入伸展。髋部屈曲动作可伸展臀大肌和大收肌（位于大腿内侧最后方）。屈曲躯干可拉长竖脊肌和腰方肌。外展肩胛骨——使其远离脊椎的前弯动作可拉长菱形肌和斜方肌中束。屈膝动作可伸展股四头肌。诸如此类的前弯动作都可以强化肩胛带肌群，平衡训练，同时拉长背部运动链。

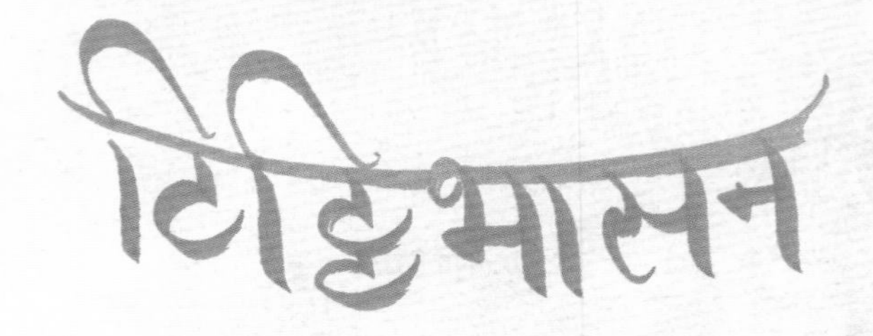

TITTIBHASANA

双臂反抱腿式

在双臂反抱腿式中，髋关节屈曲，双腿伸直。用大腿内侧去推挤手臂，以连接上下附肢骨骼，并巩固肘关节位置。大腿内侧与上臂连接起来，便能从骨盆核心和肩胛带获得力量，以保持身体平衡。双臂反抱腿式是个对称动作，你可以先从起重机式开始，再将重心慢慢前移。足部前伸的力量会被手臂抵住大腿向外推的力量约束住，而上举躯干的力量也要对抗地心引力向下的力量。最后再屈曲、伸展踝关节，做精确的微调。比如下压脚背时，身体重心也借此向前投射出去，观察这个动作怎么影响重量在掌心分布的情况。同时屈曲髋关节和躯干，令双腿向上倾斜。然后，再将其与双腿推挤手臂的动作相结合。

双臂反抱腿式是个进阶动作，你必须拥有柔韧、易伸展的背部和腘绳肌以完成体式，所以最好先把龟式练透彻，再尝试这个体式练习。建议你回头复习一下诱发式伸展，其中提供了若干关于龟式的关键技巧（见第 15 页）。除了龟式之外，最好也将起重机式和四柱式练到游刃有余的程度，确保自己有足够的臂力支撑身体，以保持平衡。

基本关节位置

- 髋关节屈曲、内收。
- 膝关节伸展。
- 踝关节跖屈。
- 足外翻。
- 脚趾伸展。
- 躯干屈曲。
- 肩关节屈曲、内收、外旋。
- 前臂旋前。
- 腕关节伸展。
- 颈椎伸展。

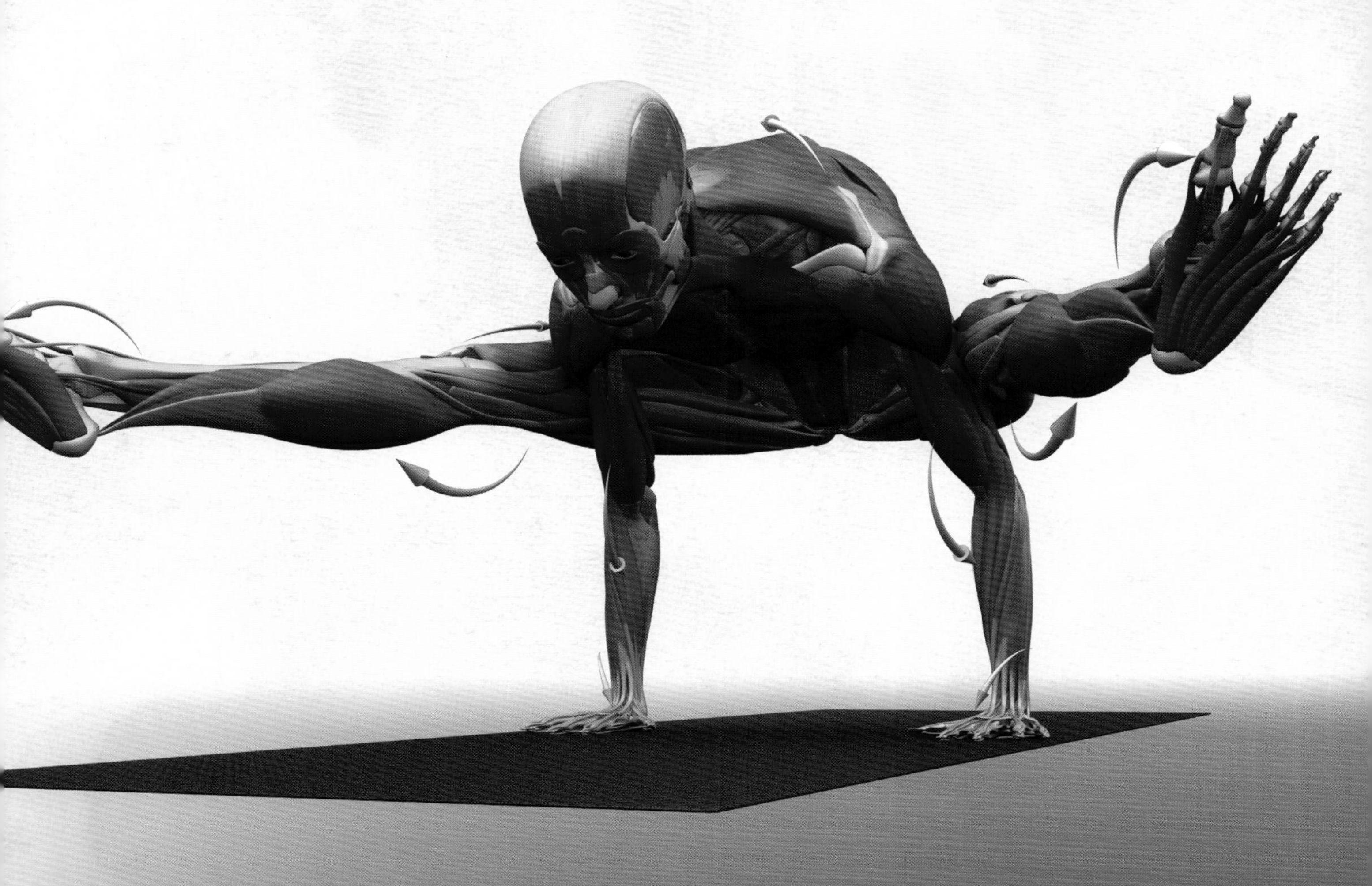

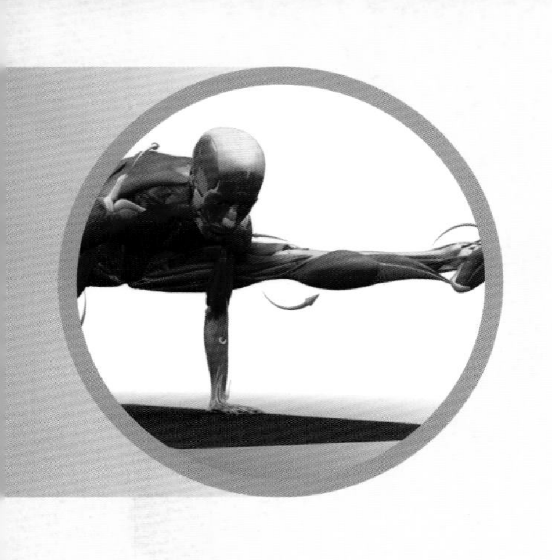

双臂反抱腿式准备动作

先做起重机式的准备动作，双腿紧贴在手臂上。等到身体平衡后，再启动一侧腿的股四头肌，做伸膝动作；另一侧腿依然保持屈膝，大腿内侧抵住手臂向内压。最后才启动另一侧腿的股四头肌，慢慢伸展膝关节。当然你也可以直接从起重机式伸展双腿膝关节。

还有另外一种准备方式，即从龟式将身体抬离地面进入双臂反抱腿式。不管哪种方法，总之要记得屈髋、双腿内收，用大腿夹住手臂。腿放在手臂上的位置越高越好。

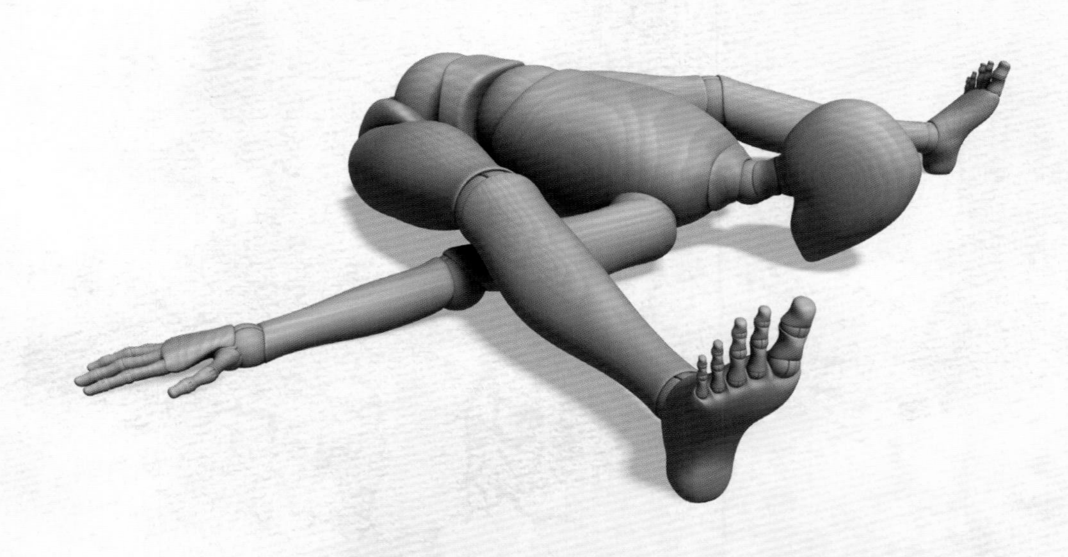

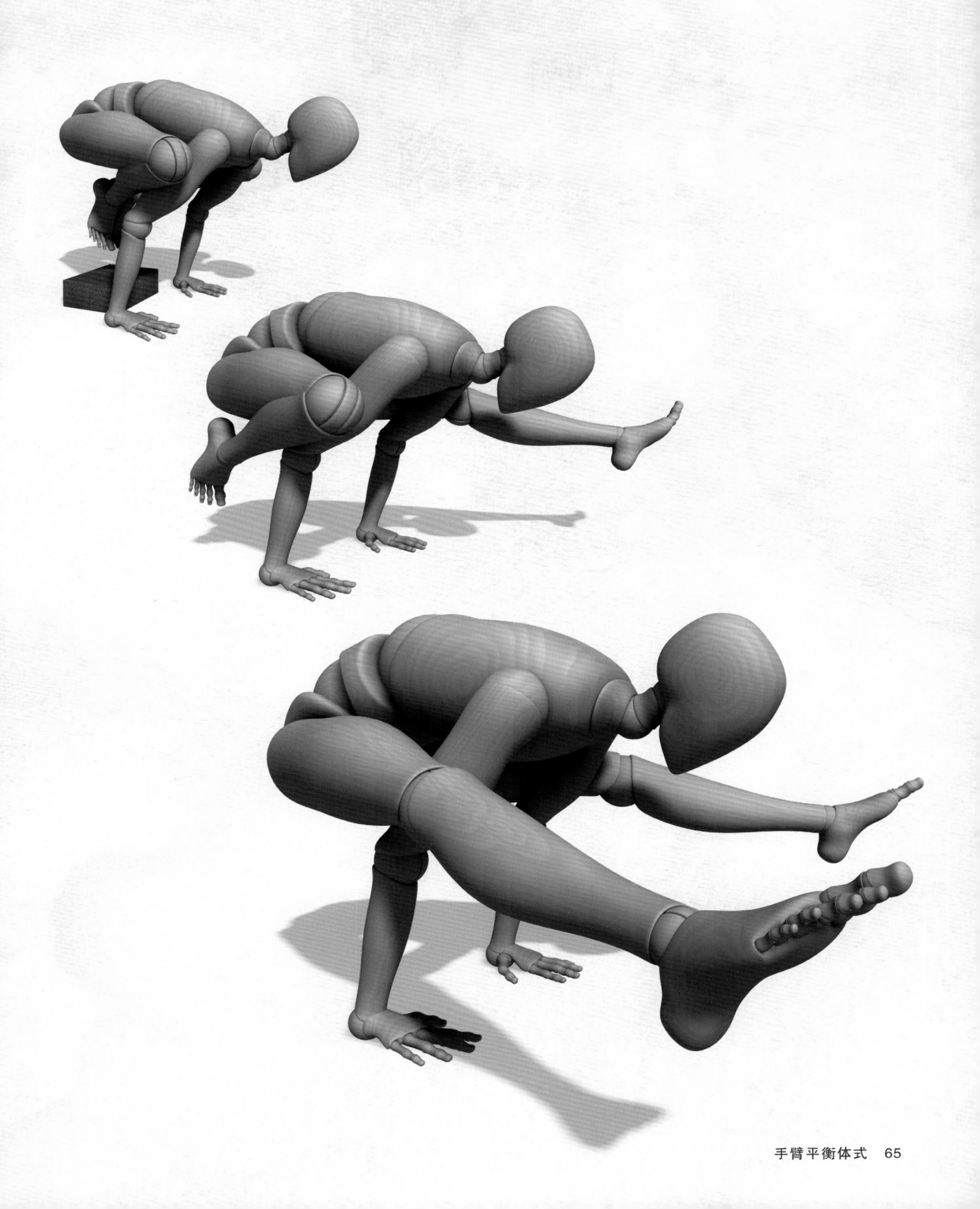

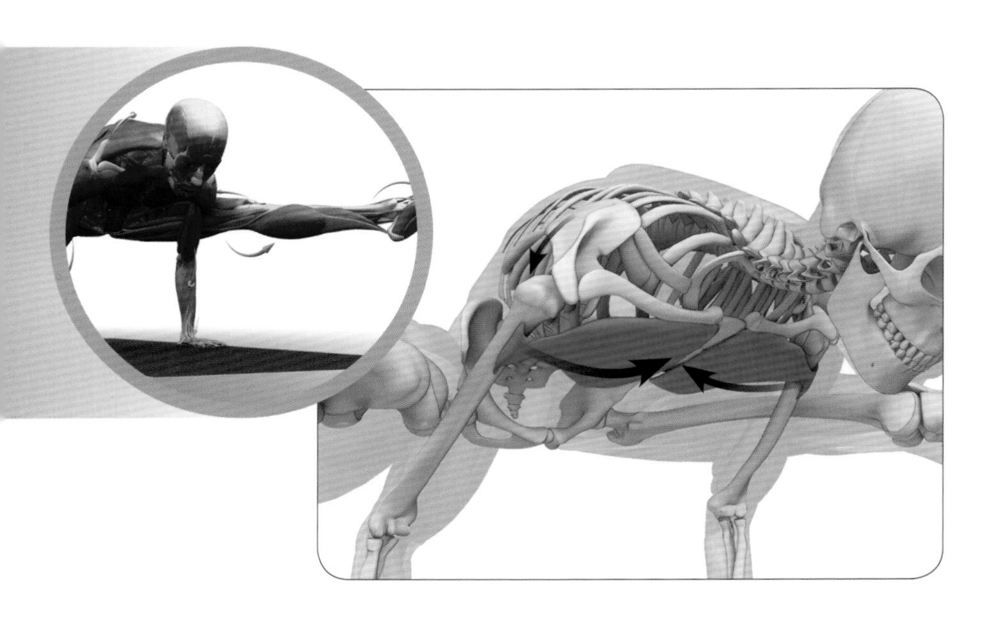

步骤一 肱骨内收，前臂垂直于地面，使肩胛骨前突（外展）。为了实现这些动作，要启动胸大肌、大圆肌、背阔肌、肱三头肌的长头（见步骤二）和喙肱肌。启动这些肌肉的诀窍是，面向墙壁，一手的掌心压在墙壁上，再尝试将手从身体前面侧拖过去，另一手则去感觉肌肉启动运作的规律。最后，启动胸大肌、胸小肌、前锯肌，令肩胛骨前突（外展），将两块肩胛骨拉离身体中线。

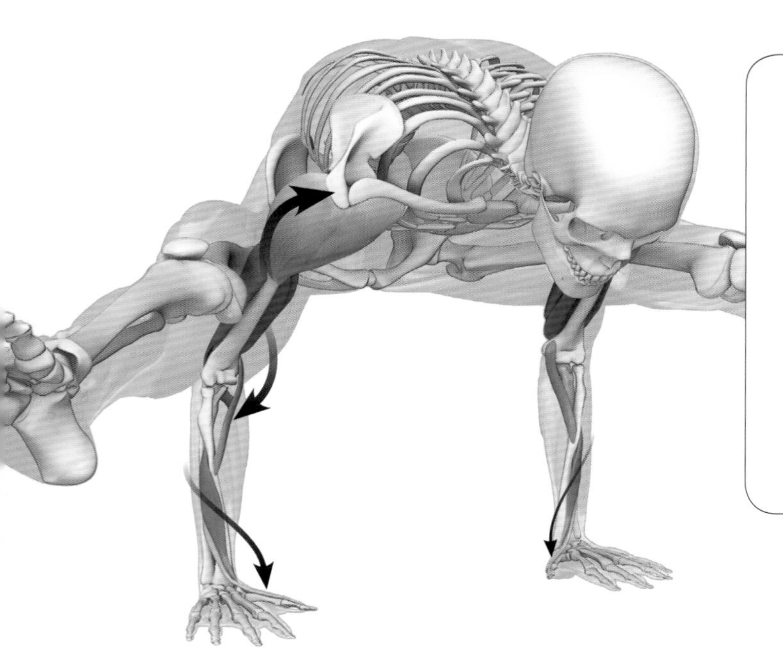

步骤二 启动旋前圆肌和旋前方肌，使手掌按压瑜伽垫。再以桡侧腕屈肌和尺侧腕屈肌的收缩来屈曲腕关节，使重量均分分散至掌心。接着向上来到手臂，启动肱三头肌，以伸展肘关节，强化肩关节的稳定度。启动三角肌前束和三角肌中束，将身体向上推起。最后是肩关节外旋的动作。请注意，三角肌总共分成三部分：三角肌前束，可将躯干举高；启动三角肌中束则是为了形成手臂向外推挤膝盖的动作。启动冈下肌和小圆肌，以外旋上臂骨，这一动作可稳定肘关节，避免手肘外张；这时，三角肌后束要离心收缩，协助冈下肌和小圆肌外旋上臂骨。

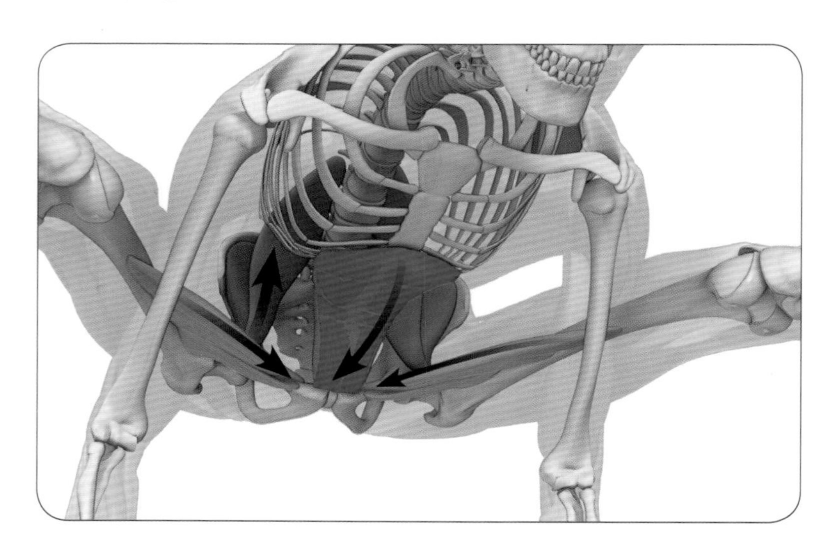

步骤三 启动腰肌，在骨盆部位做髋部屈曲动作，用骨盆核心的力量将双腿抬到半空中。耻骨肌和长、短收肌肉是协同肌，所以要收缩这些肌肉，协助腰肌屈髋，并用大腿推挤手臂。启动腹肌，将耻骨联合上拉，这感觉像是从下腹部（肚脐以下）开始向内卷。启动腹肌，这会产生交互抑制作用，使得竖脊肌和其他背部肌肉放松、进入伸展。

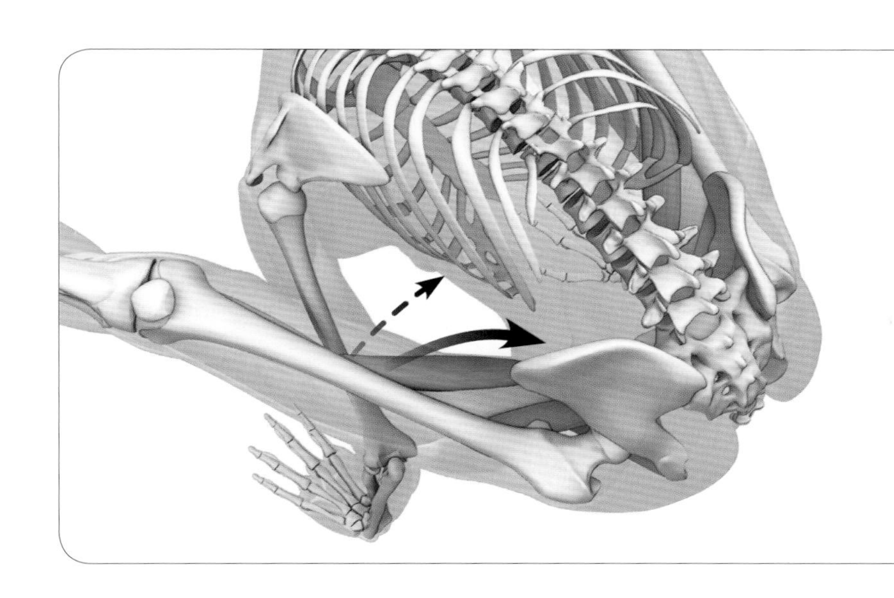

步骤四 收紧内收肌群，用大腿夹住上臂。请注意，大收肌属于髋部伸肌，所以我们做双臂反抱腿式时，很多大收肌纤维都是处于伸展状态。

步骤五 启动股四头肌，以伸直膝关节。这会产生交互抑制作用，令腘绳肌放松、进入伸展。股直肌属于多关节肌，跨越髋关节，所以能协助腰肌屈髋。臀小肌和阔筋膜张肌在本动作中也会帮忙屈曲、内旋股骨，请注意，臀大肌伸展时，容易造成大腿外旋，因此臀小肌和阔筋膜张肌的内旋动作恰好抵消掉大腿外旋的力量。

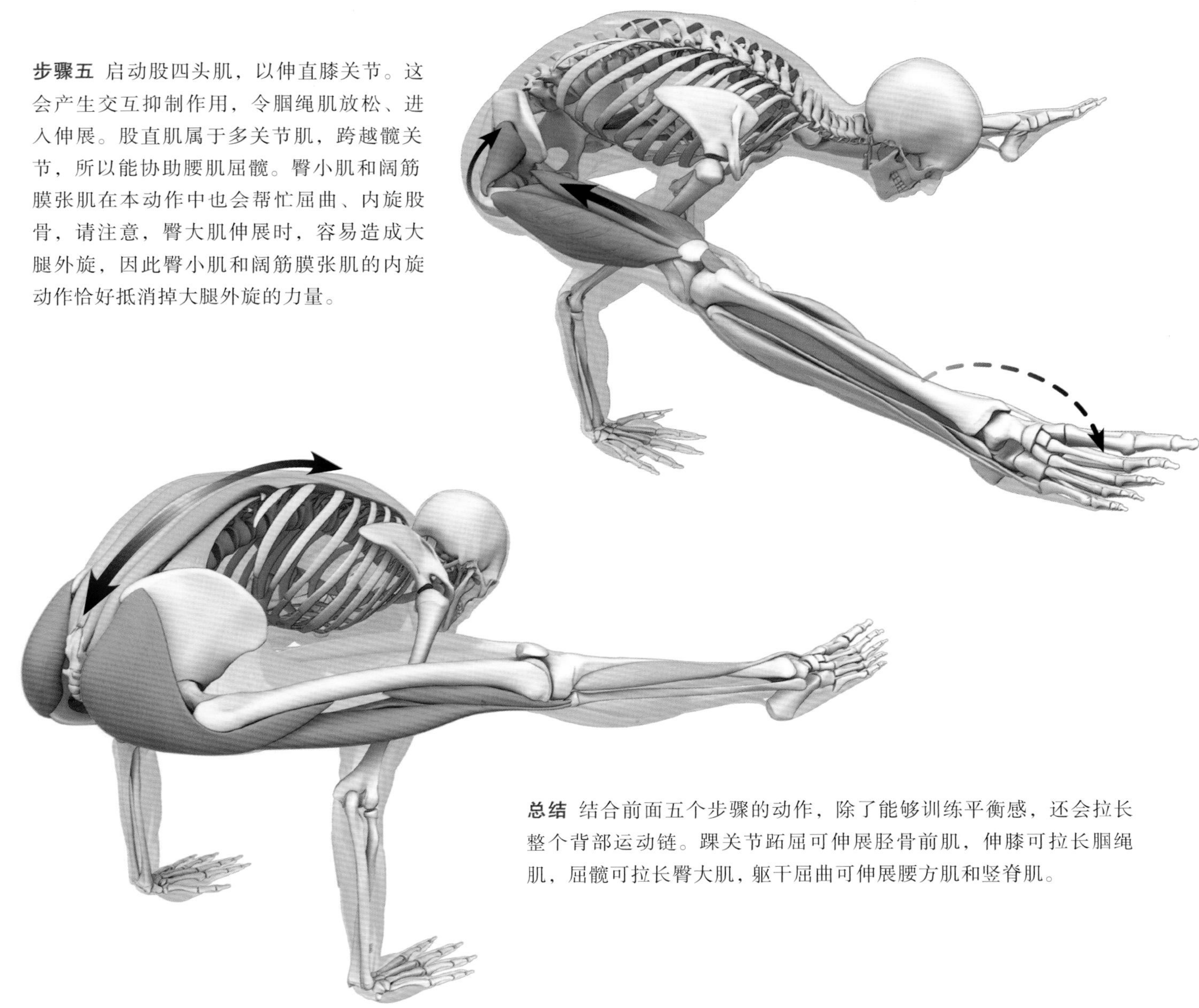

总结 结合前面五个步骤的动作，除了能够训练平衡感，还会拉长整个背部运动链。踝关节跖屈可伸展胫骨前肌，伸膝可拉长腘绳肌，屈髋可拉长臀大肌，躯干屈曲可伸展腰方肌和竖脊肌。

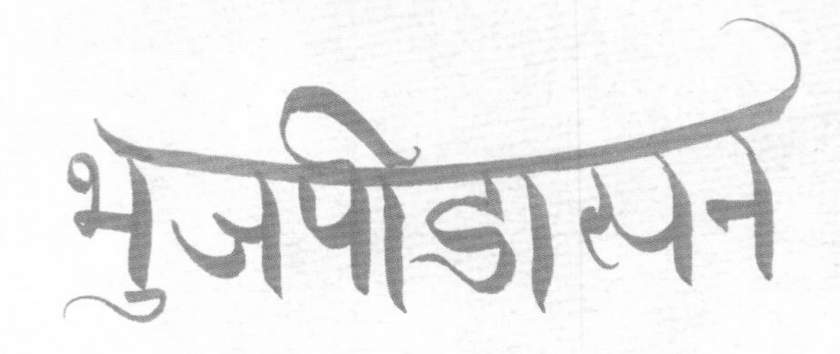

BHUJAPIDASANA

双脚交叉双臂支撑式

双脚交叉双臂支撑式跟双臂反抱腿式很像，各关节动作几乎一模一样，唯独屈膝及双脚踝关节交扣这两个动作不同。参照双臂反抱腿式，我们可以先做龟式，为本体式中的髋部及背部动作预做准备。双腿卡在手臂上的位置，理想状态下是越高越好，同时要在手掌正上方平衡身体重量。这个动作对下背部及臀部肌肉的柔软度有很高要求，而髋关节也要充分外旋（即内旋肌群要柔韧且有弹性，才有足够的长度进行外旋）。

肘关节伸直，将身体上推到双脚交叉双臂支撑式，双腿环抱手臂并用力推挤。大腿和手臂的连接点可形成一个收束，而双脚踝关节交扣的接触点则又形成了另一个收束，接着再尝试将两只脚拉开，扩增收束的力量，强化髋关节外展肌群。双脚交叉双臂支撑式还有一个变化动作：屈膝，用大腿和小腿肚夹住手臂（同时，肘关节也要尝试伸直）。

基本关节位置

- 髋关节屈曲、内收。
- 膝关节屈曲。
- 踝关节背屈。
- 足外翻。
- 脚趾伸展。
- 躯干屈曲。
- 肩关节屈曲、内收、外旋。
- 腕关节伸展。
- 颈椎伸展。

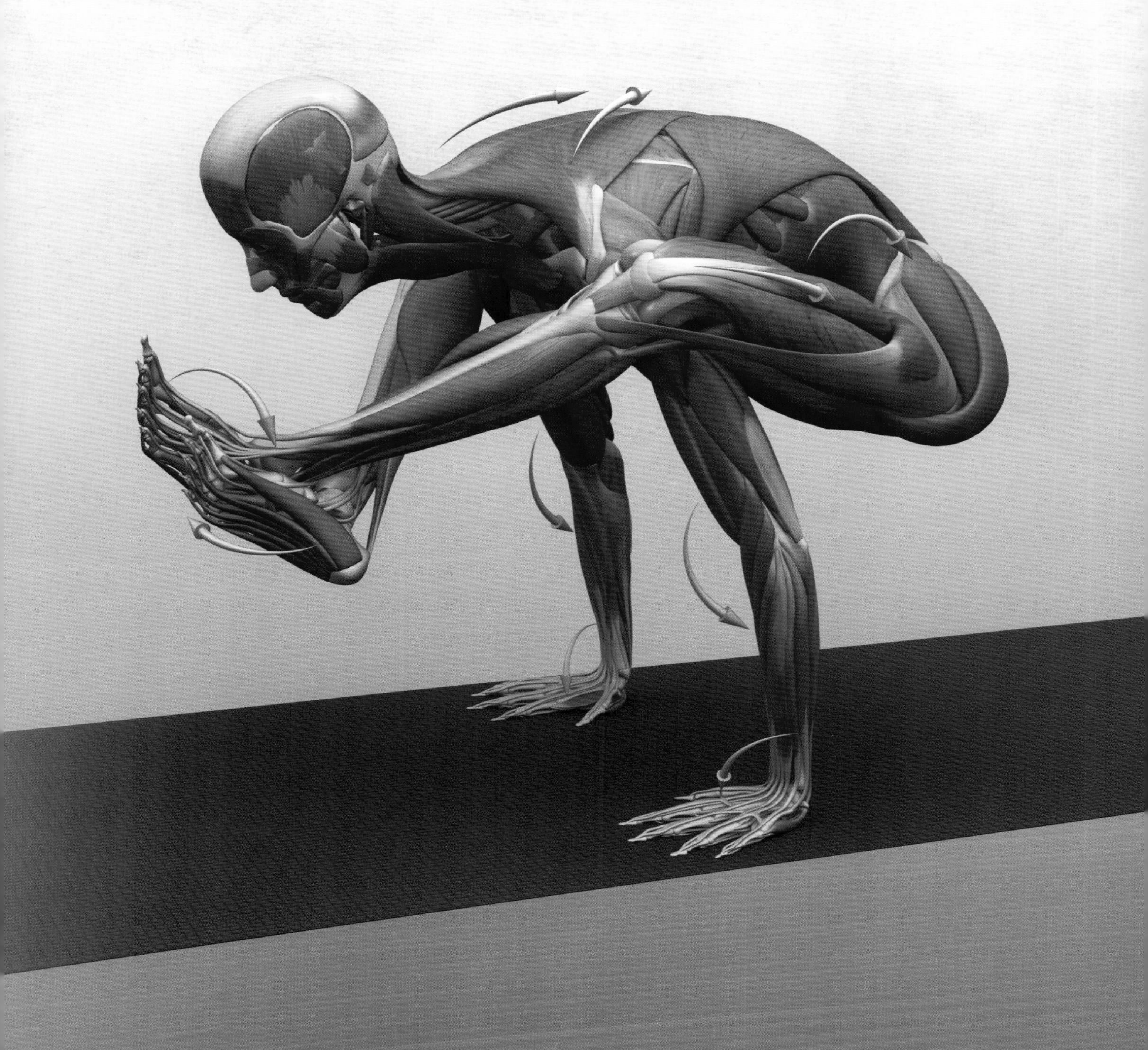

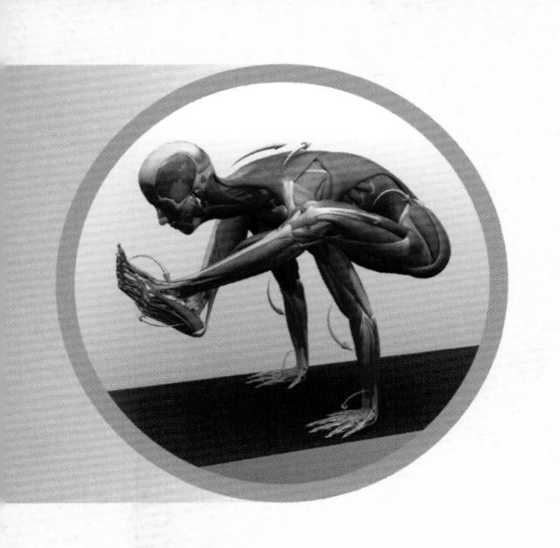

双脚交叉双臂支撑式准备动作

先做第 71 页左上图的摇篮式，以拉长股骨内旋肌，增加髋关节的柔韧度。这时不妨再加个诱发式伸展，使肌肉以更有效率的方式伸展（记得随时保护膝关节）。接着，练习双角式（第 71 页右上图）、龟式、站立前屈式，为拉长下背肌群预做准备。再以四柱式和手倒立式强化腕关节和手臂。

先以山式开始。接着身体前弯，双手放在双腿中间且稍微靠后（第 71 页左下图）。双脚慢慢移到手掌前面，交叉互勾（最好勾在踝关节处），再抬高身体。双脚交叉双臂支撑式有两个变化动作：一种是用大腿推挤手臂，膝关节伸直，拉紧踝关节交扣的收束；另一种是屈膝，将手臂夹在大腿和小腿之间。

两个变化动作都要启动肱三头肌以伸直手臂，向外推挤大腿。最后，松开互勾的双脚，把脚放回地面上，慢慢解开动作，再做站立前屈式。练习期间，可在体前放个瑜伽抱枕或铺块厚毯子，以防身体前倒。

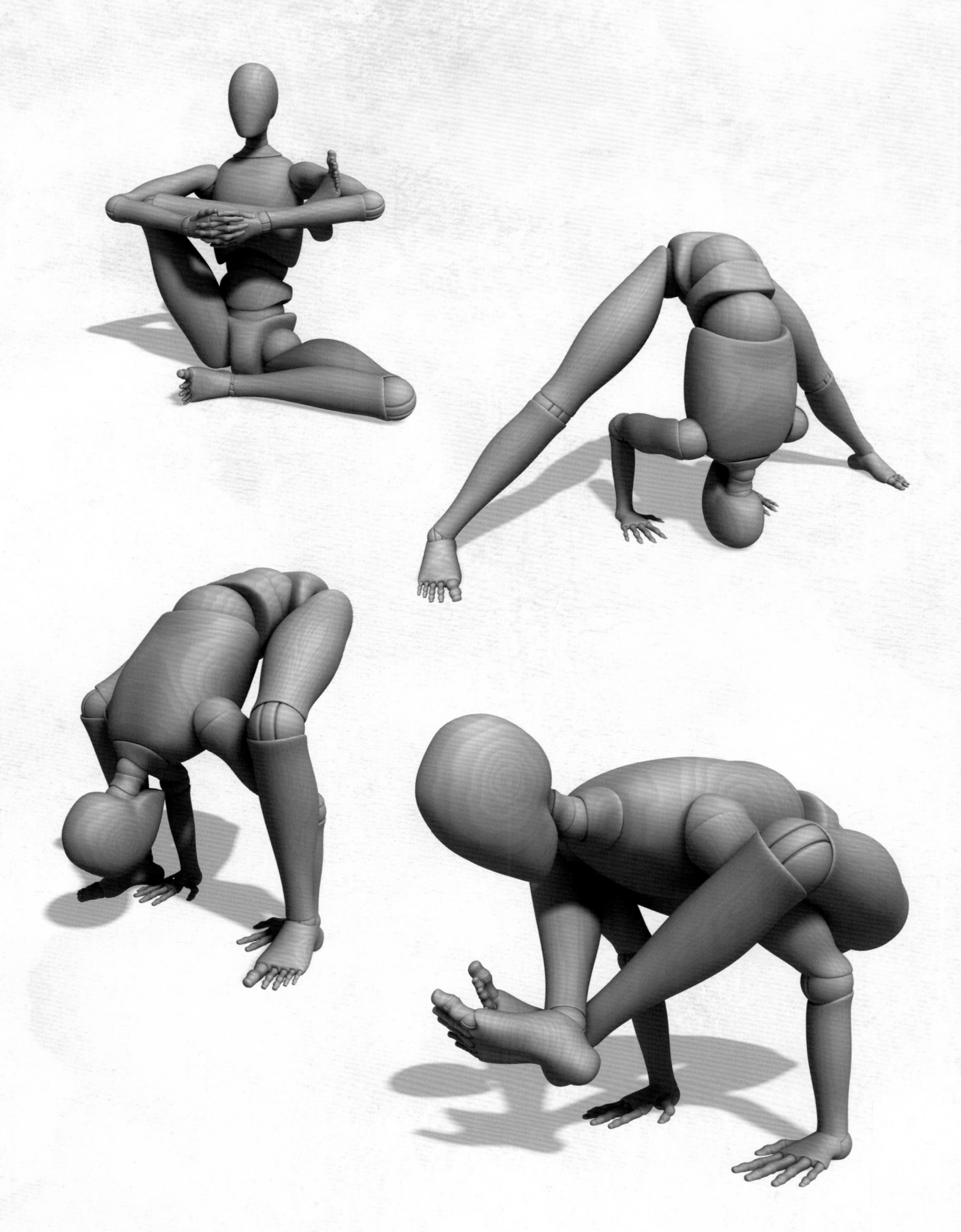

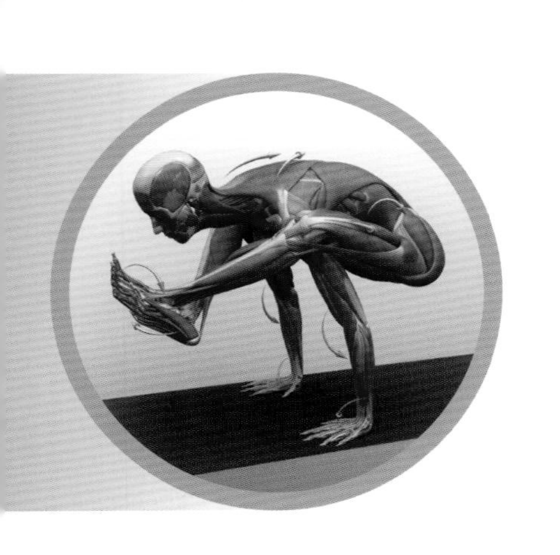

步骤一 收缩腰肌及其协同肌（耻骨肌、缝匠肌与长、短收肌），以屈曲躯干和髋关节。轻轻挤压腹部肌肉，借此启动腹直肌，让体式动作更稳定。

步骤二 用一只脚去勾住另一只脚。接着启动胫骨前肌（使脚尖拉向小腿），将互勾的两只脚锁住。启动腓骨长、短肌，令足底外缘向上倾斜，做足外翻动作。最后再把踝关节处的收束和步骤四、步骤五的变化动作结合起来。

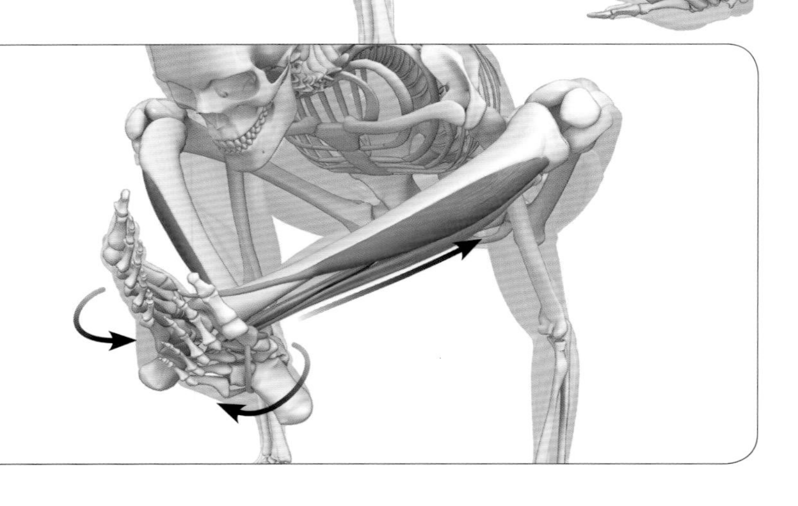

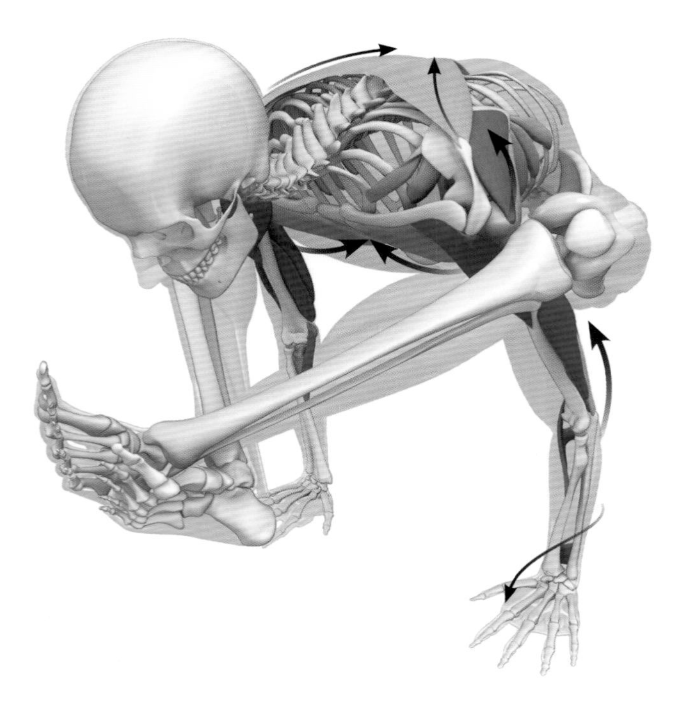

步骤三 启动旋前圆肌和旋前方肌，令前臂旋前，用食指根部的掌丘按压住瑜伽垫。接着启动肱三头肌，以伸直肘关节，将身体举高。肘关节伸直，手臂会产生一股外抗的推力，顶住大腿，这就形成了半个收束，而另外半个收束则由大腿来创造（见步骤四、五）。最后，启动三角肌前束和三角肌中束，令肩关节前屈（双手仿佛要高举过头）。

前胸的胸大肌是协同肌，启动时可协助抬高身体，稳定动作。这时，前锯肌也会自动收缩，令肩胛骨外展、远离身体中线，将肩胛骨拴在固定位置上。启动前锯肌的诀窍是，想象用手推墙壁，可以用观想方式感受这块肌肉如何运作。

最后，收缩冈下肌、小圆肌、三角肌后束，以外旋肩关节。把外旋的动作跟前臂旋前的动作结合起来，便能在整只手臂创造“拧转”的效果，收紧肘关节韧带（韧带牵引机制），让手臂的动作更稳定。

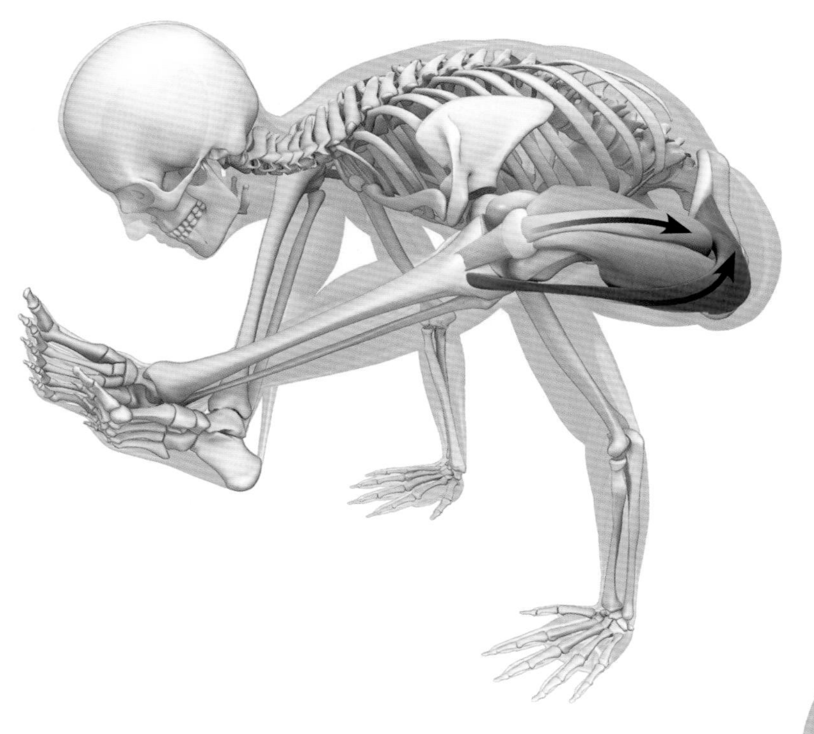

步骤四 收缩股四头肌，尝试伸直膝关节，以便在手脚交会处创造收束，这是双脚交叉双臂支撑式的变化动作一。阔筋膜张肌是协同肌，除了协助股四头肌伸直膝关节，也会协助腰肌屈髋。此外，阔筋膜张肌还可内旋股骨（髋关节）。臀大肌伸展时，容易使股骨外旋，所以启动阔筋膜张肌恰可抵消股骨外旋的力量。臀小肌的位置很深，要用观想的方式收缩，便可协助阔筋膜张肌内旋、屈曲髋关节。

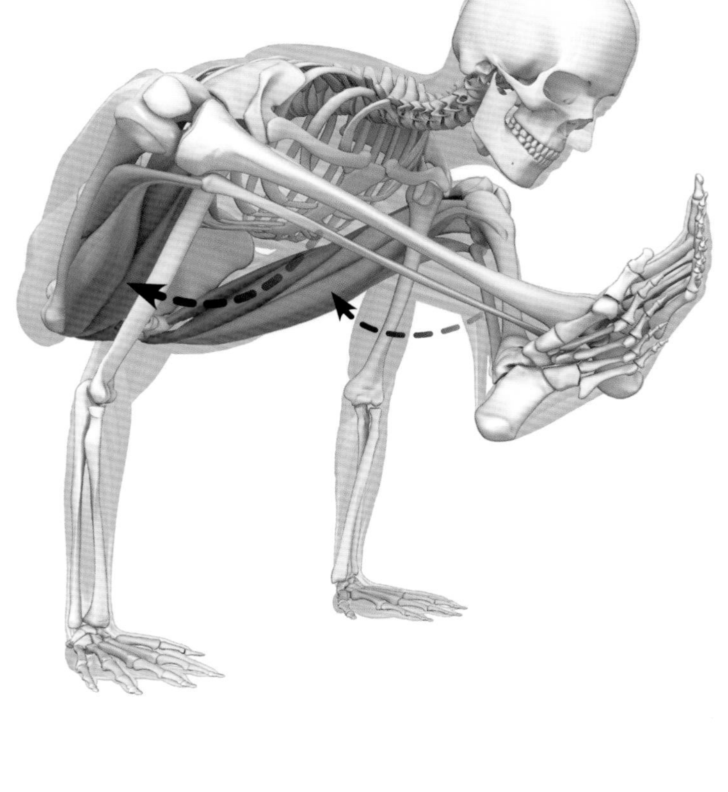

▶ **步骤五** 接着做双脚交叉双臂支撑式变化动作二。启动腘绳肌，屈膝，将手臂夹在大腿和小腿中间。同时，要伸直肘关节，并观察手脚如何锁住彼此（收束）。

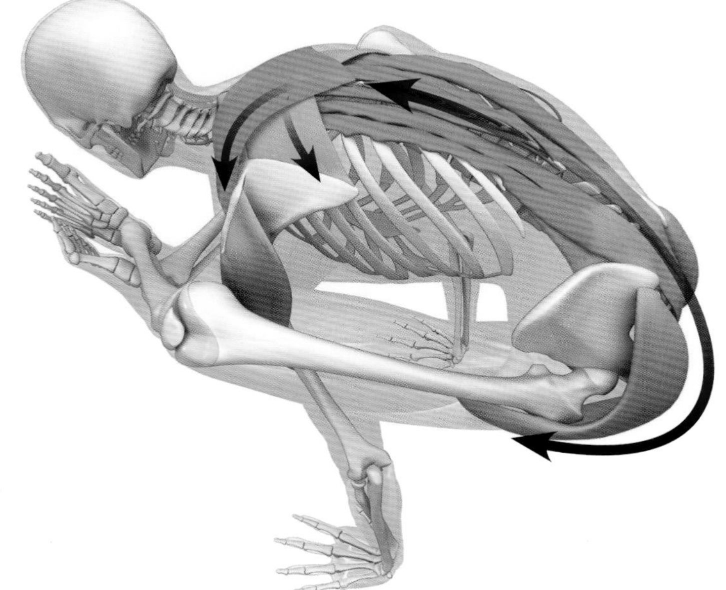

总结 双脚交叉双臂支撑式以屈髋和屈曲躯干的动作来伸展背部的竖脊肌和腰方肌，以及臀部的臀大肌。肩胛骨外展可拉长菱形肌和斜方肌中束。肩关节前屈可伸展三角肌后束，同时三角肌后束也会离心收缩以外旋肩关节。

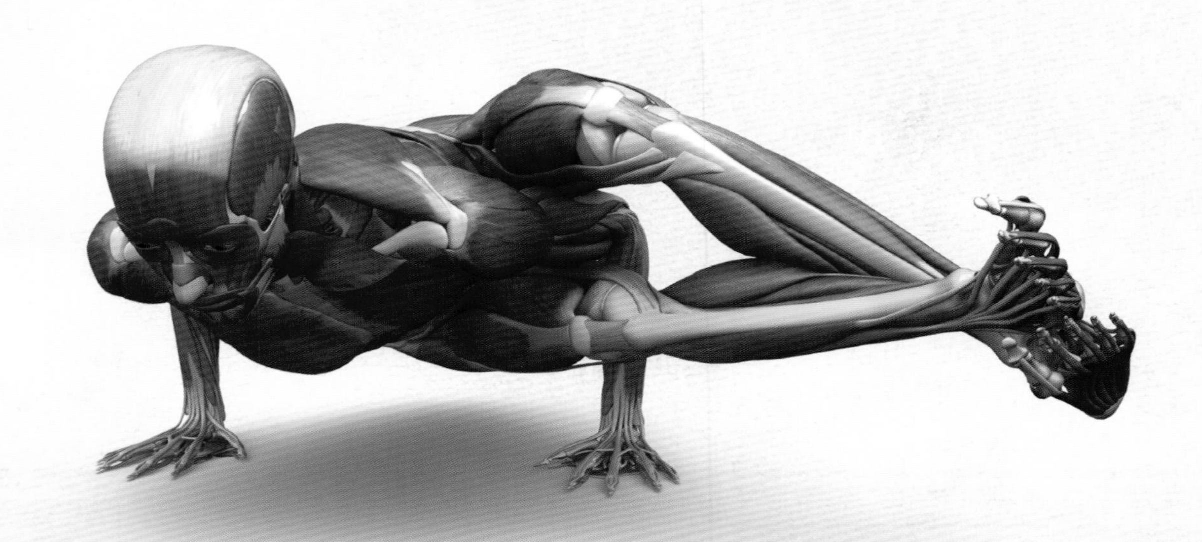

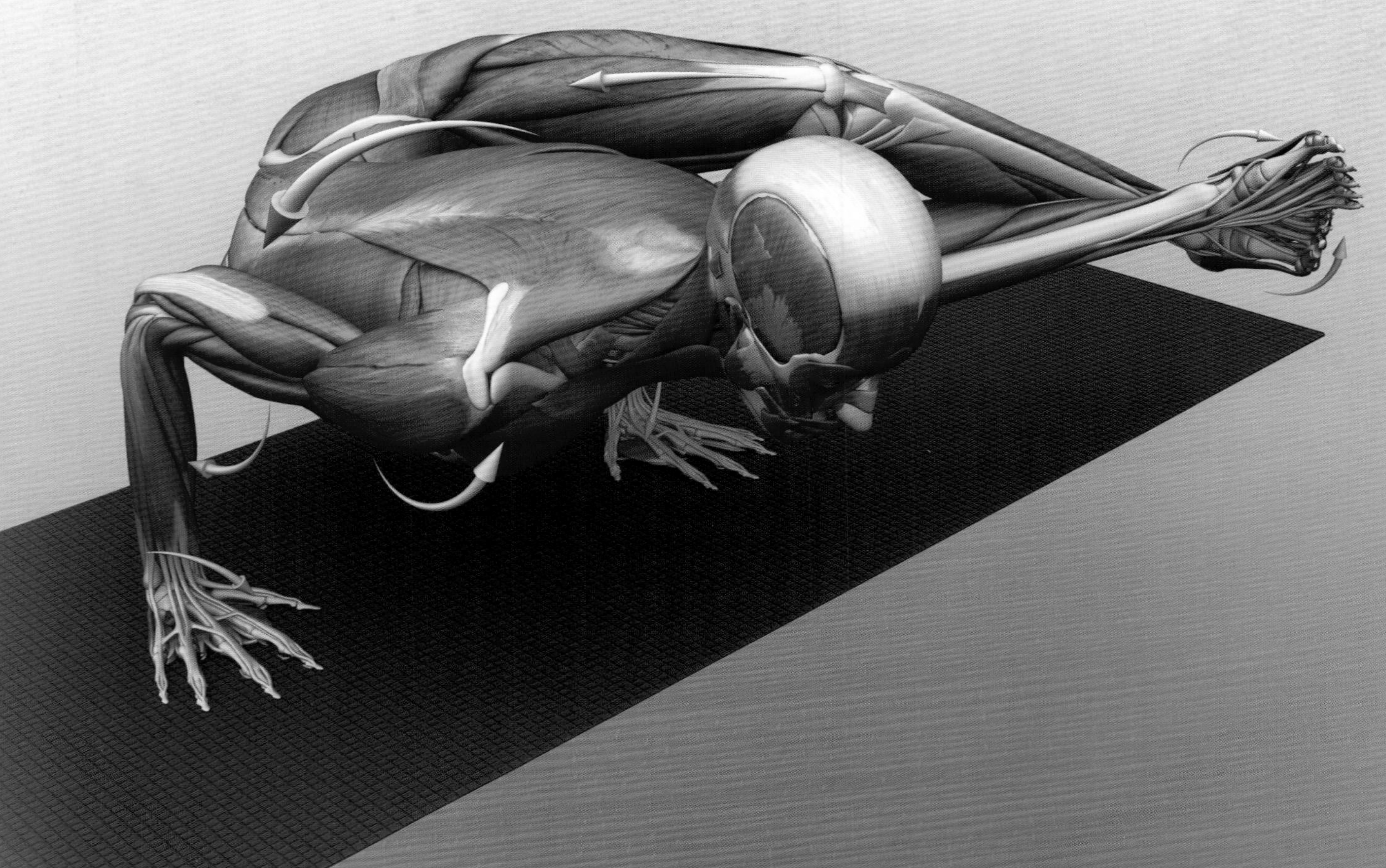

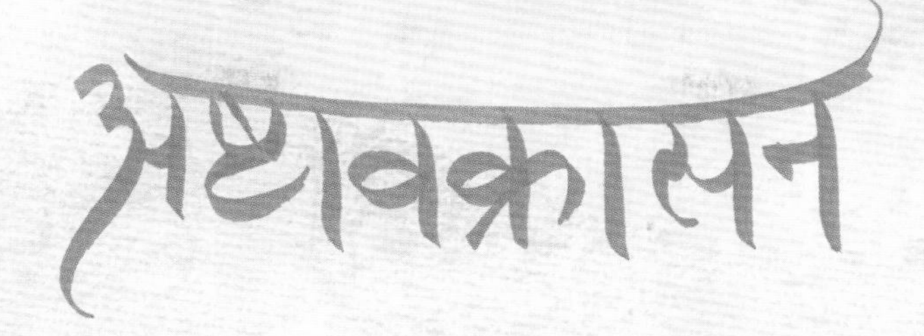

ASTAVAKRASANA

八字扭转式

八字扭转式结合了扭转体式和手臂平衡体式。如同双脚交叉双臂支撑式，大腿缠绕手臂的位置正是创造收束的地方。我们先看有哪些方法可以强化扭转：例如，观察手臂上方那只脚怎么由下向上勾住另一只脚。上方腿如果往上拉，就会把骨盆和下半身带入更深的扭转。接着，再看未被双腿缠绕的那只手臂，手掌下压，肘关节伸直，这两个动作会带动肩膀和上半身转离骨盆、进入更深的扭转。等我们了解深化扭转的方法，就能理清是哪些原动肌创造了这些动作，再单独启动这些肌肉。例如，收紧上方腿的髋关节外展肌，把下半身带进更深的扭转。再看未被大腿夹住的那只手臂，启动肱三头肌，尝试伸直手臂，借此转动肩膀和胸部。学习单独启动髋关节外展肌和肱三头肌，并观察肌肉收缩后，动作是否有所改善。反过来说，你也可以自我反思，看看自己是否能利用本体式或其他体式，来提高你对某块肌肉的觉知。

除了扭转，双腿环绕手臂也会形成一个收束。大腿夹住手臂的同时，肘关节也要试着伸直。接着再尝试伸直膝关节，看下方腿如何被动压向前臂，以抗衡肱三头肌伸直肘关节的力量。这两个相反的动作能够创造收束，稳定姿势。如此一来，才是真正靠骨骼和韧带维持姿势，而不是靠肌肉力量。

基本关节位置

- 髋关节屈曲、内收。
- 膝关节部分伸展。
- 踝关节背屈。
- 足外翻。
- 脚趾伸展。
- 躯干屈曲、扭转。
- 肩关节内收、外旋。
- 肘关节屈曲。
- 前臂旋前。
- 腕关节伸展。

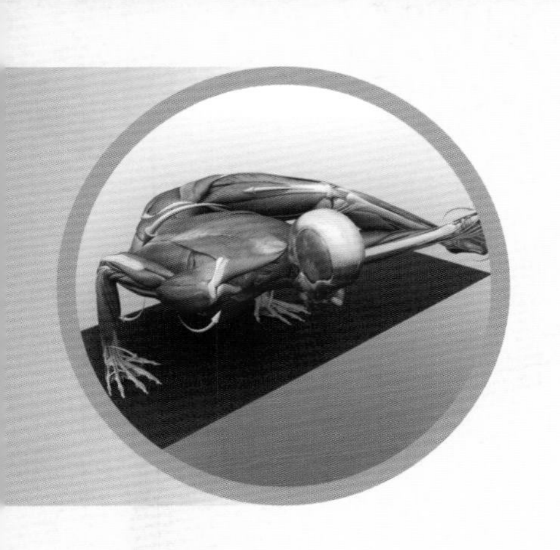

八字扭转式准备动作

可以用圣哲玛里琪第三式来帮助躯干准备扭转（见本页下图）。这一体式练习不仅可伸展躯干，还会拉长髋侧的外展肌（阔筋膜张肌和臀中肌）。接着再以屈膝版的仰卧手抓脚趾腿伸展式（第 77 页左上图）伸展臀大肌或腘绳肌。将这两个体式练习透彻，就逐渐可以把脚抬得更高，甚至放到肩膀上。你也可以选择练习龟式。

八字扭转式的手臂动作跟四柱式类似，所以可以通过练习四柱式，强化手臂和手腕的力量。肘关节先摆成四柱式的动作，接着一腿绕过肩膀（第 77 页右上图），双脚交叉。上半身前倾，靠手臂支撑。这一动作要多练几次，让手臂熟悉这种感觉，直到身体能够保持平衡为止。接着收缩股四头肌，膝关节伸直，用双腿夹住手臂。最后启动肱三头肌、胸肌和腹肌，使胸部前挺，将身体抬起来。如果觉得没问题，还可以尝试变化动作：将双腿和手臂完全伸直。最后，臀部慢慢回到地面上，解开双脚，在此停留几个呼吸。你可在体前放个瑜伽抱枕或铺块厚毯子，以防身体前倒。

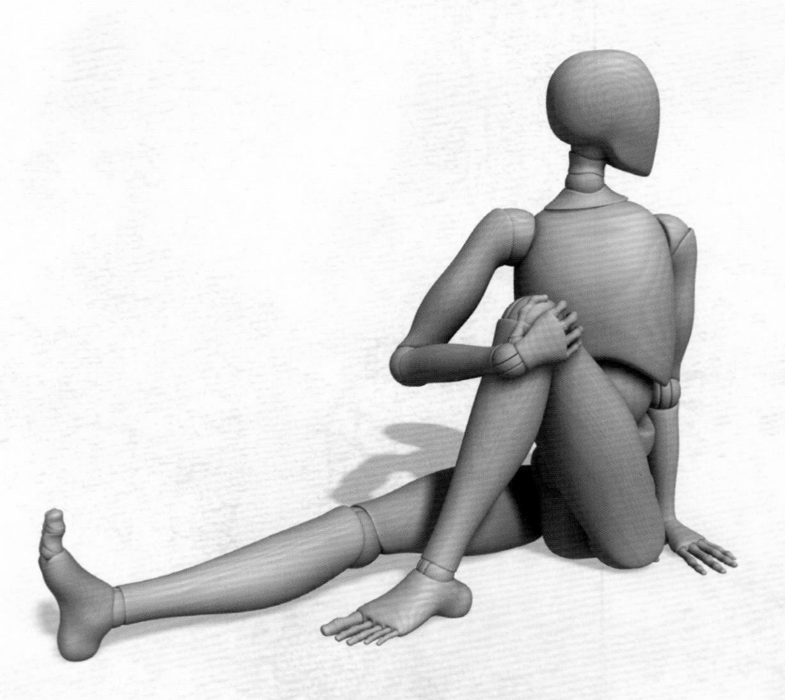

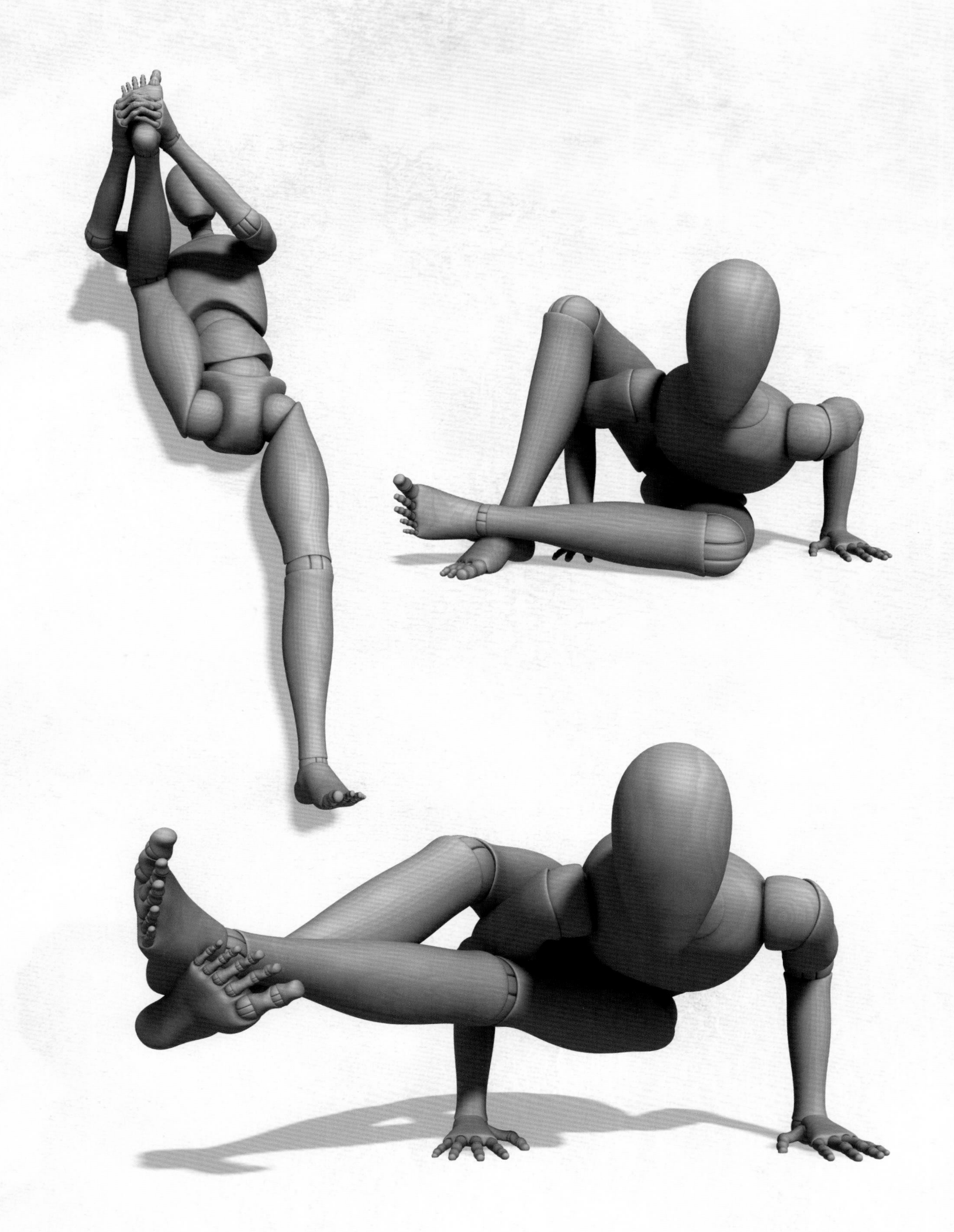

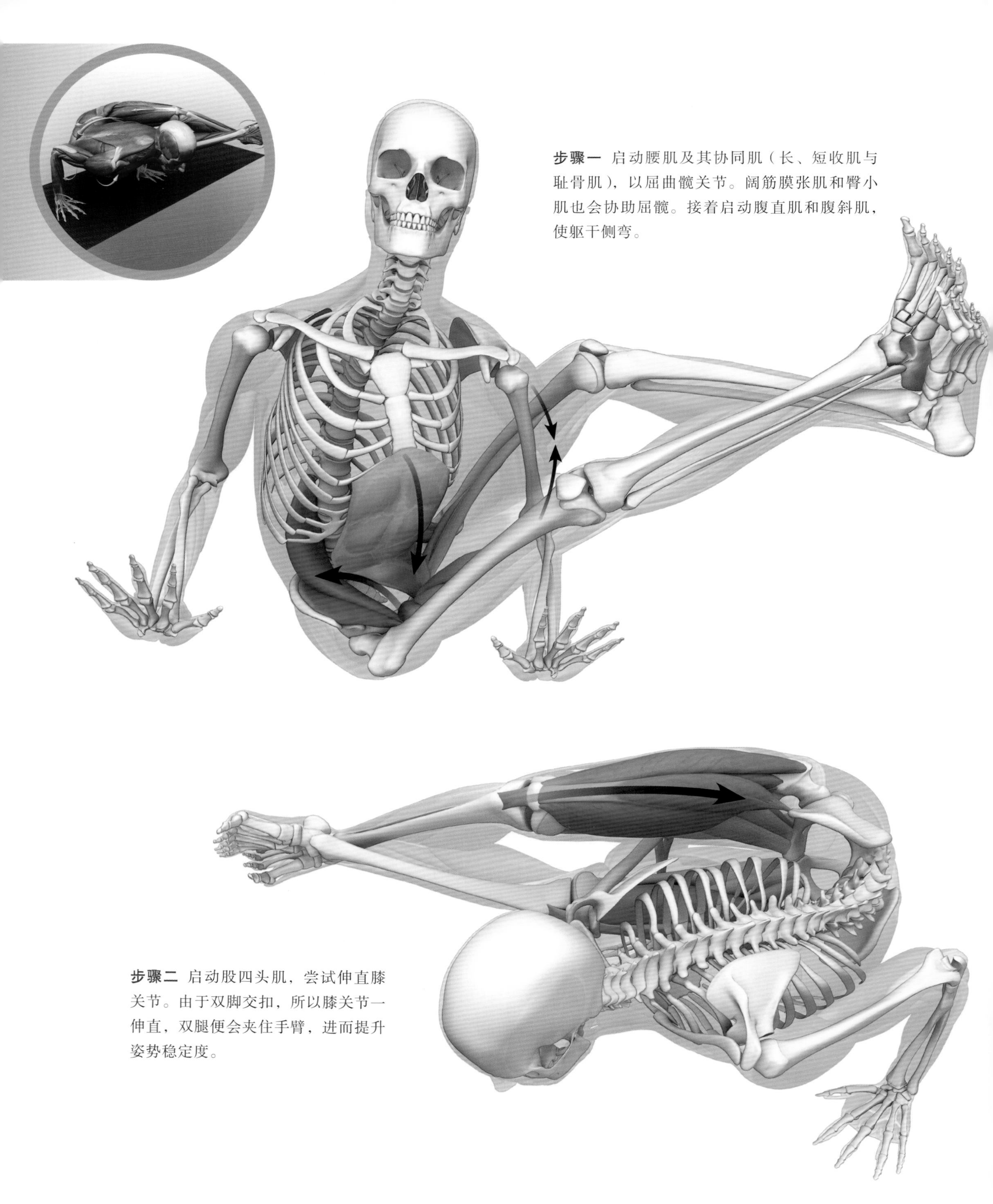

步骤一 启动腰肌及其协同肌（长、短收肌与耻骨肌），以屈曲髋关节。阔筋膜张肌和臀小肌也会协助屈髋。接着启动腹直肌和腹斜肌，使躯干侧弯。

步骤二 启动股四头肌，尝试伸直膝关节。由于双脚交扣，所以膝关节一伸直，双腿便会夹住手臂，进而提升姿势稳定度。

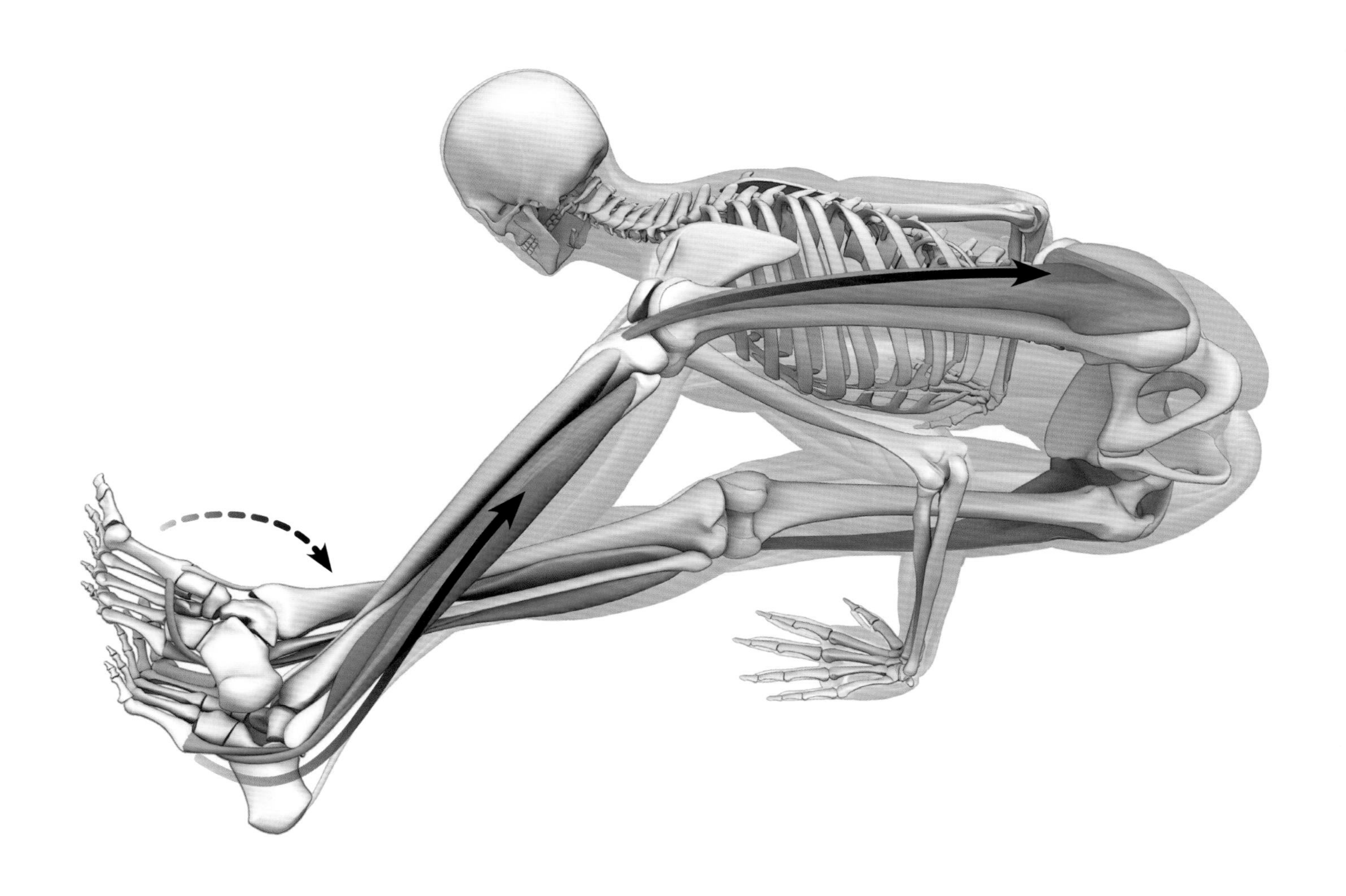

步骤三 双脚在踝关节处交叉，接着启动小腿外侧的腓骨长、短肌，令踝关节外翻（足外翻），双踝互扣。在膝关节伸直的同时，也要尝试将扣住的双脚拉开。上方腿拉得越用力，就会越使劲启动臀中肌和阔筋膜张肌，这样会把双腿带进更深的扭转，以使骨盆和肩膀各自朝相反的方向转动。

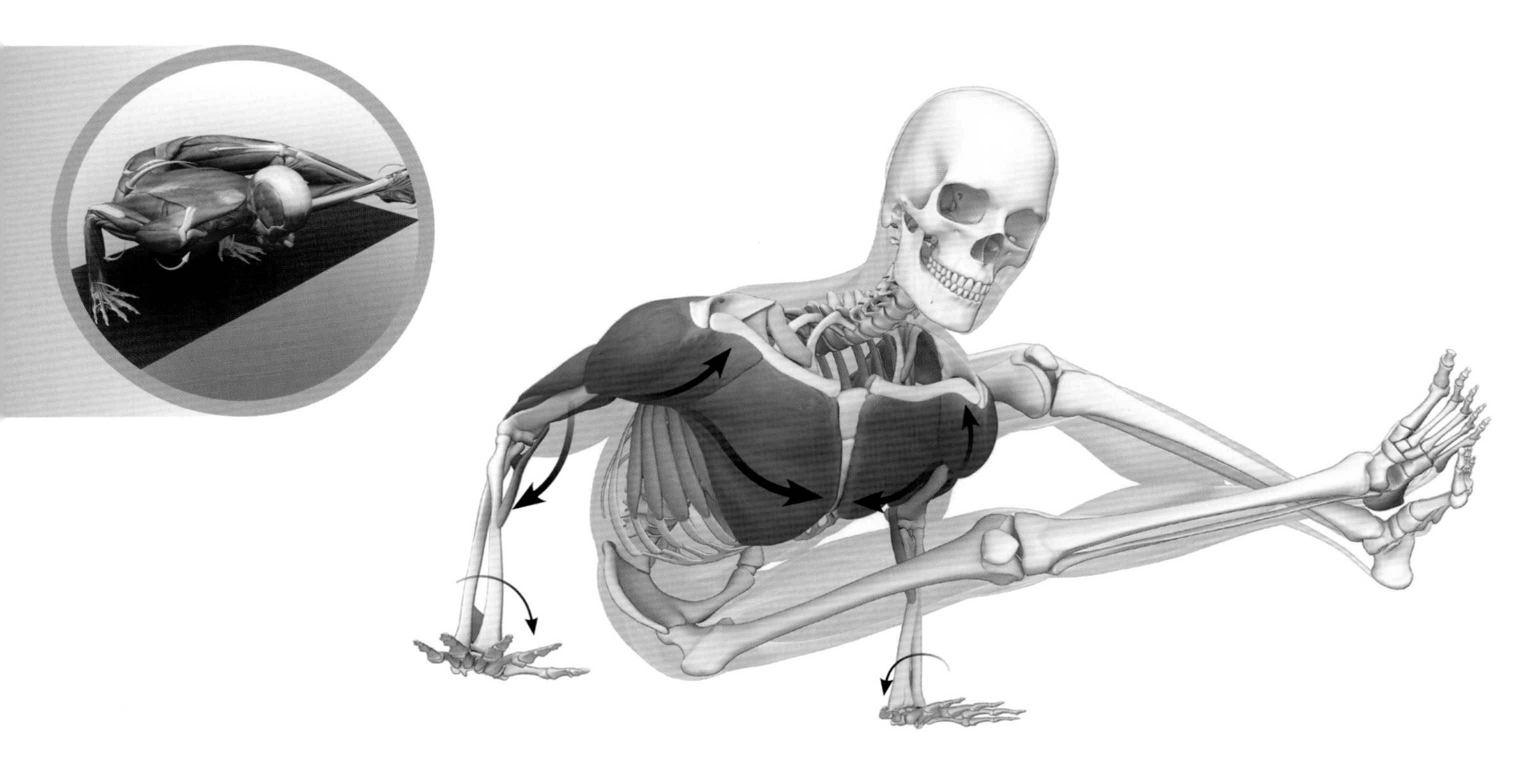

步骤四 收缩旋前圆肌和旋前方肌，将食指根部的掌丘压向瑜伽垫。启动肱三头肌，以促进肘关节的稳定度。启动胸大肌，将身体向上推，同时应避免手肘外张，使其靠近体侧。三角肌前束也会帮忙抬高躯干。以观想的方式启动前锯肌，将肩胛骨前拉并固定在胸廓上。练习四柱式时，同样是靠前锯肌将身体抬离地面。

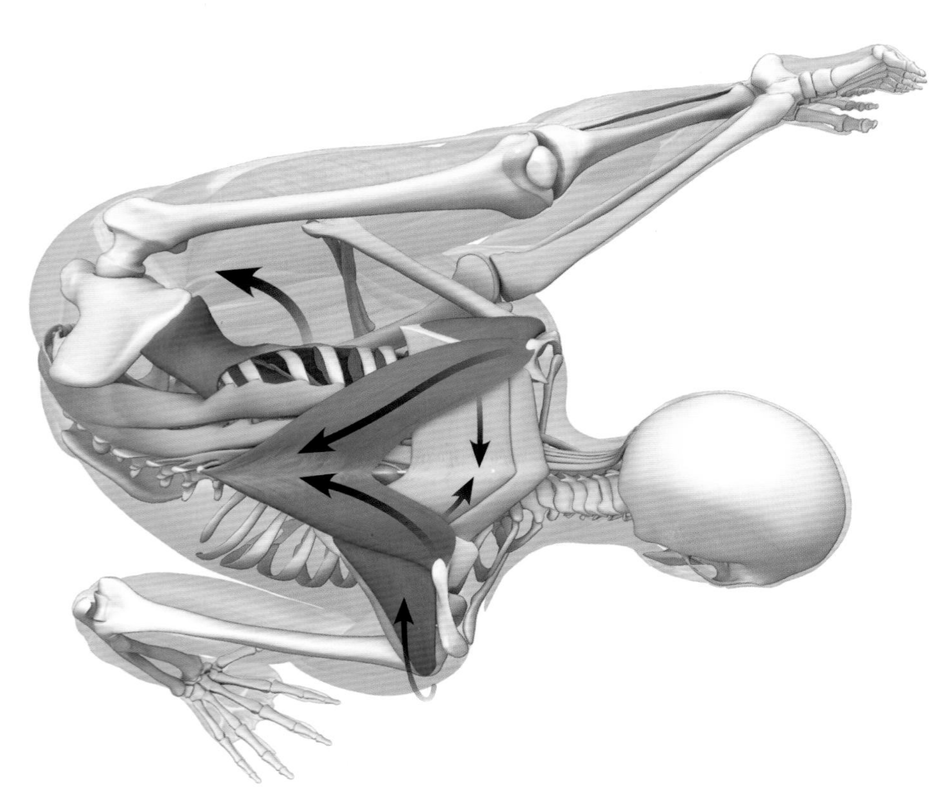

步骤五 收缩菱形肌，把肩胛骨拉向身体中线。启动冈下肌、小圆肌、三角肌前束，以外旋肩关节。这些肩关节外旋肌接下来会跟前臂旋前肌一起协作。启动前臂旋前肌的诀窍是，将食指根部的掌丘压向瑜伽垫。两个动作结合起来，便能从肩膀到手掌形成一股螺旋力量，收紧肘关节韧带（韧带牵引机制）。

启动身体上方的竖脊肌和腰方肌，下背微微内凹，躯干侧屈。接着再看上侧腹肌的动作，腹内斜肌会协助竖脊肌和腰方肌侧屈躯干，而启动腹外斜肌，则会把肩膀转向对侧髋部。练习时，去感觉并观想这些肌肉如何启动。

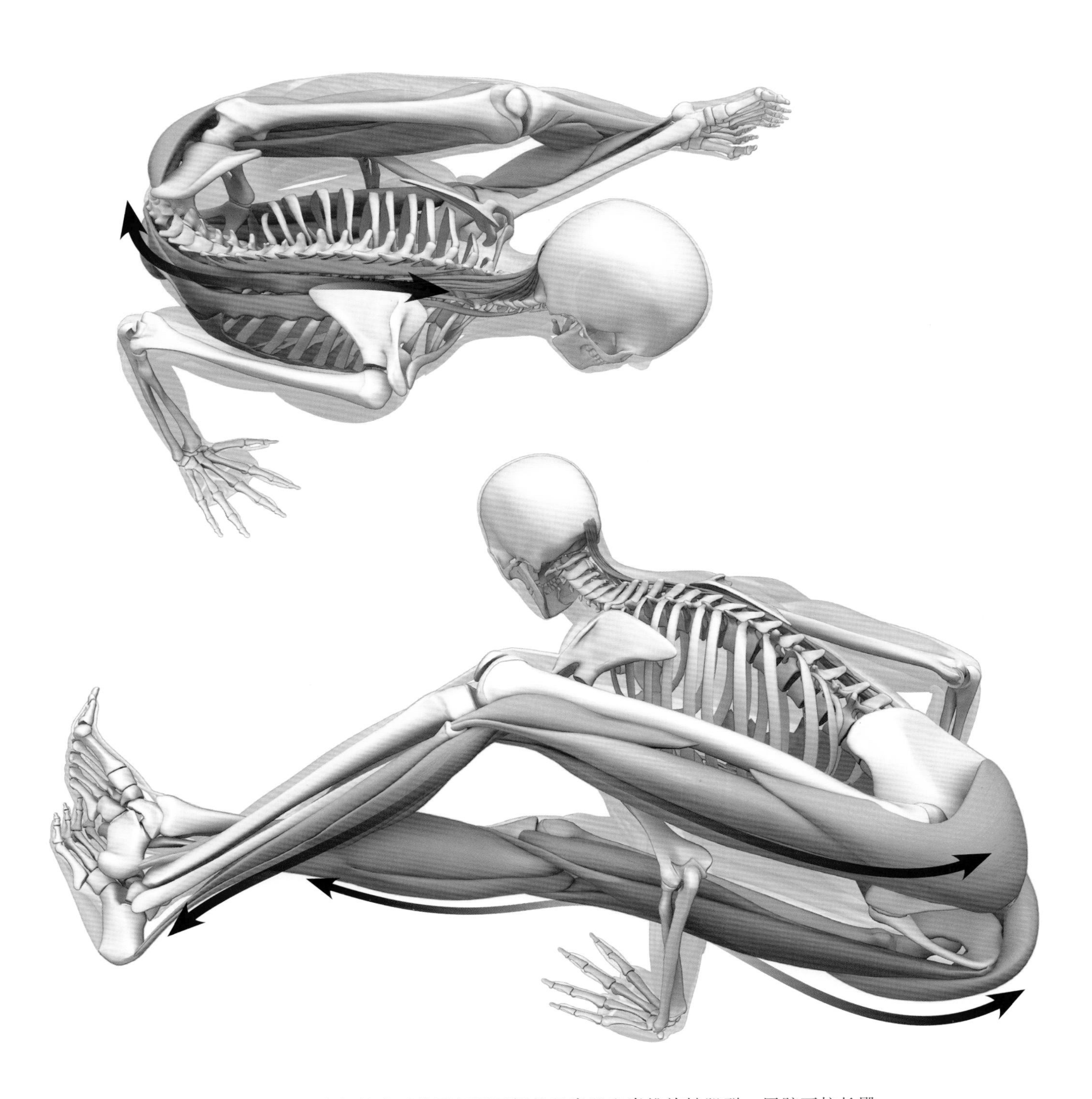

总结 八字扭转式可伸展躯干下侧的竖脊肌和脊椎旋转肌群。屈髋可拉长臀大肌。腘绳肌和腓肠肌／比目鱼复合肌也处于伸展的状态。躯干屈曲和扭转，可拉长下侧的腹斜肌和腹横肌。

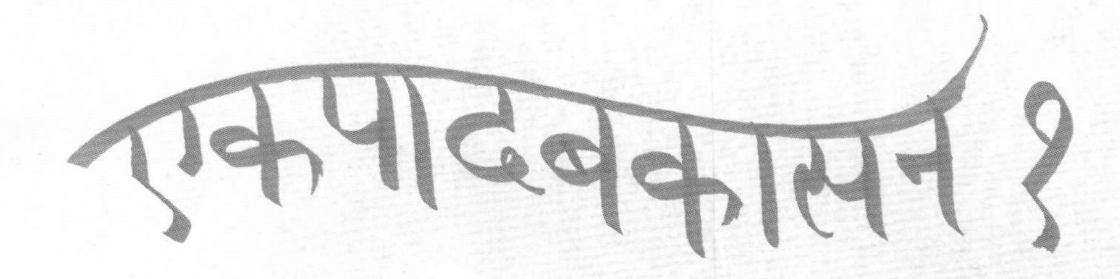

EKA PADA BAKASANA I

单腿起重机第一式

练习单腿起重机第一式，髋关节会一侧屈曲、一侧伸展。后腿膝关节伸直，使得身体重心后移。躯干向前屈曲，以抗衡腿后伸的冲力。先看弯曲脚的动作，腰肌是很重要的髋部屈肌，不过现在却出现主动收缩不足的现象。所谓主动收缩不足，意指肌肉完全收缩，无法再施展多余的力量屈曲髋关节。在这种情况下，我们必须启动弯曲腿的内收肌群，用大腿内侧去推挤上臂，借力屈曲髋关节。除了把腿弯折起来抬到手臂上，肘关节也要伸展，结合这两股力量，便能形成一个收束，有助于身体保持平衡。最后，要共同启动所有控制姿势的肌肉群（胸、臂、髋、腿部肌肉），这一步动作虽细微，却能提高整体的稳定性。

本体式还有一个重点，就是伸直腿。要抬高腿必须启动背部伸肌、臀肌、腘绳肌、股四头肌和小腿肌肉。收缩背部肌肉和韧带，目的是为了锁住骨盆。骨盆稳定之后，再跟臀部肌肉结合，以抬高并旋转大腿。股四头肌可伸展膝关节，阔筋膜在臀大肌和阔筋膜张肌的协助下，可有效稳定膝关节。踝关节的角色就像飞机副翼（翅膀）一般，通过屈曲和外翻的动作，打开足底，细微调整身体重心。双腿的动作结合起来，就构成了单腿起重机第一式的核心命题：我们如何在重力、肌力及韧带牵引力之间寻求平衡。

基本关节位置

- 肩关节屈曲、内收、外旋。
- 肘关节部分伸展。
- 前臂旋前。
- 腕关节伸展。
- 弯曲腿的髋关节屈曲、内收。
- 伸直腿的髋关节伸展、内旋。
- 弯曲腿的踝关节背屈、足外翻、脚趾伸展。
- 弯曲腿的踝关节跖屈、足外翻、脚趾屈曲。
- 躯干屈曲。
- 颈椎伸展。

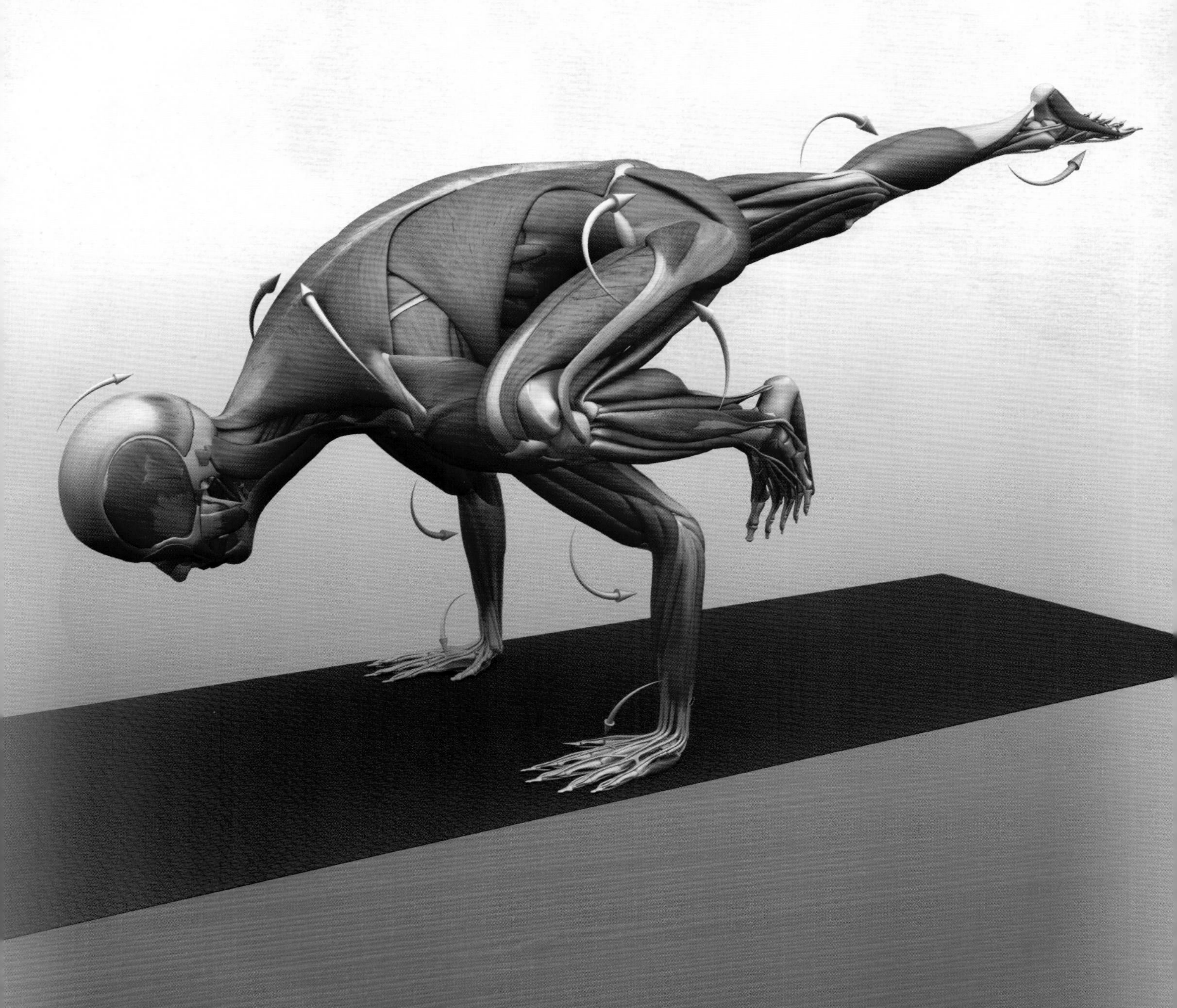

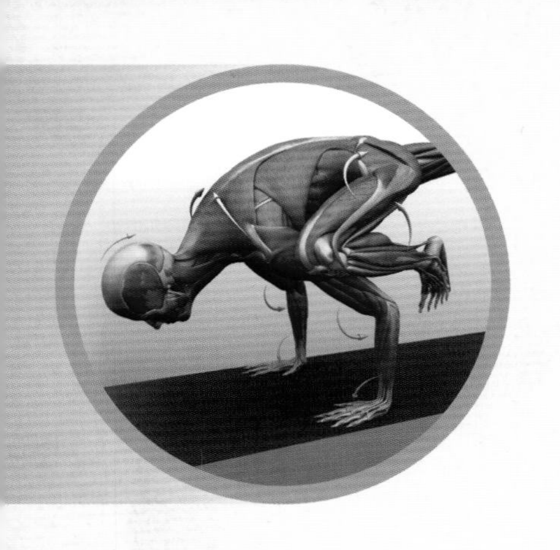

单腿起重机第一式准备动作

可以按照起重机式的准备动作循序渐进地练习本体式。不过要想练习单腿起重机第一式，髋关节需要一定的柔韧度，所以建议将神猴哈努曼式（前劈，参见《精准瑜伽解剖书 2》）纳入准备清单，以帮助伸展髋关节。以四足跪姿开始，接着抬起一只腿，体会腿向后伸的感觉，并将注意力放在该腿后侧、臀部及下背部肌群上。接着站在瑜伽砖上，或直接离开地面进入起重机式。我们先把重心从即将伸展的那条腿移开，将身体重量转移到另一只手臂上，并将膝盖和大腿内侧紧贴在这只手臂上。收缩臀肌以伸髋，启动股四头肌以伸膝，后脚向后伸直，身体前倾，下背部微微内凹。

解开动作前，对重心转变要有心理准备，适时做以调整，并以倒回去的步骤慢慢解开动作。伸直腿屈膝，将膝盖卷回到上臂，进入起重机式，注意两侧要保持平衡。接着，身体后倾，趾尖点地，解开动作。脚掌贴地，停在站立前屈式休息片刻。最后再启动髋部伸肌和背部伸肌，直起身体并站起来。

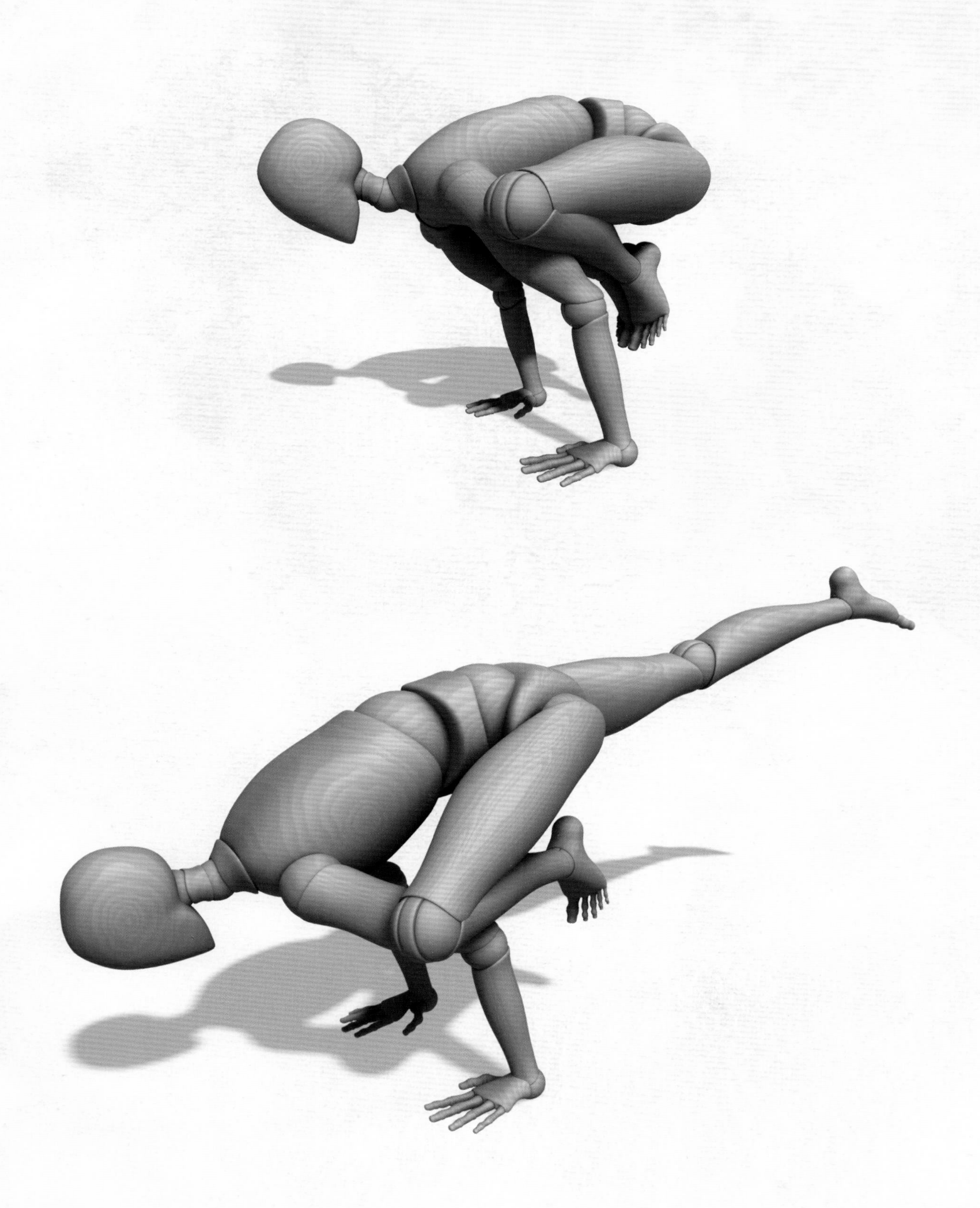

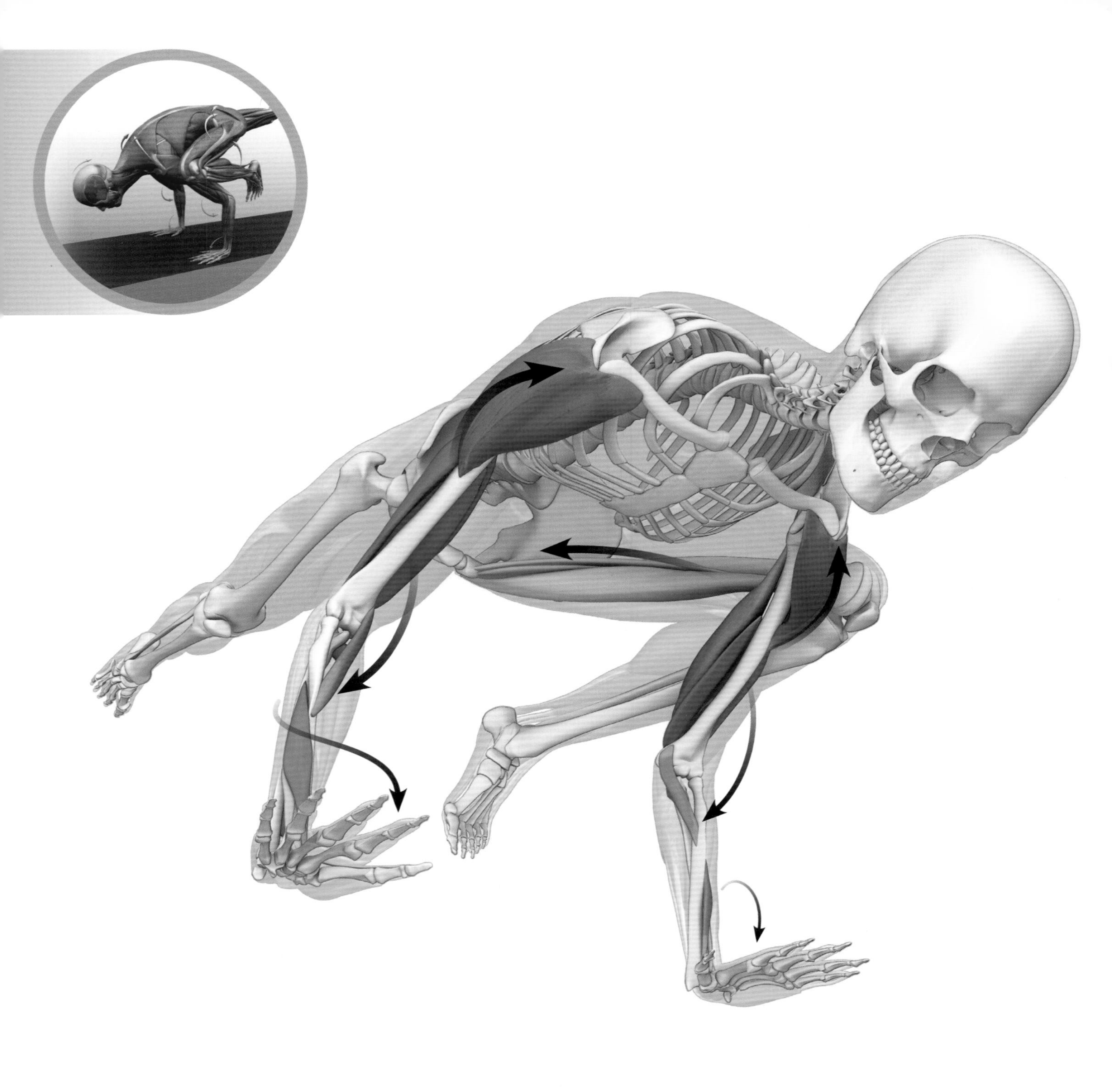

步骤一 利用手臂肌肉来搭建一座稳固的吊桥架，将身体举起来。身体前倾，以平衡伸直腿后伸的重量。用腕关节屈肌来调整身体前倾的角度。启动旋前圆肌和旋前方肌，令前臂旋前，将食指根部的掌丘按压在地面上。接着，共同启动肱二头肌和旋后肌，使重量均匀分布于手掌。收缩冈下肌、小圆肌和三角肌后束，令肩关节外旋。手臂试着伸直，这一动作会启动肱三头肌，以稳定肘关节。将弯曲腿的大腿内侧紧贴在手臂上，给予肘关节有力的支撑，与此同时，手臂也要向外推，以抗衡大腿向内挤压的力量。如此一来，这两股相对的力量便会创造收束。启动三角肌前束和三角肌中束，将身体抬起来，我们做抬手过顶的举重时也需要启动这两块肌肉。

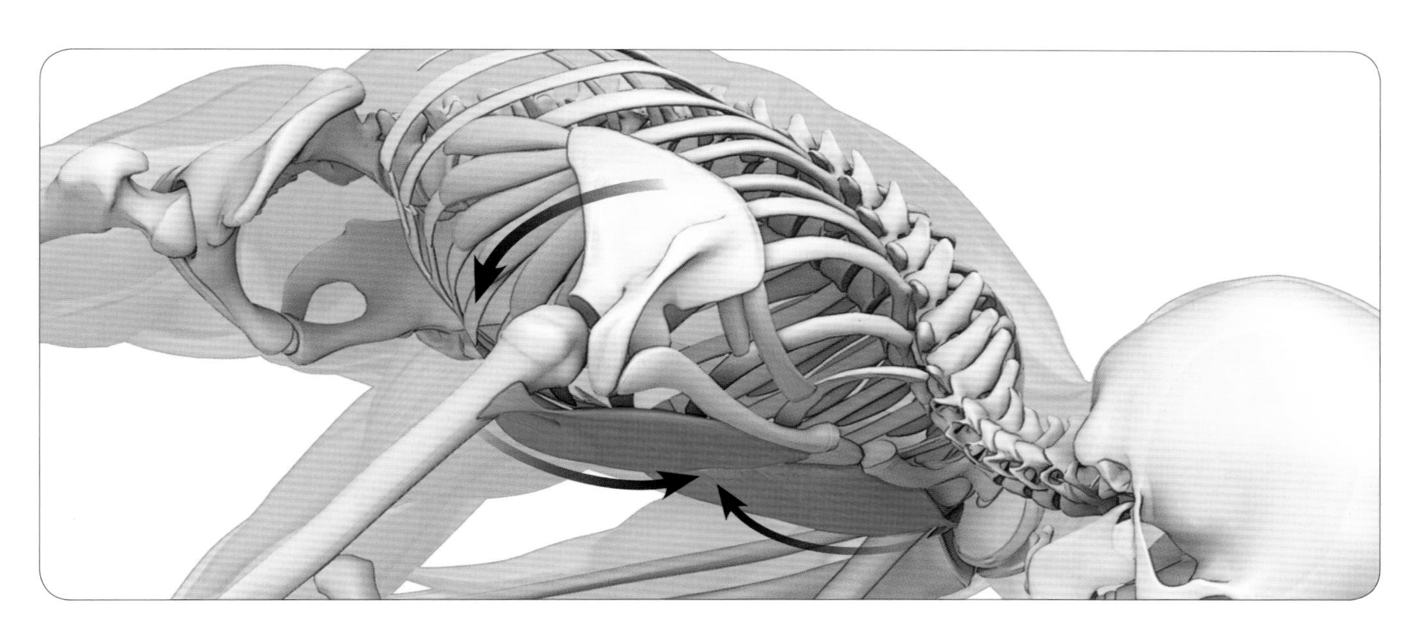

步骤二 收缩前锯肌和胸小肌，令两块肩胛骨外展、远离脊椎。接着把肱骨拉向身体中线，使上臂和前臂进入正位（前臂垂直于地面），这也会尽量多地依靠骨骼支撑身体重量。胸大肌是这一动作（肱骨内收）的原动肌，同时也会协助三角肌抬起身体。背阔肌和大圆肌可协助胸大肌将手臂拉向身体中线。上臂的喙肱肌也是胸大肌的协同肌，会帮助带动上臂内收。肩袖肌群的小圆肌和冈下肌可外旋肱骨。上述所有肌肉要共同发挥作用，才有办法稳定肩膀和手臂，进而巩固单腿起重机第一式的基座。

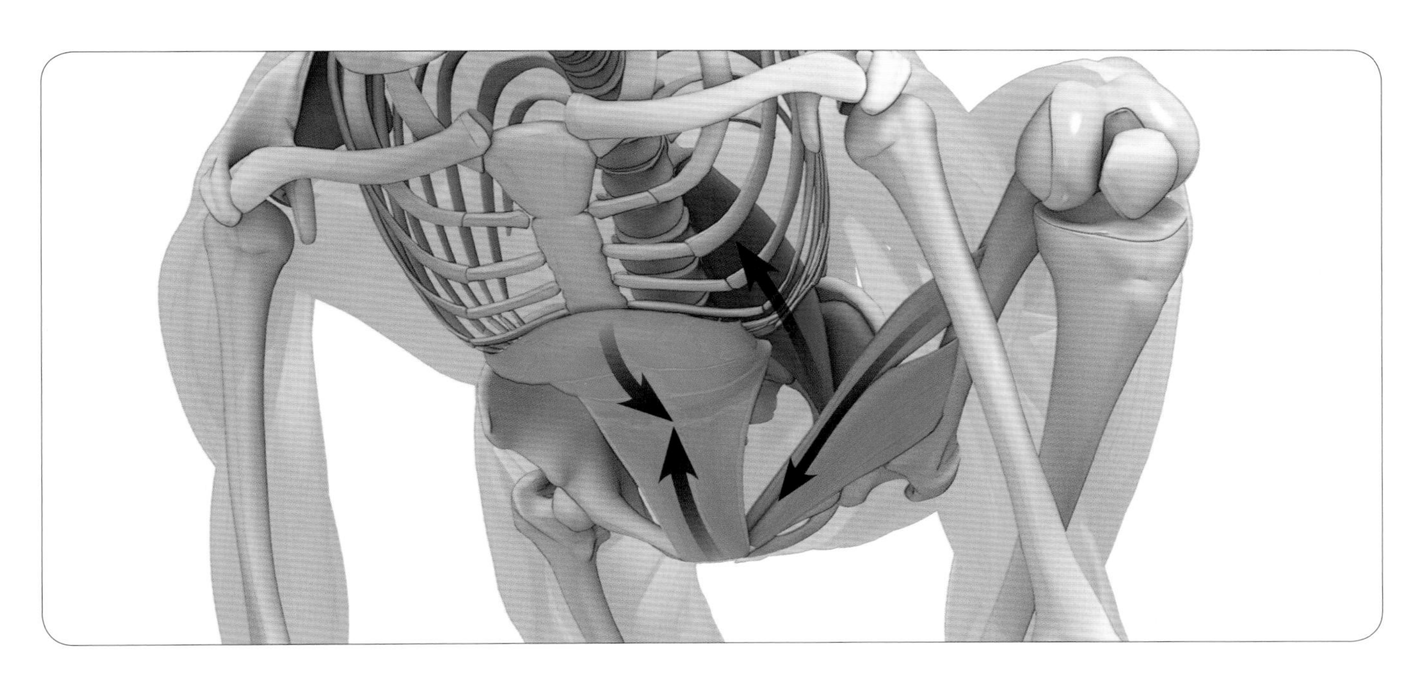

步骤三 收缩腹直肌，使腹腔朝脊椎的方向内缩。腹直肌的起端位于耻骨联合上，所以启动腹直肌，会将耻骨联合上拉，导致骨盆后倾。请注意，我们在启动伸直腿的臀大肌和腘绳肌时（见步骤五），骨盆同样会后倾，所以腹直肌收缩，恰可协助臀大肌和腘绳肌后倾骨盆。接着，启动腰肌和腰方肌以屈曲髋关节，使下背稍微内凹，这一动作会令骨盆前倾，以抗衡臀大肌和腘绳肌后倾骨盆的动作。前倾和后倾的动作结合起来，可大幅增强核心的稳定性。最后，启动内收肌群和耻骨肌，使大腿内侧朝上臂外侧推挤，以间接屈曲髋关节。

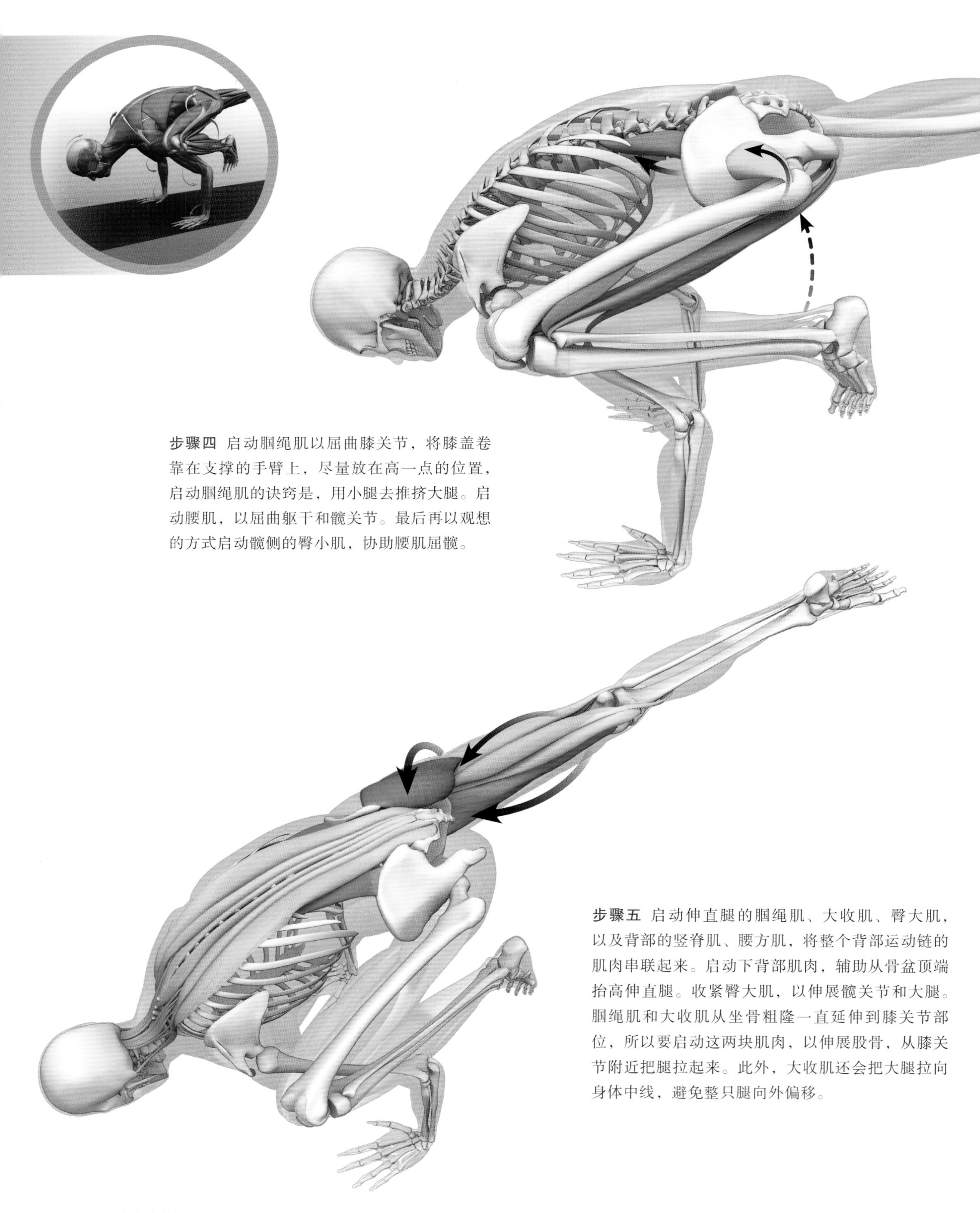

步骤四 启动腘绳肌以屈曲膝关节，将膝盖卷靠在支撑的手臂上，尽量放在高一点的位置，启动腘绳肌的诀窍是，用小腿去推挤大腿。启动腰肌，以屈曲躯干和髋关节。最后再以观想的方式启动髋侧的臀小肌，协助腰肌屈髋。

步骤五 启动伸直腿的腘绳肌、大收肌、臀大肌，以及背部的竖脊肌、腰方肌，将整个背部运动链的肌肉串联起来。启动下背部肌肉，辅助从骨盆顶端抬高伸直腿。收紧臀大肌，以伸展髋关节和大腿。腘绳肌和大收肌从坐骨粗隆一直延伸到膝关节部位，所以要启动这两块肌肉，以伸展股骨，从膝关节附近把腿拉起来。此外，大收肌还会把大腿拉向身体中线，避免整只腿向外偏移。

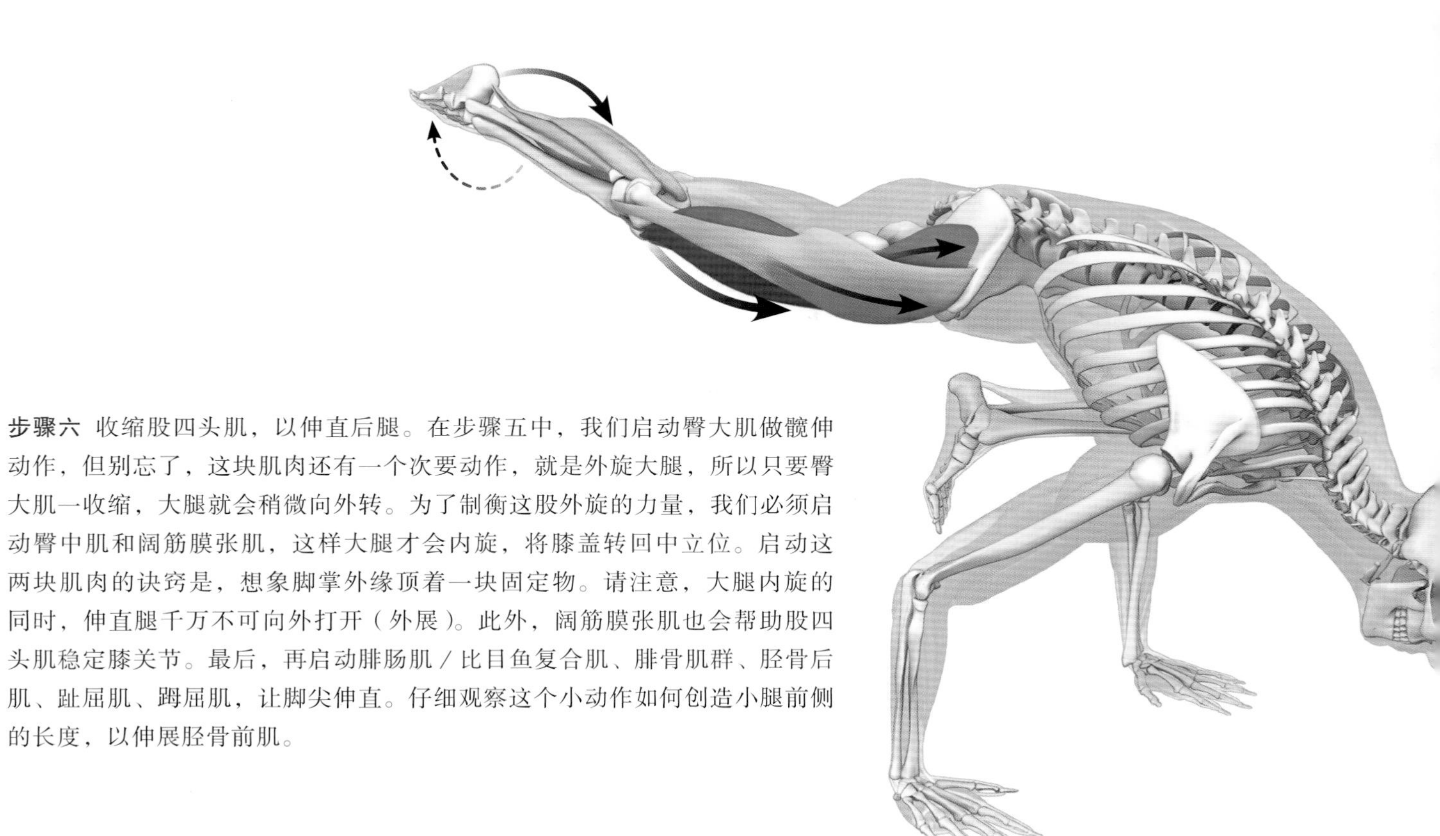

步骤六 收缩股四头肌，以伸直后腿。在步骤五中，我们启动臀大肌做髋伸动作，但别忘了，这块肌肉还有一个次要动作，就是外旋大腿，所以只要臀大肌一收缩，大腿就会稍微向外转。为了制衡这股外旋的力量，我们必须启动臀中肌和阔筋膜张肌，这样大腿才会内旋，将膝盖转回中立位。启动这两块肌肉的诀窍是，想象脚掌外缘顶着一块固定物。请注意，大腿内旋的同时，伸直腿千万不可向外打开（外展）。此外，阔筋膜张肌也会帮助股四头肌稳定膝关节。最后，再启动腓肠肌/比目鱼复合肌、腓骨肌群、胫骨后肌、趾屈肌、踇屈肌，让脚尖伸直。仔细观察这个小动作如何创造小腿前侧的长度，以伸展胫骨前肌。

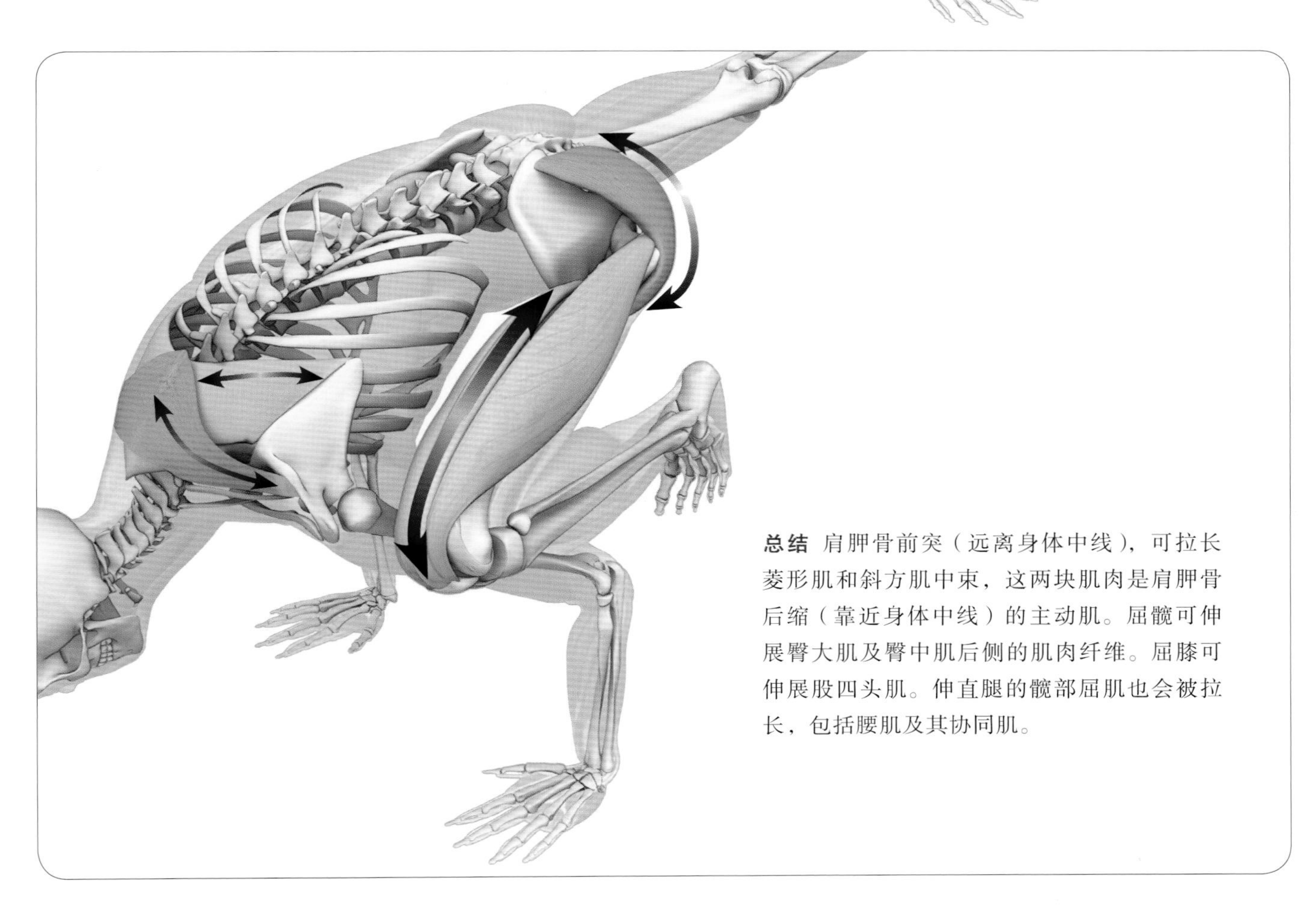

总结 肩胛骨前突（远离身体中线），可拉长菱形肌和斜方肌中束，这两块肌肉是肩胛骨后缩（靠近身体中线）的主动肌。屈髋可伸展臀大肌及臀中肌后侧的肌肉纤维。屈膝可伸展股四头肌。伸直腿的髋部屈肌也会被拉长，包括腰肌及其协同肌。

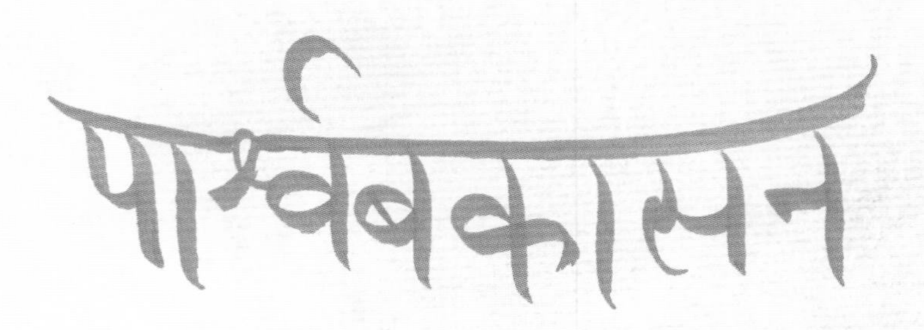

PARSVA BAKASANA

侧起重机式

侧起重机式是扭转版本的起重机式，手脚在体侧接触是这一体式的核心主轴，这个接触点既是平衡的基石，也是深化扭转的有力支点。不过，侧起重机式还有几个次要动作，可协助你成功做到完成式，并加以维持。髋关节屈曲，不过由于屈曲幅度太大，已经出现主动收缩不足的现象。也就是说，屈曲动作的原动肌（腰肌）完全收缩到极限，导致再无法再施展多余的力气来把脚固定在手臂上。所以，要结合腹肌和髋部屈肌，将双腿抬到手臂上，然后再启动其他肌肉将双腿锁在固定位置上。如此一来，次要动作之间便会产生流畅的协同作用。首先，用腿推挤手臂的动作会将下半身转离上半身。紧接着，再把推挤的动作跟对侧手臂的动作结合起来——对侧手臂伸直，借此转动胸部和上半身。胸腔和骨盆之间靠腰椎衔接。腹部一侧收缩，另一侧就会伸展。躯干下侧的腹肌虽然是伸展状态，但接下来要启动它，使大腿和手臂贴得更紧，以稳定姿势。这个离心收缩的动作也会刺激下侧腹肌的高尔基腱器，使肌肉放松，进而再拉长。

基本关节位置

- 肩关节屈曲、内收、外旋。
- 肘关节伸展。
- 前臂旋前。
- 腕关节伸展。
- 髋关节屈曲、内收。
- 膝关节屈曲。
- 踝关节背屈。
- 足外翻，脚趾伸展。
- 躯干屈曲、旋转。
- 颈椎伸展。

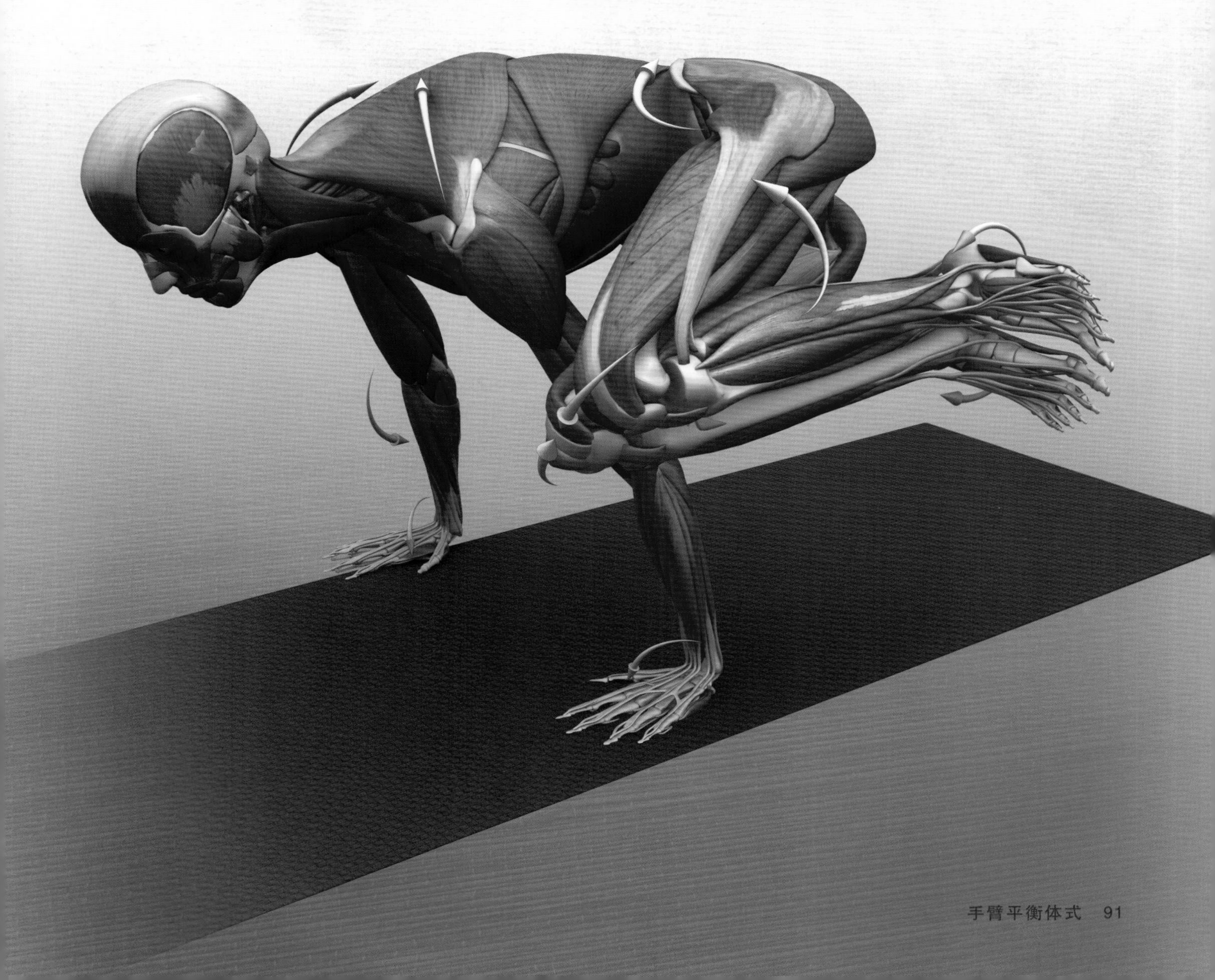

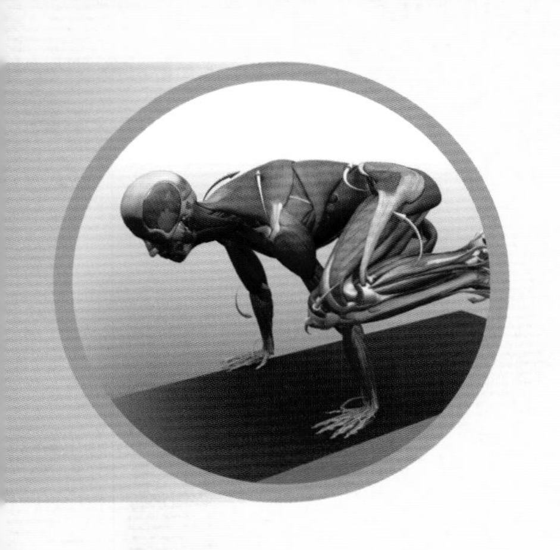

侧起重机式准备动作

先练习坐在椅子上的扭转（第 93 页左上图），为侧起重机式做准备。若想加深扭转，可以在后脚跟放块瑜伽砖，双腿夹紧，膝盖并拢（第 93 页右上图）。双手合掌，再以手臂后侧抵住大腿外侧，转动身体。我们分别可以用三种方式转动身体：大腿固定不动，用手臂去推大腿外侧；或者换手臂固定不动，改用大腿去推手臂后侧；最后，手臂和大腿一起出力，相互推挤。观察这三种方式会各自伸展身体哪些部位。

踮起脚尖，身体开始前倾（第 93 页左下图）。膝盖夹紧，将双脚抬起来，进入侧起重机式，后面的肌肉解析会教你如何利用生物力学原理，在双膝之间创造收束，使其以均匀的力量紧靠在一起。接着，再把双膝夹紧的收束与会阴收束法结合起来，以触发肌肉征召机制，促使盆底肌群更用力地收缩。

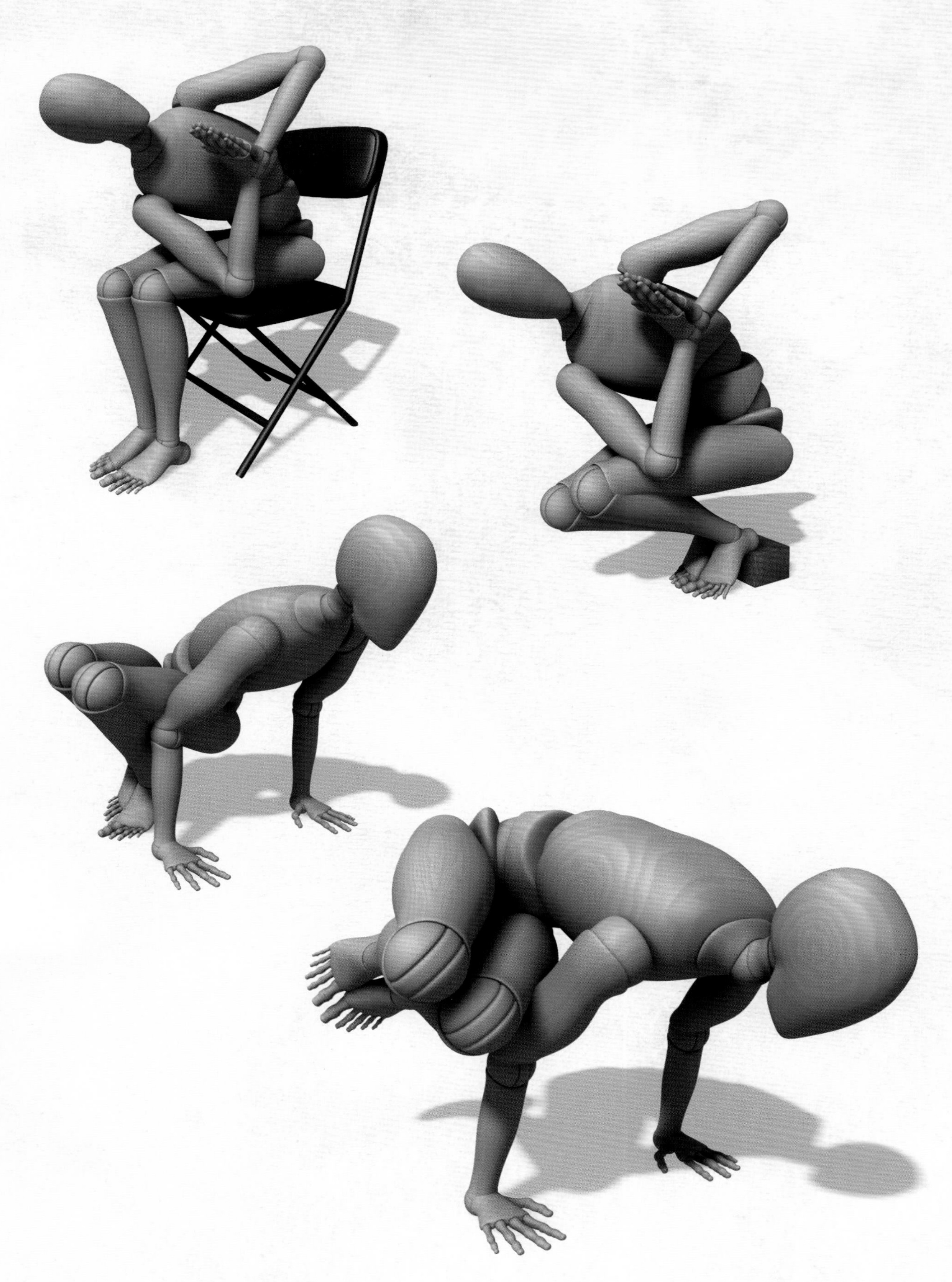

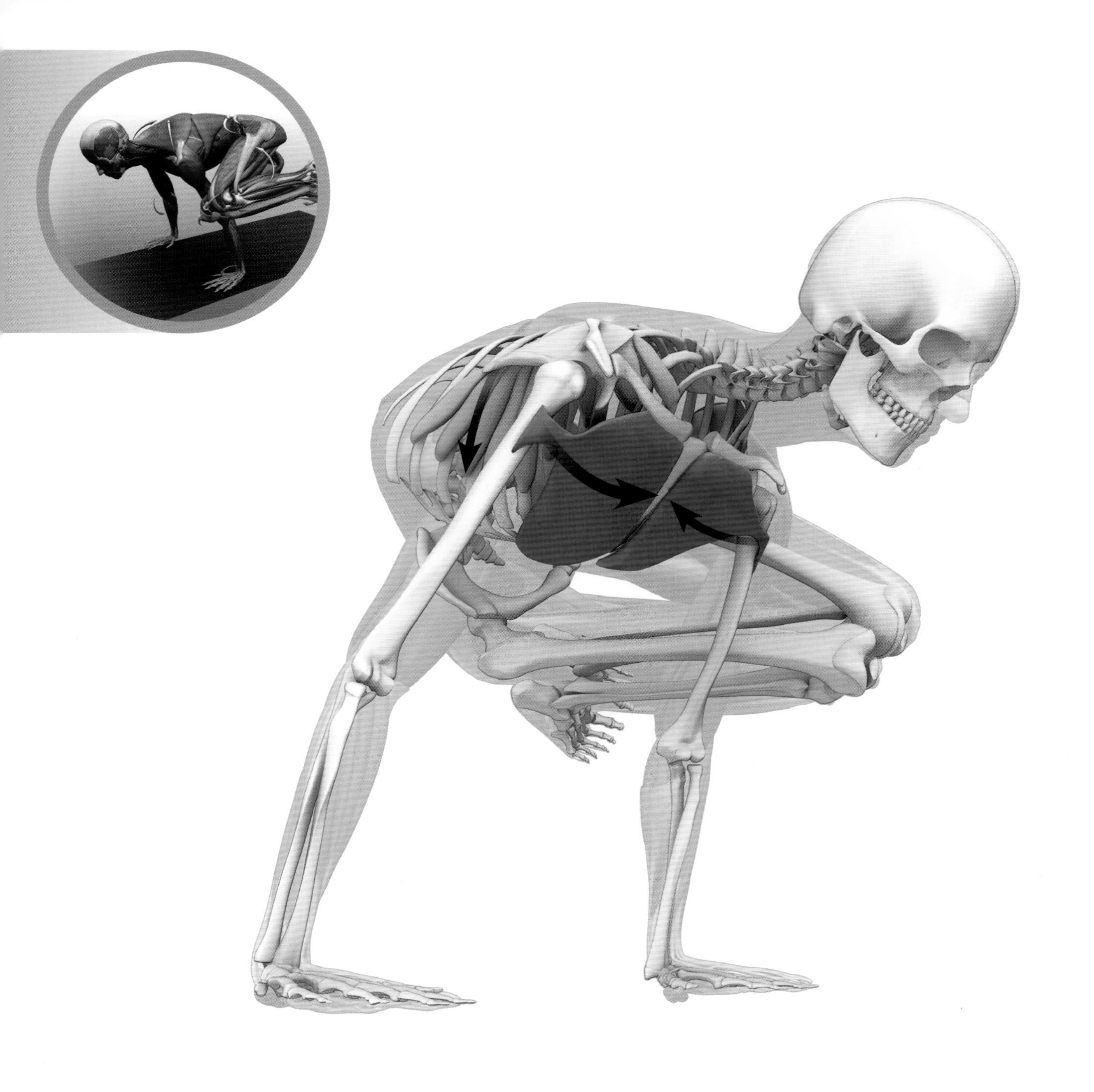

步骤一 启动前锯肌和胸小肌，令肩胛骨前突，远离后背的身体中线。收缩胸大肌及其协同肌，使肱骨内收。这两个动作结合起来，会抬起躯干，并稳定肩关节（这一功能对侧起重机式很重要）。想知道启动这些肌肉的感觉，可以面向墙壁，伸出一只手且手掌贴壁，然后使手肘向内侧用力（手肘内收）。再用另一只手去感觉胸大肌、小圆肌、大圆肌的作用（胸大肌位于前胸，小圆肌位于手臂和躯干衔接处的下缘，大圆肌位于肩胛骨）。进入完成式时，我们同样也需要启动这些肌肉。

步骤二 手掌是侧起重机式的基座，我们要把手掌跟腕、肘、肩串联起来。启动旋前圆肌、旋前方肌、桡侧腕屈肌和尺侧腕屈肌（腕部屈肌），令前臂旋前，将手掌压住地面上，以维持手掌和腕关节的稳定度。接着再收缩肱三头肌，伸直肘关节，将身体上抬。肱三头肌有三个头，长头的起端位于肩胛骨，所以收紧肱三头肌，也会有助于稳定肩胛带。启动三角肌前束，可辅助肱三头肌和胸大肌将身体抬起来。启动三角肌中束，使手臂朝大腿推挤，将髋关节锁在屈曲的姿势上，并扭转躯干。观察手臂肌肉如何跟步骤一的肩胛带肌群整合协作。

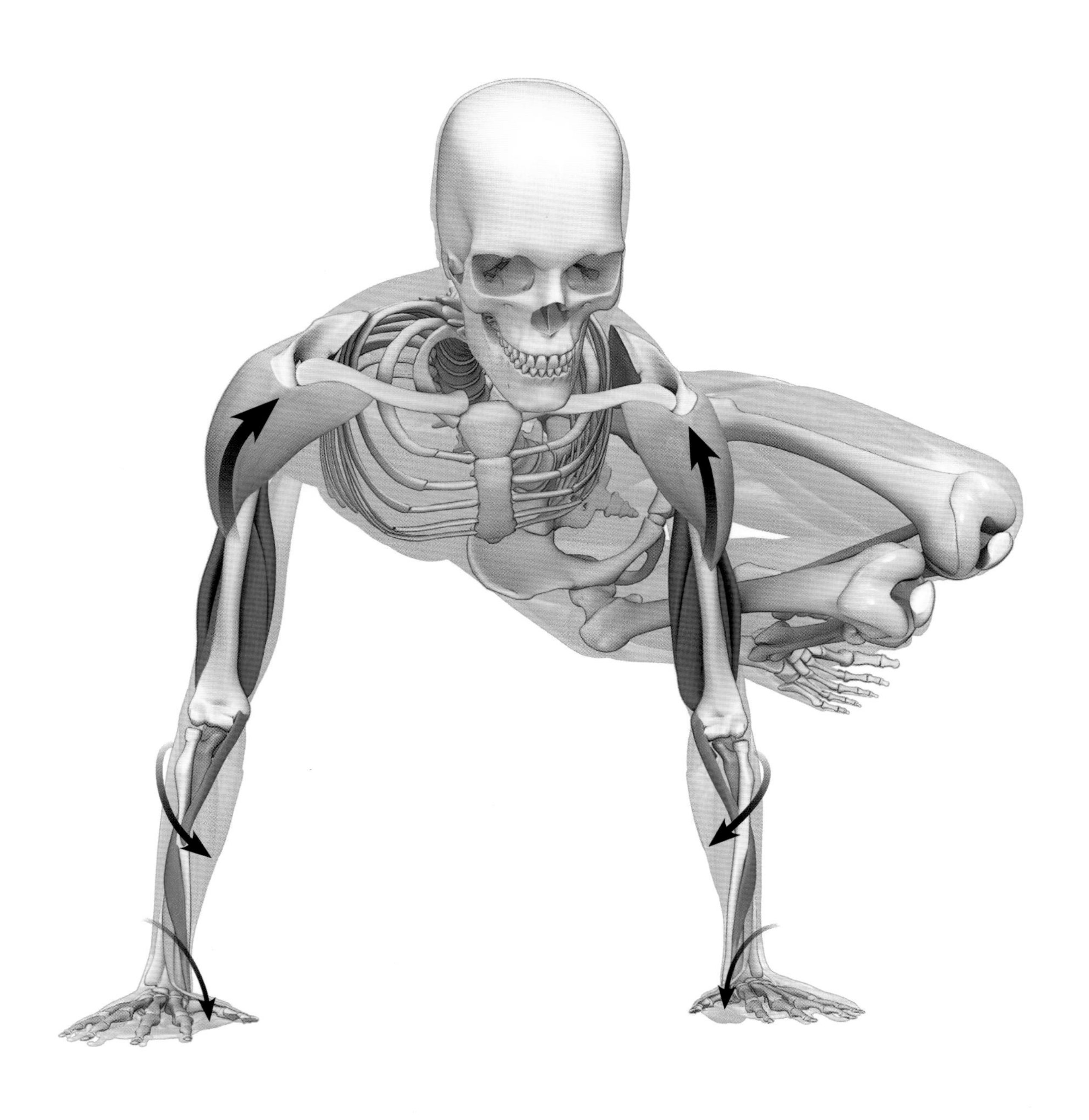

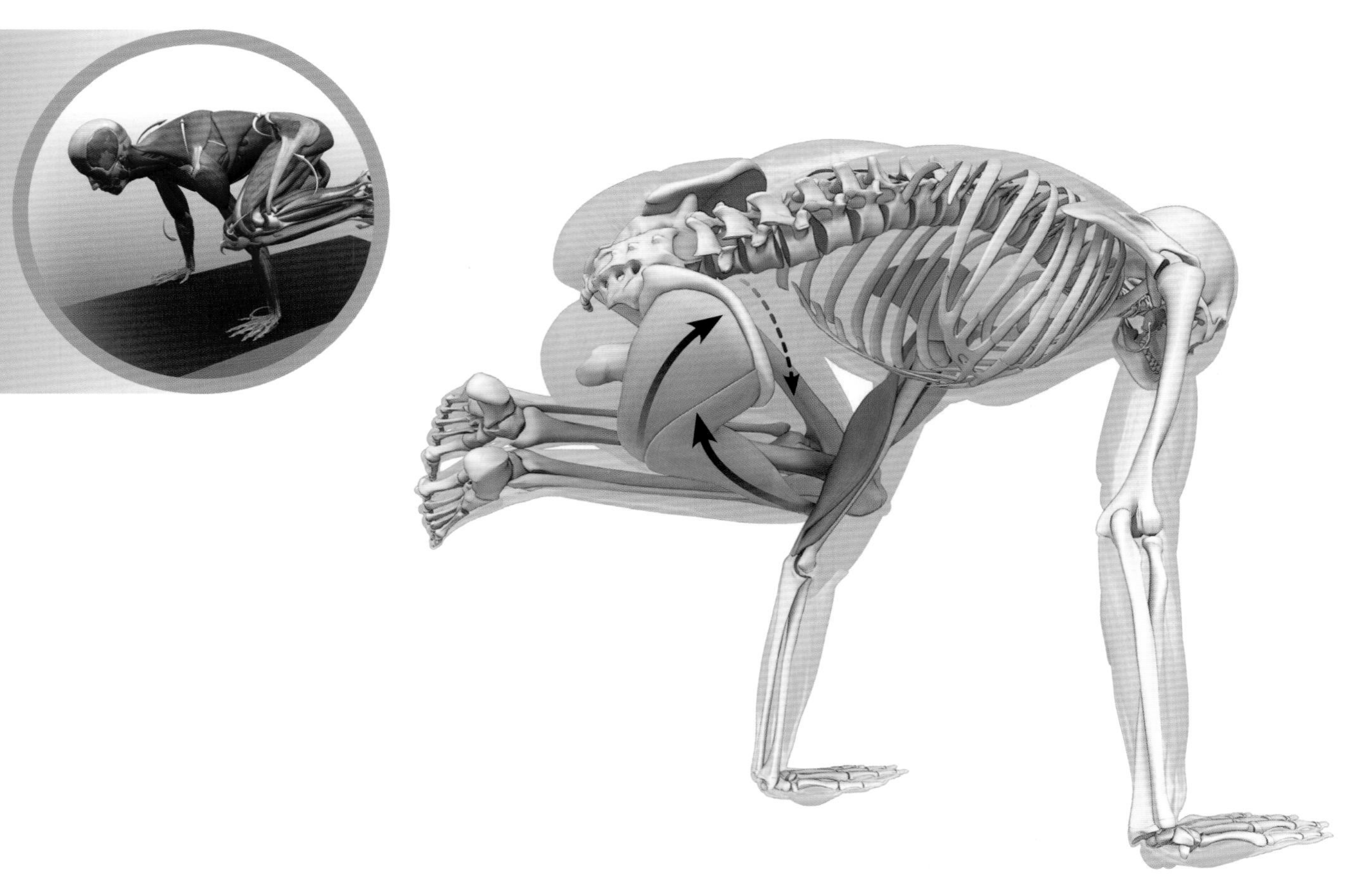

步骤三 启动髋侧的阔筋膜张肌和臀中肌，用大腿外展的力量推挤上臂（见本页上图）。接着是手臂的动作：先启动肱三头肌以伸直手臂外侧；再收缩三角肌中束，令肩膀外展，以手臂推挤大腿（见本页下图）。这两个动作共同创造了一个接触点，可稳定姿势、强化扭转。

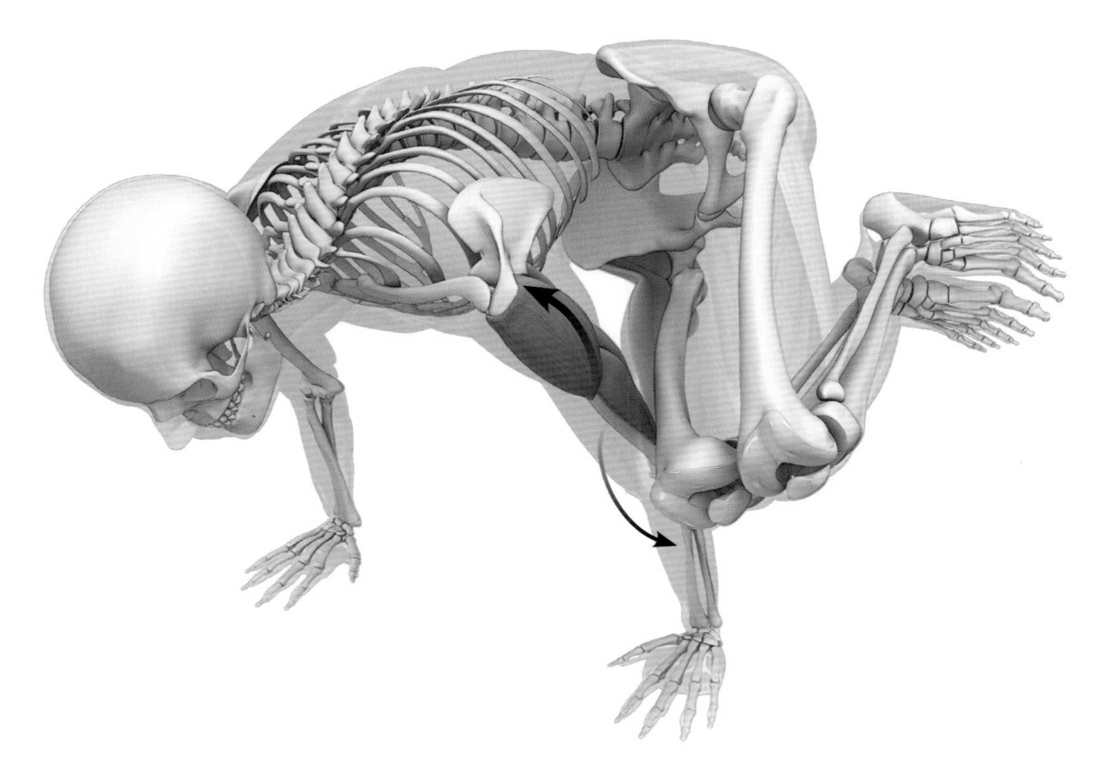

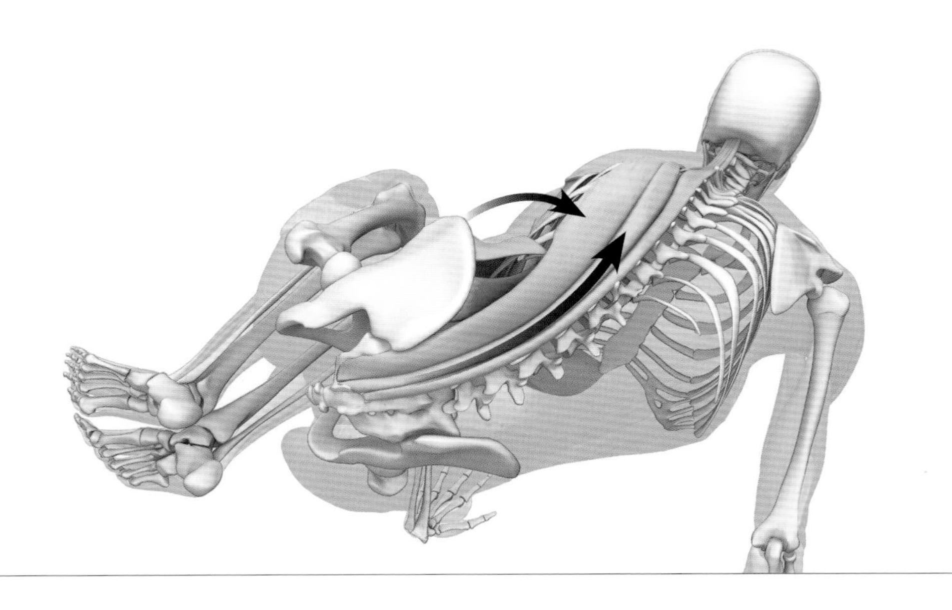

步骤四 扭转动作必须结合躯干上侧的背部肌肉（竖脊肌和脊椎旋转肌）和腰方肌，以及腹斜肌来完成。从本页上图便可看出侧起重机式如何利用脊椎来连结肩与髋。腹斜肌分成腹内斜肌和腹外斜肌，形状扁薄，像纸一般层层交叠。躯干下侧的腹内斜肌收缩，会将上侧肩膀拉向下侧的髋部。而躯干上侧的腹内斜肌和腹外斜肌结合起来，会令躯干屈曲、侧转。建议你善用准备动作，趁脚还在地面时去感受这一过程。腹部收缩，交替单独启动躯干两侧的腹斜肌，以深化扭转。这些肌肉可稳定脊椎，所以一进入完成式，就要马上启动它们。

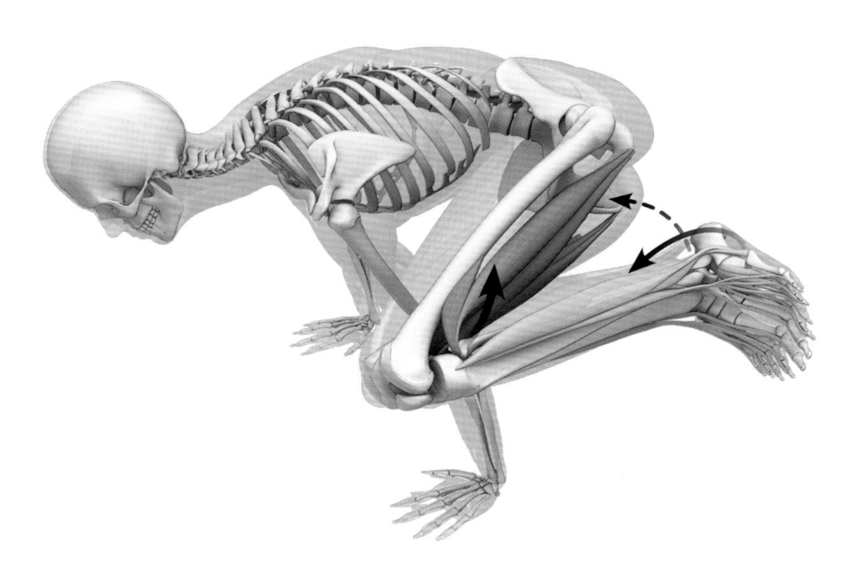

步骤五 启动腘绳肌，以屈曲膝关节，使小腿紧贴着大腿。收缩胫骨前肌，令踝关节背屈。启动踇伸肌和趾伸肌，以伸展趾关节。启动腓骨肌群，令踝关节外翻并打开脚掌。同时也要启动胫骨后肌，以强化足弓，在踝关节处创造一股内翻的力量，以平衡腓骨肌群主导的足外翻动作，进而稳定踝关节和足部。启动大腿内侧的内收肌群，使双膝夹紧，以将双腿锁在固定位置上。

倒立体式

INVERSIONS

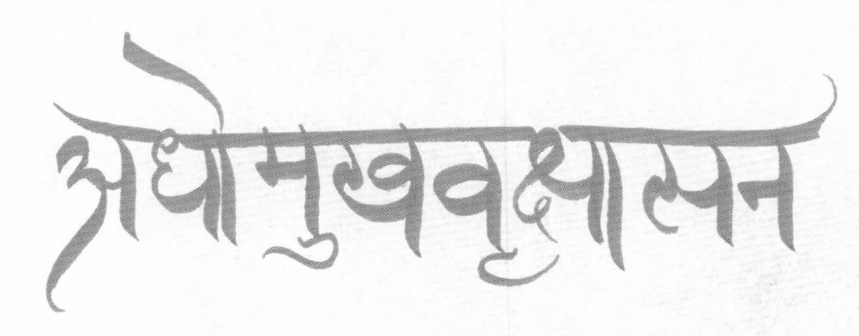

ADHO MUKHA VRKSASANA

手倒立式

手倒立式既是倒立体式，也是手臂平衡体式。倒立体式有很多好处，如提高静脉回流、使得心血输出量相应增加、促进淋巴液输入胸导管。

我们是两足动物，醒着的时候多半靠双脚行走或站立，因此髋关节天生的构造就是为了负重，以利于我们进行这类活动。而肩关节则不一样，肩关节很灵活，是专门设计来与外在环境互动的（通过双手）。所以我们练习手倒立式或其他倒立体式，可以说是彻底反转人体设计原则，把灵活的肩关节当作保持稳定的负重关节来使用。有鉴于此，我们必须强化肩部肌肉，以提升肩关节的稳定性。

手倒立式的稳定和平衡完全依靠骨盆。练习站姿体式时，我们先连接下肢和骨盆核心，再用上半身的动作微调整体姿势。而在倒立体式中，我们先连接上肢和肩胛带，再用骨盆核心来稳定动作。骨盆晃动容易造成体式不稳定，因为骨盆只要稍微一晃，力量传到上肢，晃动幅度马上加倍放大，使得上肢必须花更大力气来维持动作。所以，若要保持手臂平衡体式稳定，就要唤醒骨盆核心肌群（腰肌和臀肌），并予以适度的锻炼。建议多做站姿体式（参见《精准瑜伽解剖书1》），来强化骨盆核心肌群。

基本关节位置

- 肩关节屈曲、外旋。
- 肘关节伸展。
- 前臂旋前。
- 腕关节伸展。
- 躯干伸展。
- 髋关节伸展、内收。
- 膝关节伸展。
- 脚踝保持中立或稍微跖屈。
- 足外翻。
- 脚趾伸展。

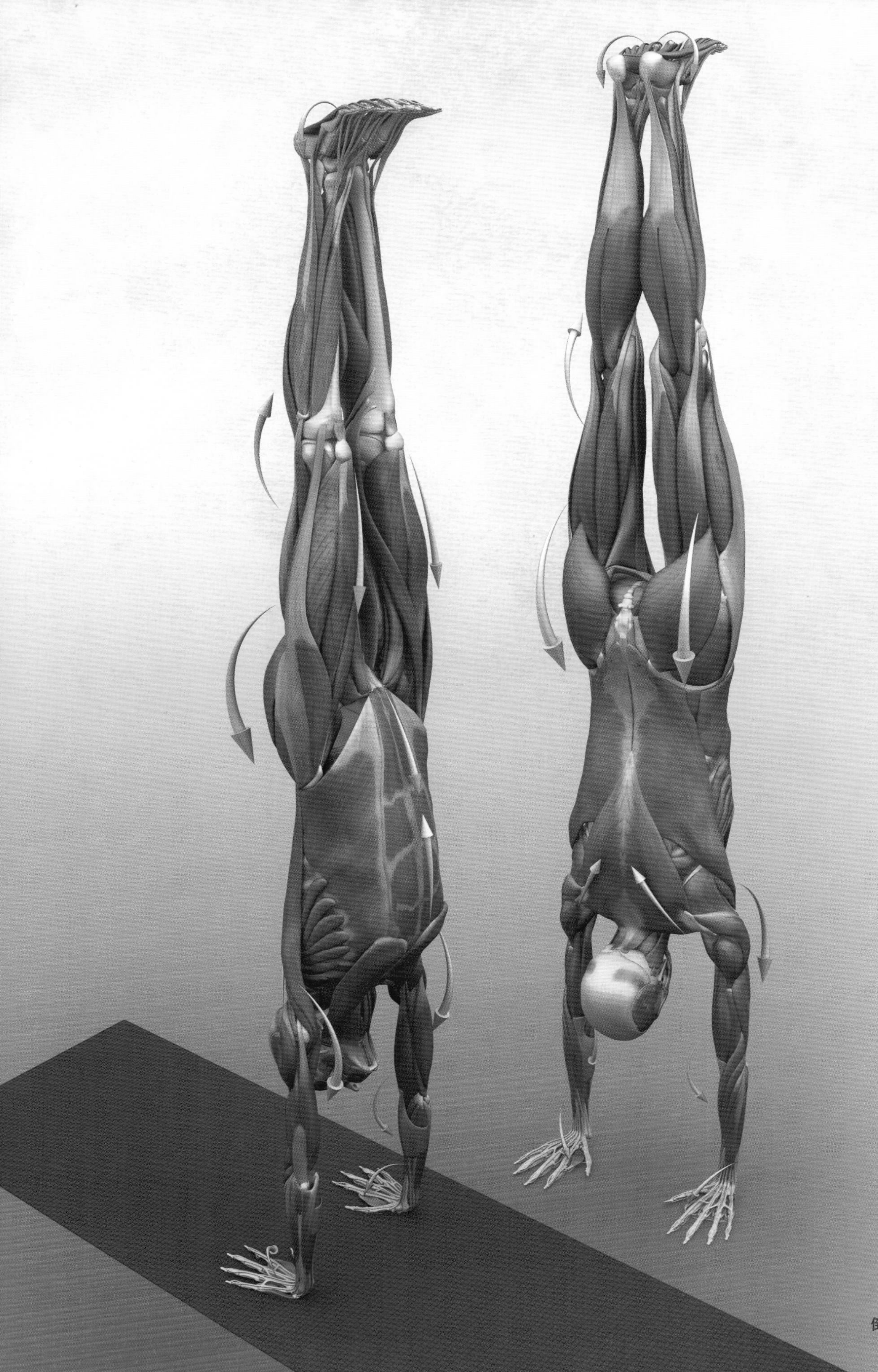

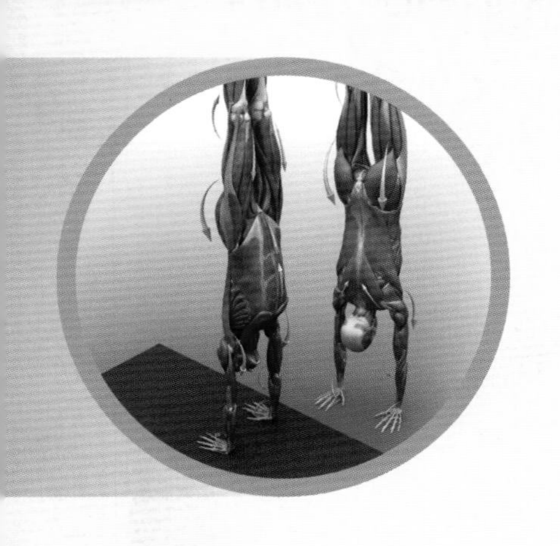

手倒立式准备动作

如何进入手倒立式？这其实大有学问，涉及物理学及生物力学原理，也就是动量（momentum）和关节节律（joint rhythm），我们必须巧妙结合这两者，身体才会在控制下抬升而上，进入体式。

先从下犬式开始。接着，一腿往前跨出一小步，踩稳，屈膝，你会发现身体重心改变了，重量前移到手掌上，手臂更接近垂直的角度（见本页右下图）。如果没做过手倒立式，建议你先停在这一步，让臂骨习惯垂直的姿势，体会力学轴和解剖轴平行的感觉。

然后，用“一、二、三”的节奏，把重量移到双手正上方。接着启动大腿、臀部、下背肌肉，将后面伸直的那条腿抬高，靠在墙壁上。再结合前后摇晃的动量与竖脊肌的力量，抬起另一条腿。

多做下犬式和四柱式，可以强化肩胛带的力量。若想锻炼髋部的力量和柔软度，建议练习神猴哈努曼式或其准备动作，也可以练习战士第一式。

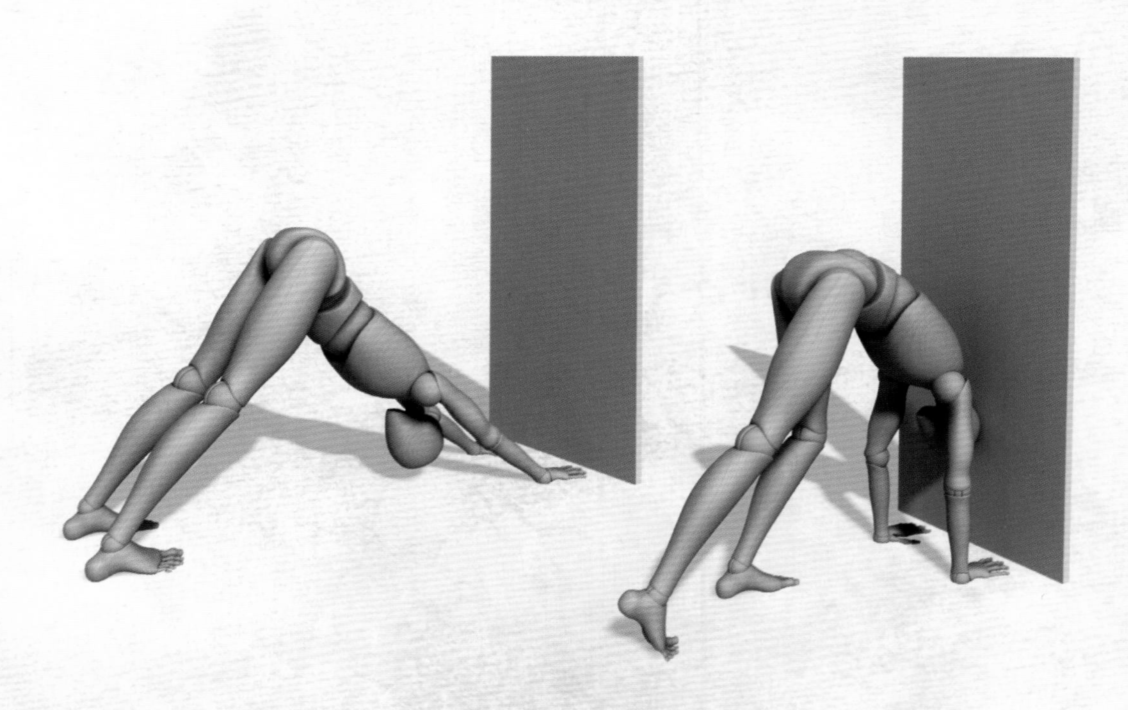

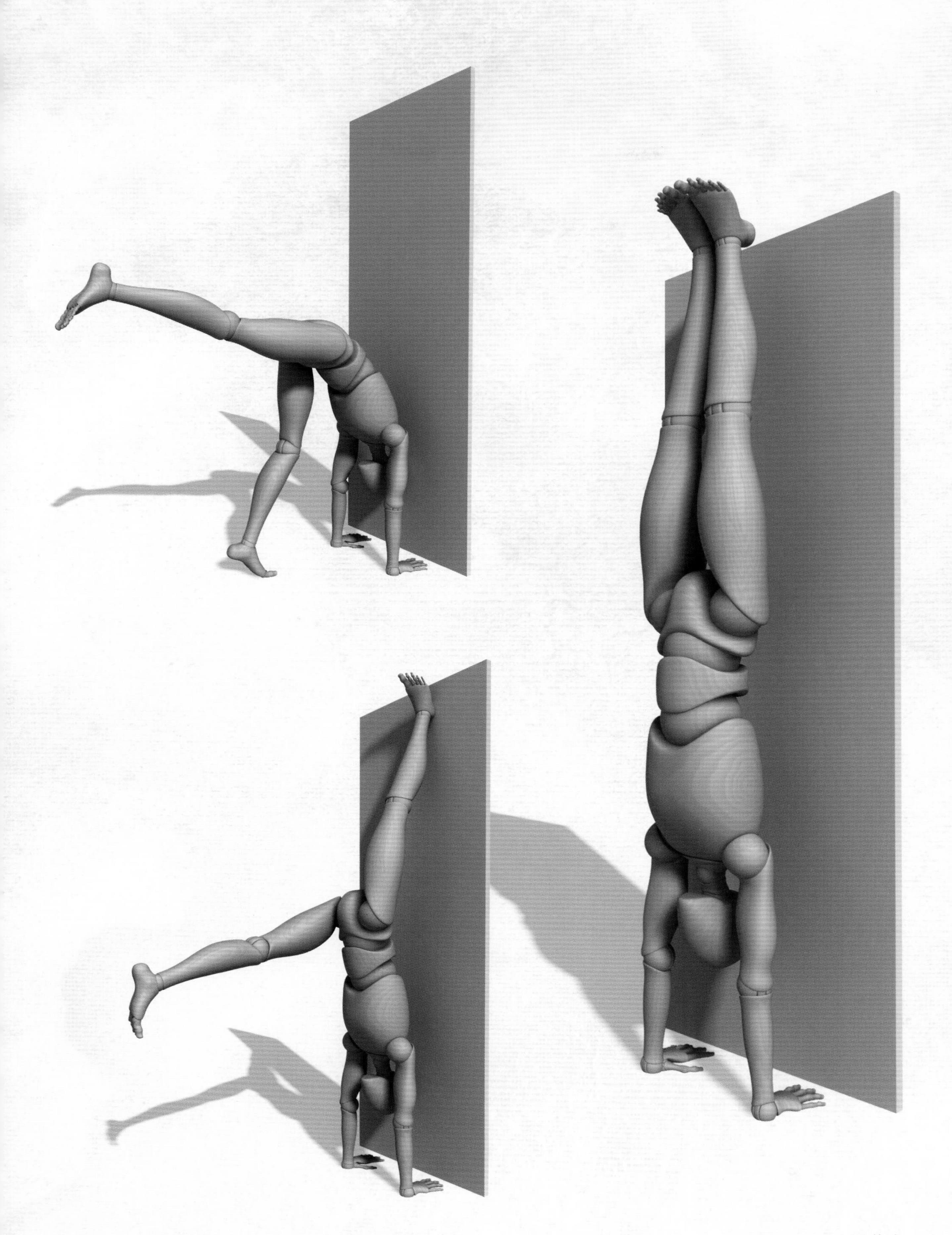

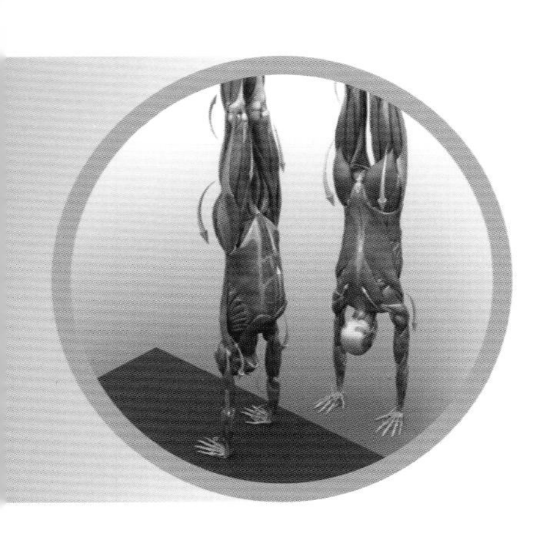

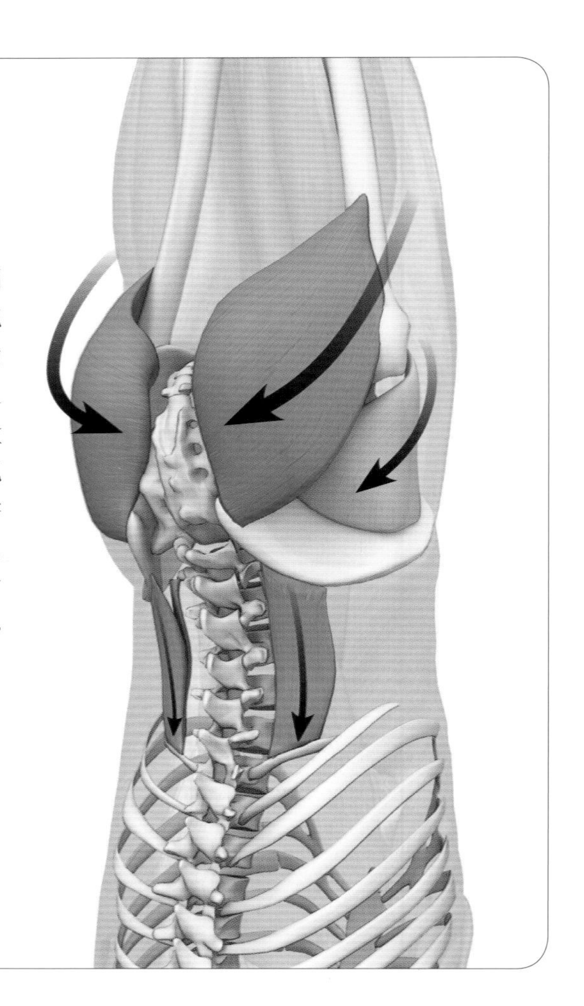

步骤一 启动臀大肌，把腿抬到半空中，形成髋部伸展动作。记住，髋关节和骨盆之间有所谓的联动节律，这两个部位的动作又和腰椎紧密相连（形成腰椎骨盆节律）。启动下背部的腰方肌，观察其如何将骨盆拉向头顶。臀小肌位于髋部外侧深处，建议以观想的方式将其启动。当髋关节处于中立位时，要适时启动臀小肌，使股骨头固定在髋臼内。

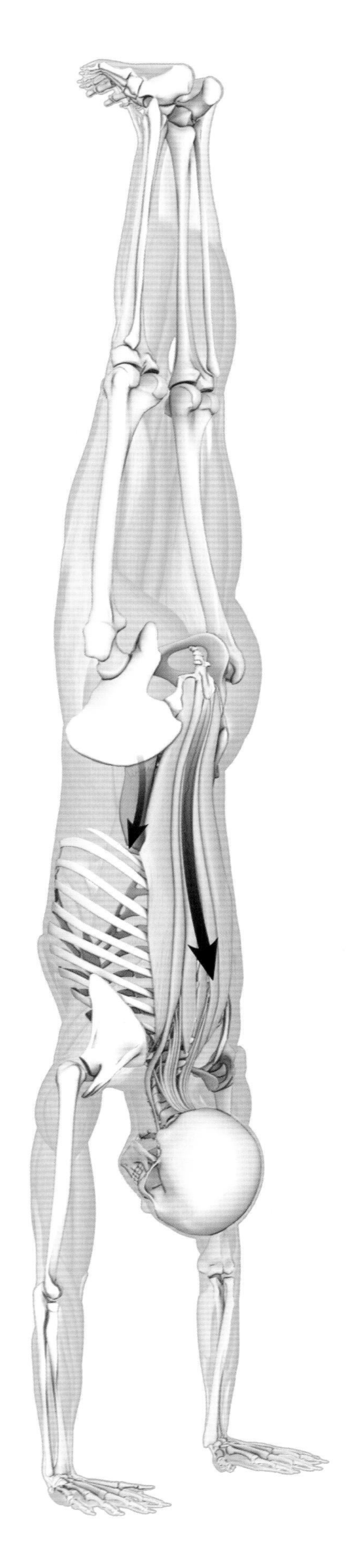

步骤二 启动腰方肌和竖脊肌，将整个背部伸展开来。脊椎最好是一个椎体接着一个椎体整齐排列，这样椎间盘先天的柔软度才能够均匀吸收重量。每节椎骨之间的小关节（facet joint）紧密结合，可增强脊椎的稳定性。

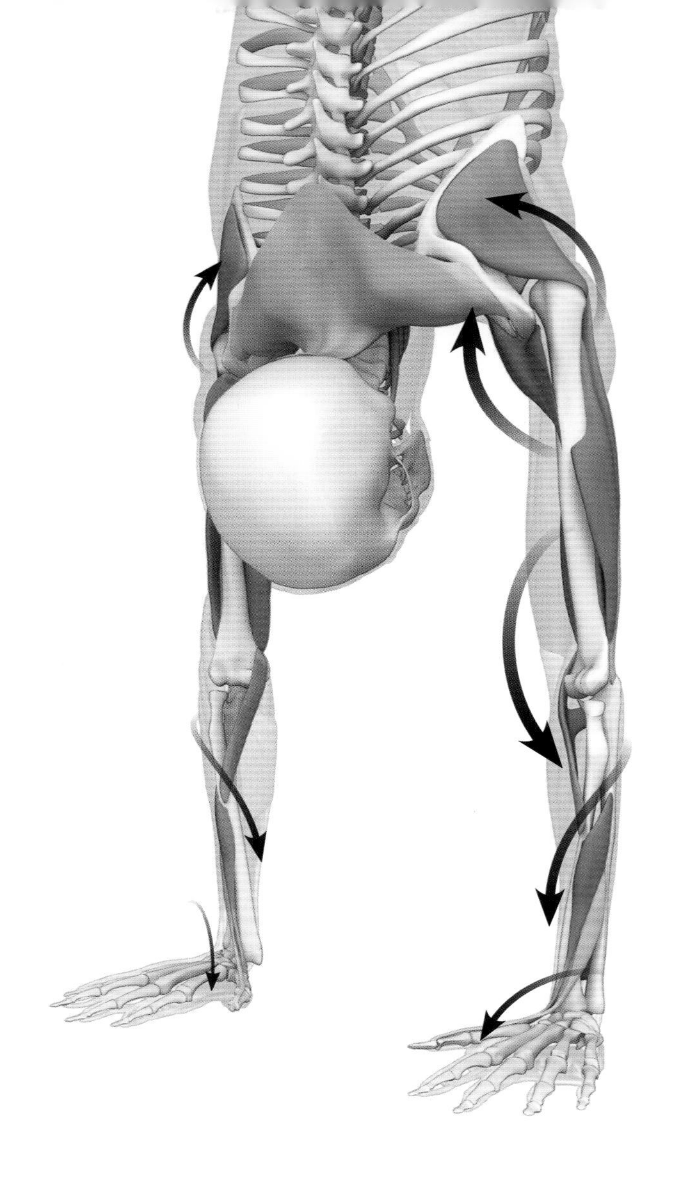

步骤三 指关节稍微屈曲，将掌弓变成“弹簧”，以创造手掌的弹性。十指均匀张开，再启动旋前圆肌和旋前方肌，令前臂旋前，这会把重量带到食指根部的掌丘上。接着，启动冈下肌和小圆肌，以外旋肩关节，使重量均匀分布于双手。要注意，前臂旋前的动作会经由肘关节而与肩膀外旋的动作相结合，以创造一股螺旋力量。这一动作将拧紧肘关节韧带（韧带牵引机制），稳定手臂。为了平衡旋前的动作，我们要启动前臂旋后肌，使重量均匀分布于手掌。

收缩肱三头肌，以伸直肘关节，将肩膀和双手衔接起来。由于肱三头肌长头的起端位于肩胛骨，所以启动肱三头肌的动作会外旋肩胛骨下缘，使肩峰突（acromion process）远离肱骨。如此一来，肩关节就有了更多空间以前屈。而肩关节外旋，同样也会把肱骨大结节拉离肩峰突。所以伸肘与肩外旋动作，都让肱骨有更多空间上举到头上方，不会发生撞击的情况。收缩三角肌前束，令肩关节屈曲，双手朝地面伸直且过头顶。启动斜方肌上束和肩胛提肌，以提高肩胛带。一旦进入体式，记得要让肩膀远离耳朵，放松颈部。

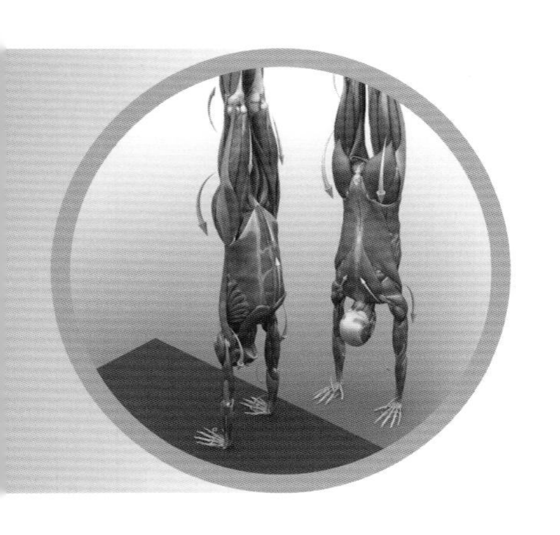

步骤四 启动大腿内侧的内收肌群，双腿靠拢，稳定骨盆。启动趾长、短伸肌，以伸展脚趾关节。启动小腿前侧的胫骨前肌，令踝关节背屈，使脚底与地面平行。收缩小腿外侧的腓骨肌群，以外翻足部。再启动胫骨后肌，形成一股内翻的力量，以平衡足外翻动作。共同启动这两块肌肉，可稳定小腿骨、脚踝和双脚。脚底打开，释放压力，刺激足底小脉轮。

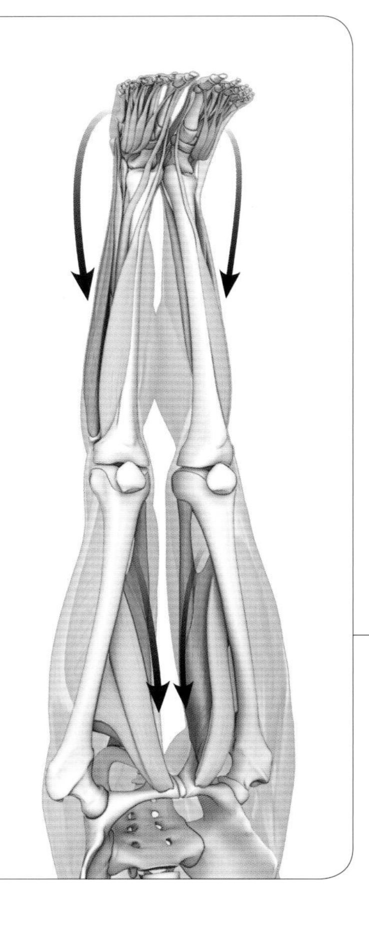

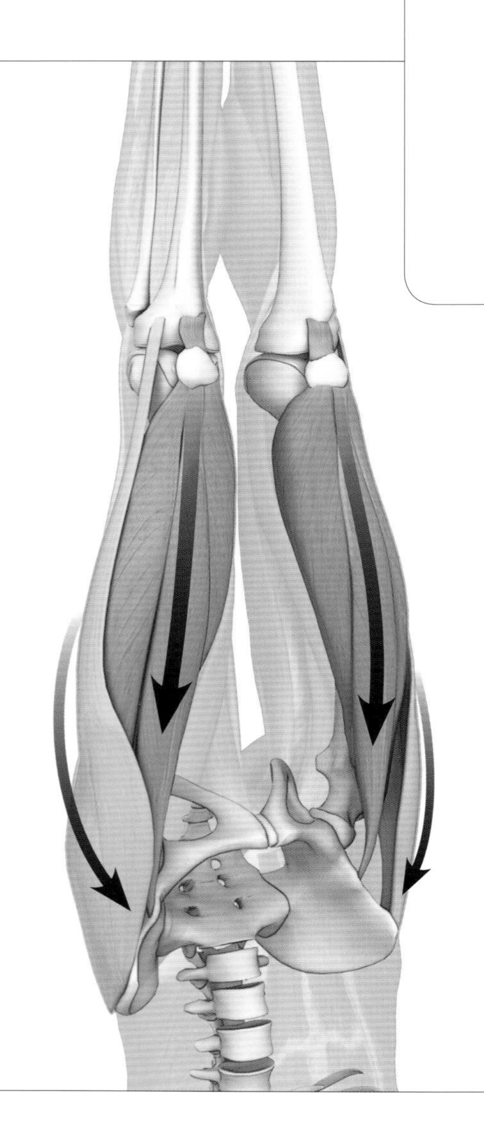

步骤五 收缩股四头肌，以伸直膝关节，启动股四头肌的诀窍是将膝盖朝骨盆方向提。请注意，我们在步骤一中会启动臀大肌做髋伸动作，把腿抬高。但这一动作也会造成大腿略微外旋，然而我们希望股骨保持中立位，膝盖面朝向正前方。所以，要启动阔筋膜张肌以抗衡外旋的倾向，并协助股四头肌伸直膝盖。启动阔筋膜张肌的诀窍是，想象自己用脚掌外缘去顶住一个固定物。这会启动外展肌群（阔筋膜张肌和臀中肌，同时也是髋部内旋肌群），将大腿内旋。大腿内收肌群收缩，令双腿并拢，同时大腿也会因内旋而将膝盖带回中立位。

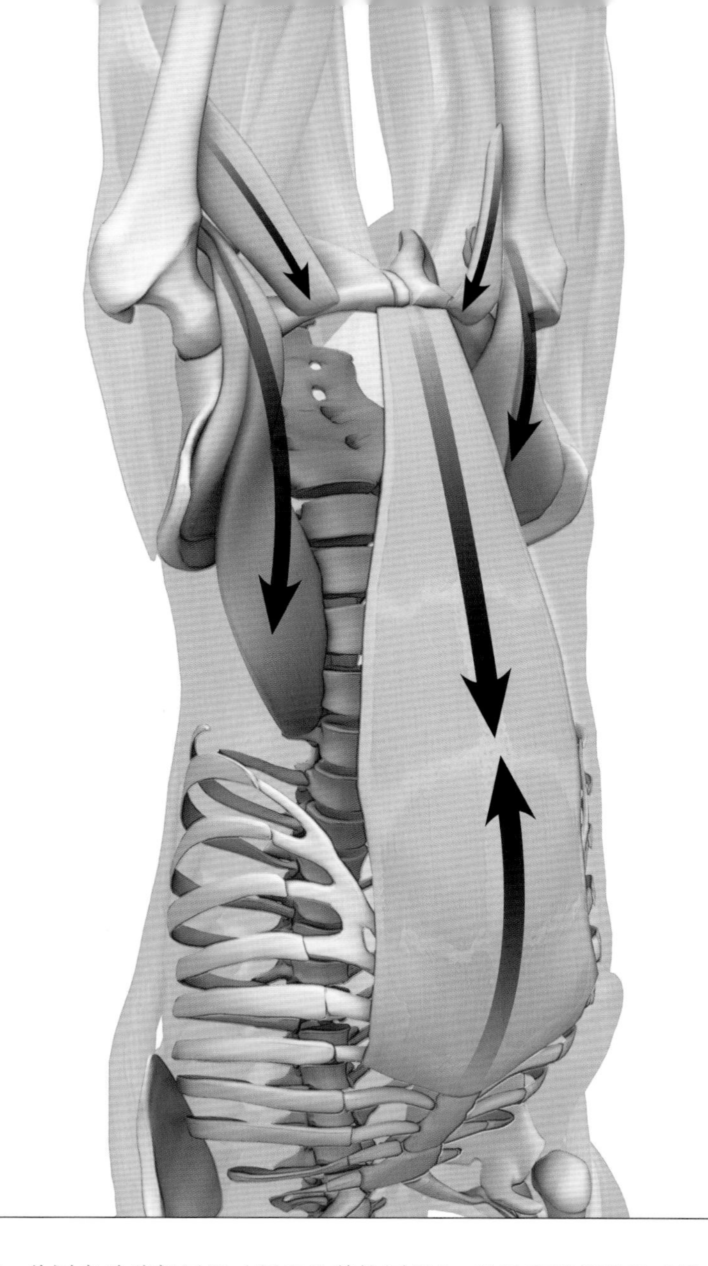

步骤六 共同启动髋部屈肌（腰肌及其协同肌），以平衡髋部伸肌（臀大肌及其协同肌）的动作。肌肉共同启动，会有效增强姿势的稳定性。你可以让大腿稍微前后倾斜，观察髋部屈肌运作的方式，由此不断修正角度，直到找到平衡的那个点。利用腰肌觉醒系列动作[①]，找到骨盆核心肌群的觉知，继而学习控制。

轻轻启动腹肌，以平衡背部伸展动作。由于腹直肌的起端位于骨盆前侧（耻骨联合），所以，收缩腹直肌会把耻骨联合上提（骨盆后倾），恰可平衡骨盆前倾的动作，以此提升骨盆的稳定度。

① 参阅同作者的《瑜伽 3D 解剖书 I：肌肉篇》。——编者注

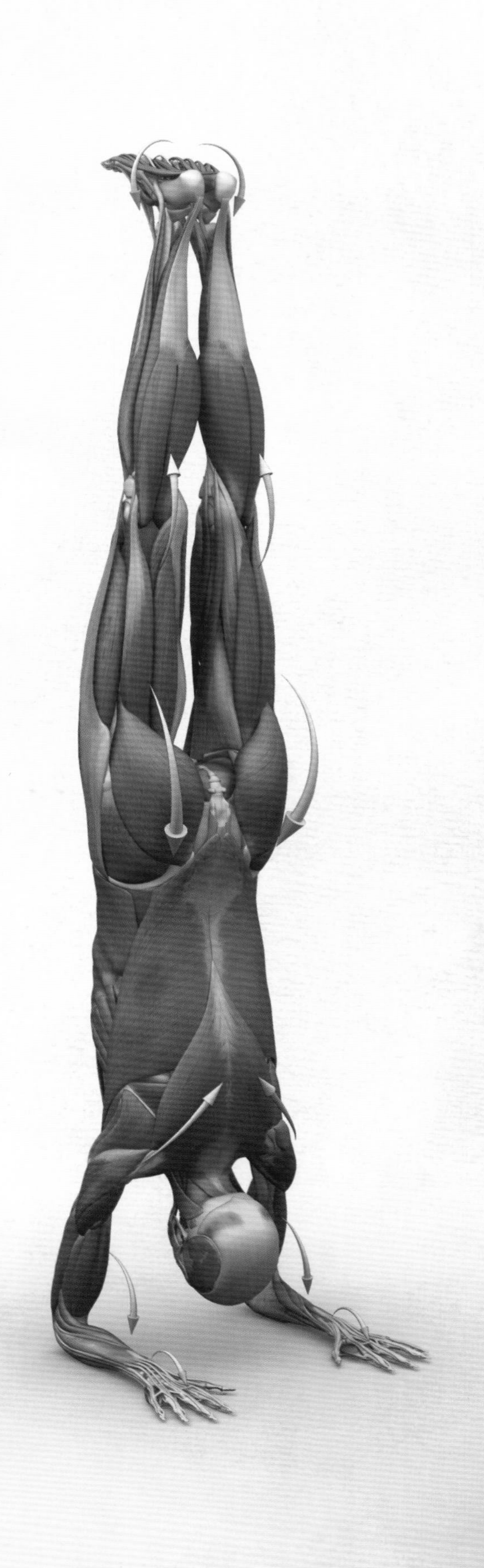

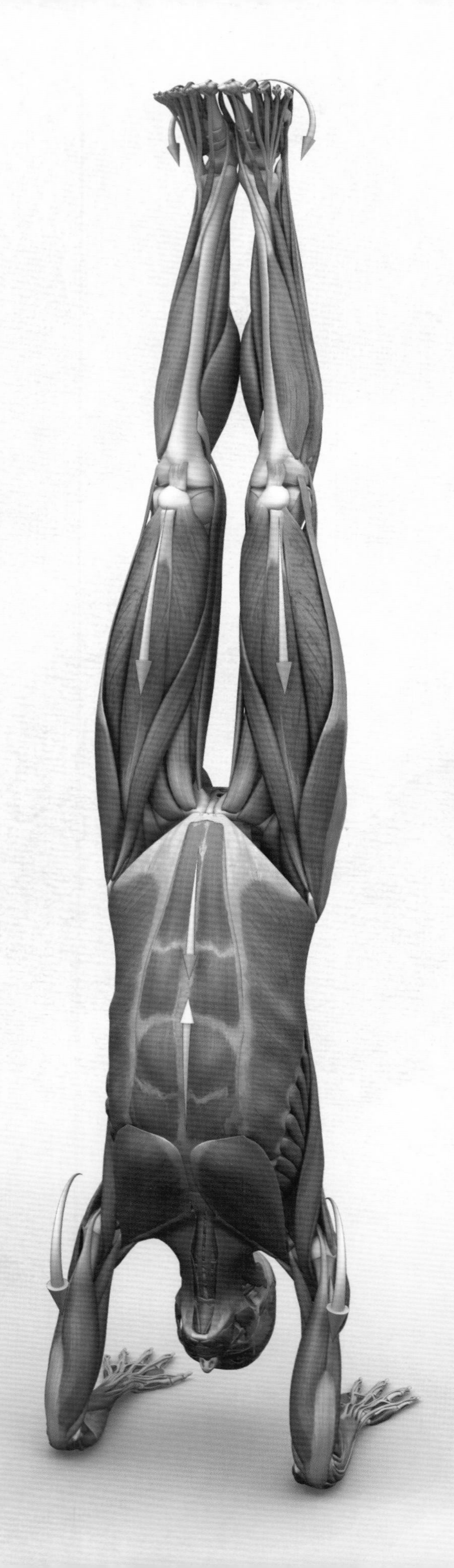

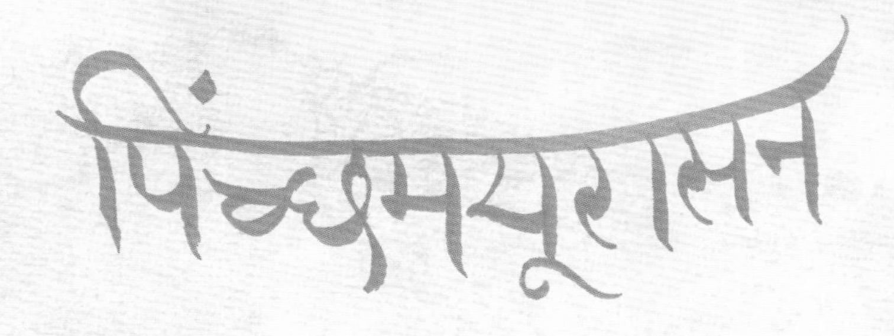

PINCHA MAYURASANA

孔雀起舞式

练习孔雀起舞式时，要将整个身体的重量分布在前臂上，最后进入手掌。孔雀起舞式兼有手倒立式的好处，甚至还多了一项——肩关节伸展的幅度特别大。孔雀起舞式的手臂动作（高举过头、前臂贴地），其实就是把肱骨大幅外旋，几乎已达到转动角度的最大值，这必定要拉长肩关节内旋肌。如果内旋肌紧绷且伸展不开，手臂就容易轻微向内转。为了避免发生这种情况，最好先练习牛面式和鸟王式，充分伸展肩关节，然后再做孔雀起舞式。

肩关节实际上是由好几个关节组成的复合性关节。这点一定要谨记在心，并善用这一知识来拟定策略，好将体式摆成最佳状态。例如，肩胛骨前突（将两块肩胛骨拉离脊椎中线），肘关节才会内收或内移。肩胛骨前突，同样也令肩关节外旋，不过是从肩胛胸廓关节处外旋，而不是肩关节本身。这能让外旋肌群以更有效率的方式转动盂肱关节的肱骨。手掌按压瑜伽垫，固定好肩膀的姿势，然后再把肩胛骨脊椎中线后拉。这是利用联带关节作用让身体安全进入体式的绝佳例证。

基本关节位置

- 肩关节屈曲、外旋。
- 肘关节屈曲。
- 前臂旋前。
- 腕关节屈曲。
- 躯干伸展。
- 髋关节伸展、内收。
- 膝关节伸展。
- 踝关节中立或稍微跖屈。
- 足外翻。
- 脚趾伸展。
- 颈椎伸展。

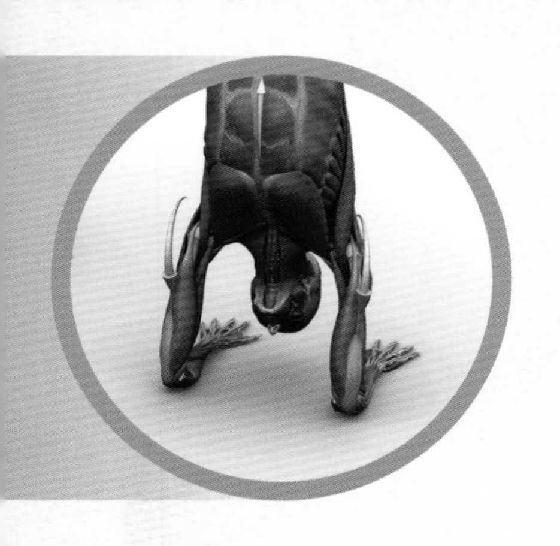

孔雀起舞式准备动作

先以四足跪姿开始，屈肘，前臂放在瑜伽垫上，接着抬高膝盖，使双腿伸直（第 111 页左上图）。练习初期，可在双手之间放块瑜伽砖，或在两肘关节处绑条带子，避免前臂的姿势不正。还可以练习鸟王式的手臂动作和下图的椅子辅助伸展，使肩关节准备充分。最后再慢慢拿掉辅具，朝不靠辅具练习的目标前进。

一脚先往前踩一步，将重量和重心移到肩膀和前臂上（第 111 页右上图）。接着，启动臀部和下背部肌肉，抬起后脚（第 111 页左下图）。前腿屈膝，后腿伸直，运用动量原理，将后腿上抬、靠在墙上（第 111 页中下图）。再以同样过程抬起另一条腿。最后，用一次一条腿离开墙壁的方式，学习在这一体式中保持平衡。

下犬式、四柱式、手倒立式等相关体式，也是很好的准备动作。

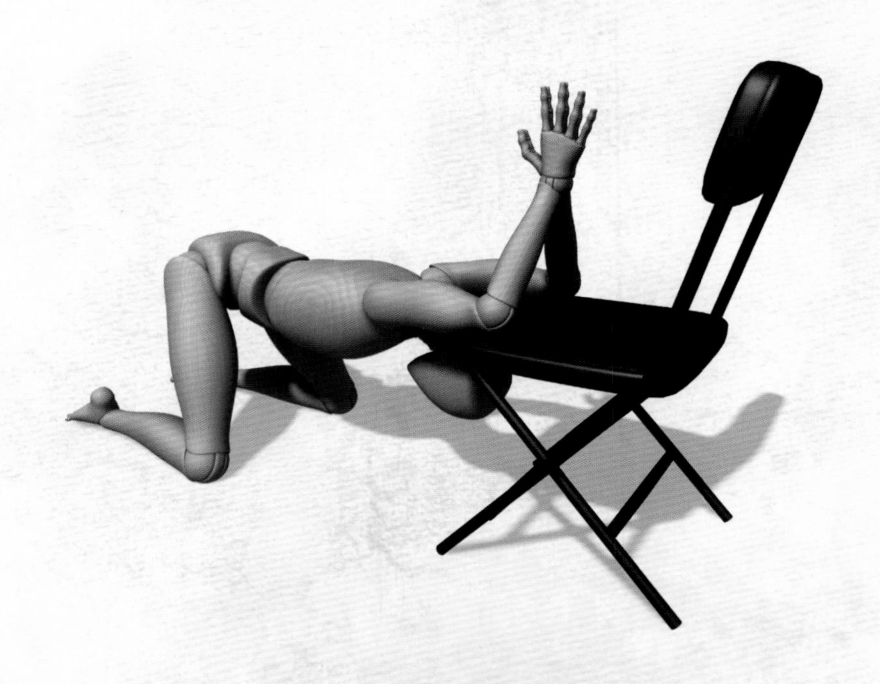

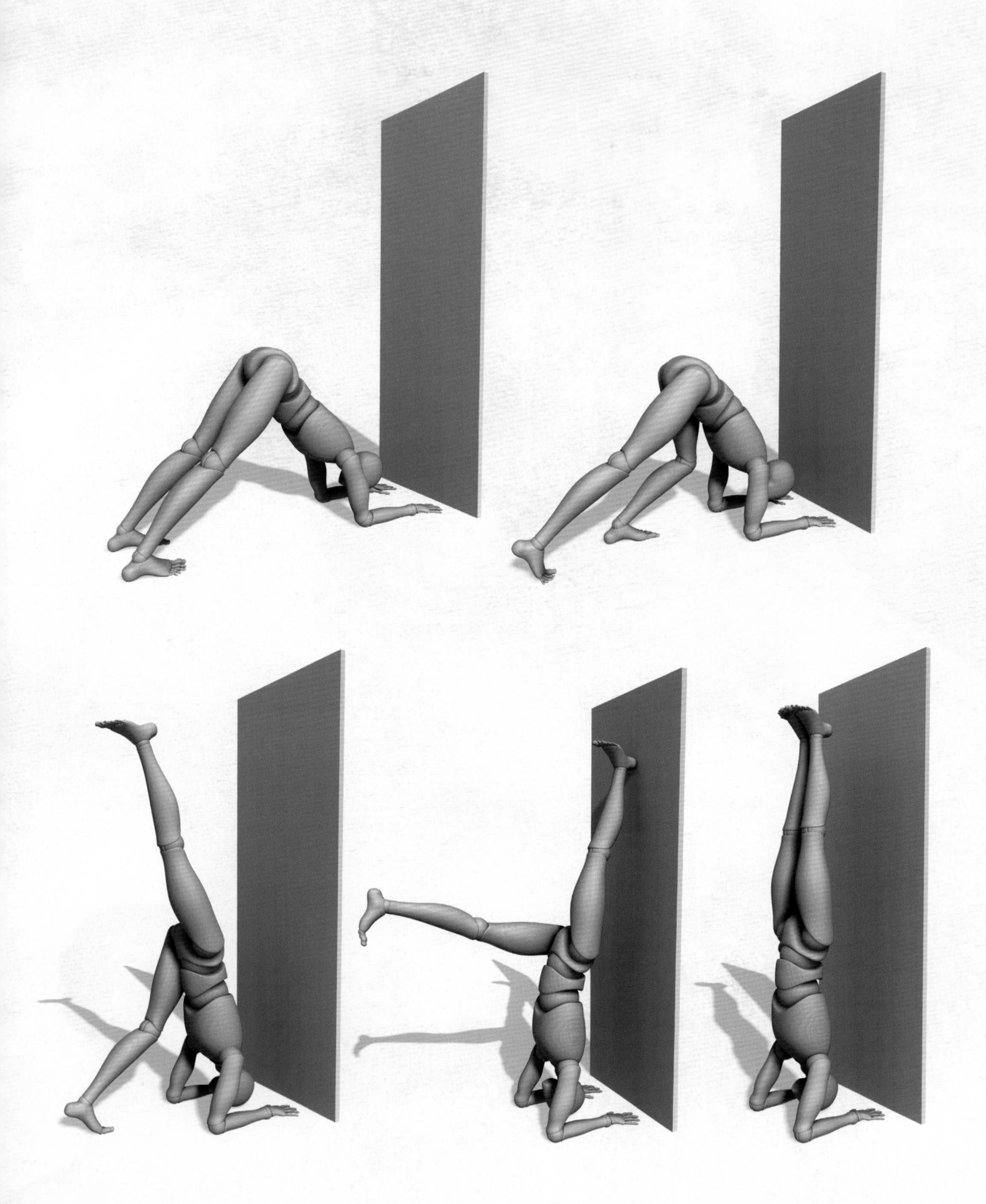

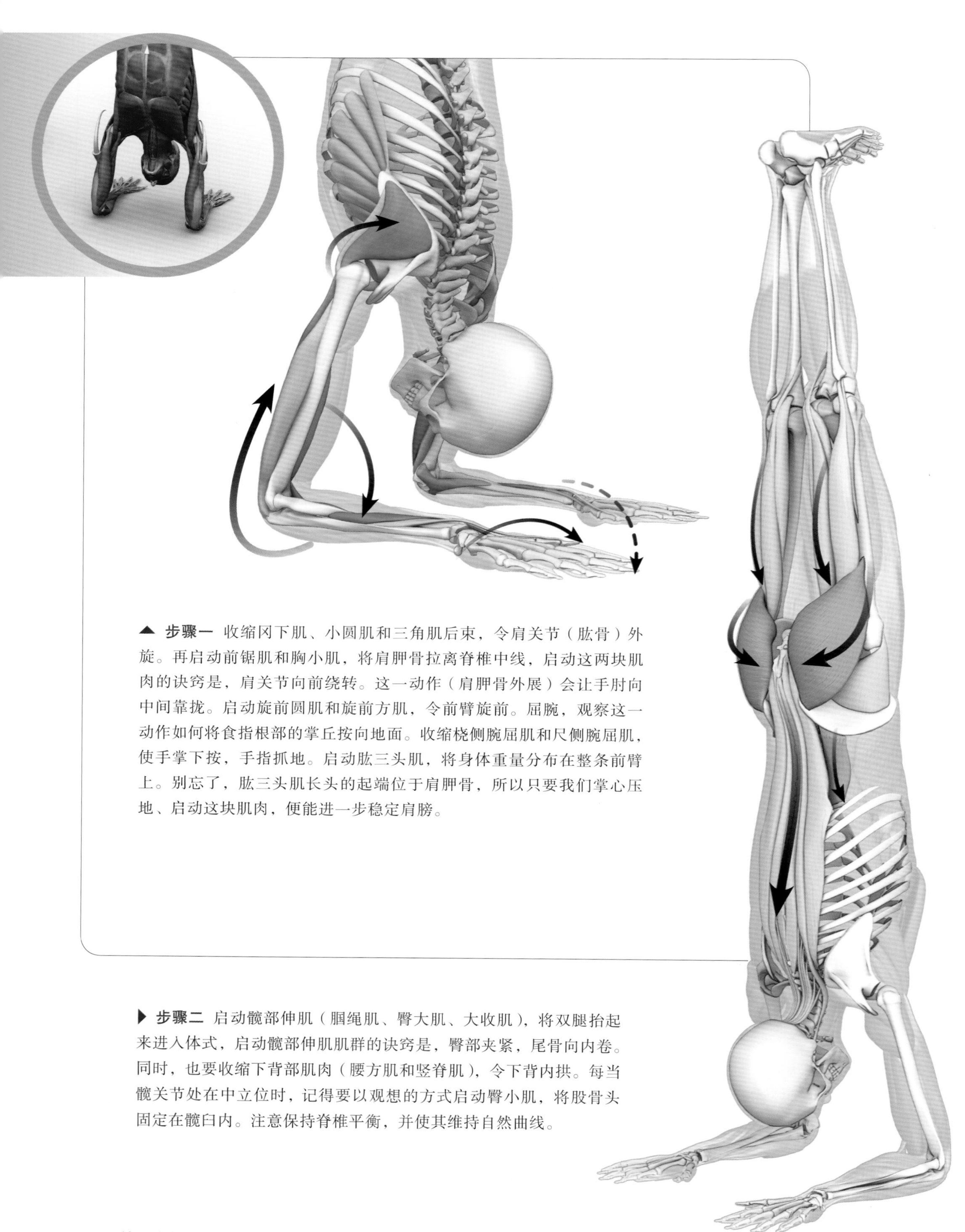

▲ **步骤一** 收缩冈下肌、小圆肌和三角肌后束，令肩关节（肱骨）外旋。再启动前锯肌和胸小肌，将肩胛骨拉离脊椎中线，启动这两块肌肉的诀窍是，肩关节向前绕转。这一动作（肩胛骨外展）会让手肘向中间靠拢。启动旋前圆肌和旋前方肌，令前臂旋前。屈腕，观察这一动作如何将食指根部的掌丘按向地面。收缩桡侧腕屈肌和尺侧腕屈肌，使手掌下按，手指抓地。启动肱三头肌，将身体重量分布在整条前臂上。别忘了，肱三头肌长头的起端位于肩胛骨，所以只要我们掌心压地、启动这块肌肉，便能进一步稳定肩膀。

▶ **步骤二** 启动髋部伸肌（腘绳肌、臀大肌、大收肌），将双腿抬起来进入体式，启动髋部伸肌肌群的诀窍是，臀部夹紧，尾骨向内卷。同时，也要收缩下背部肌肉（腰方肌和竖脊肌），令下背内拱。每当髋关节处在中立位时，记得要以观想的方式启动臀小肌，将股骨头固定在髋臼内。注意保持脊椎平衡，并使其维持自然曲线。

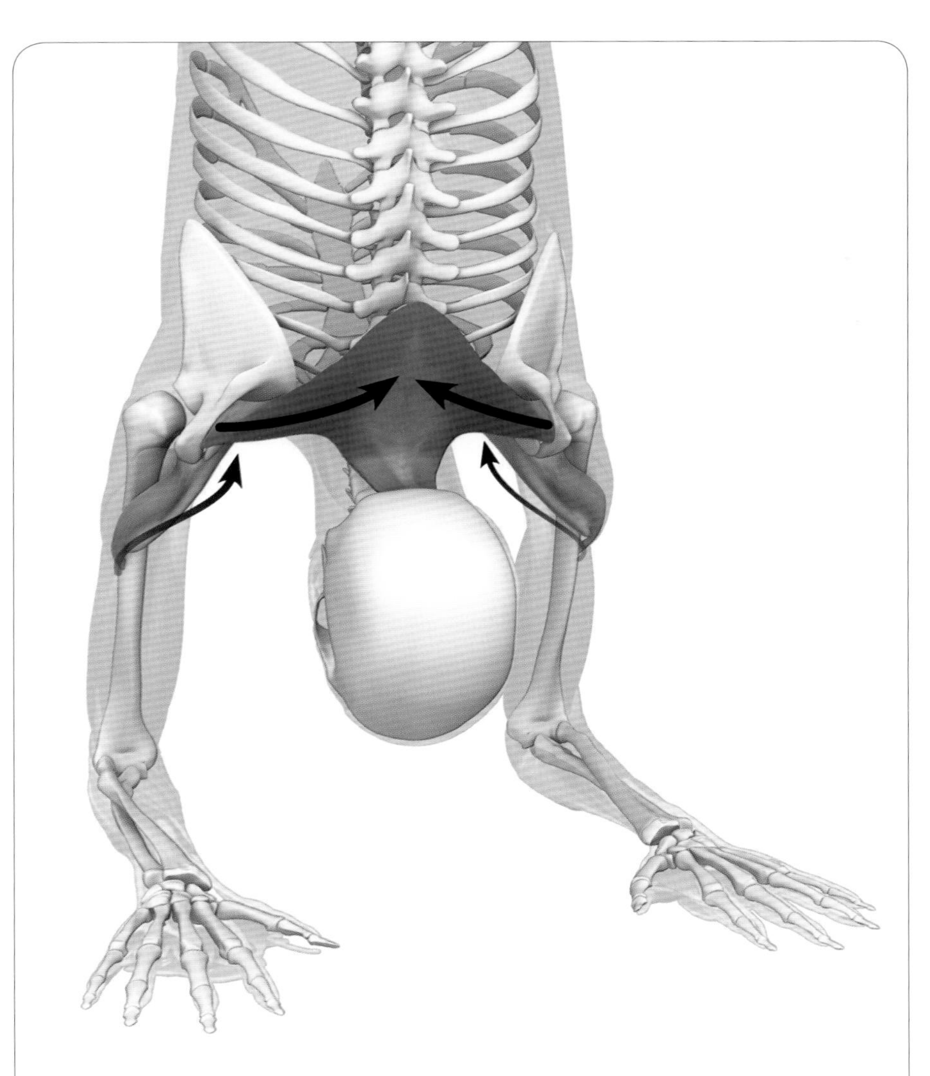

步骤三 从肩膀处下压，借此将身体上抬，这会启动肩胛提肌、斜方肌上束和前锯肌。收缩这些肌肉时，记得要与步骤一所列举的肌肉一起启动。

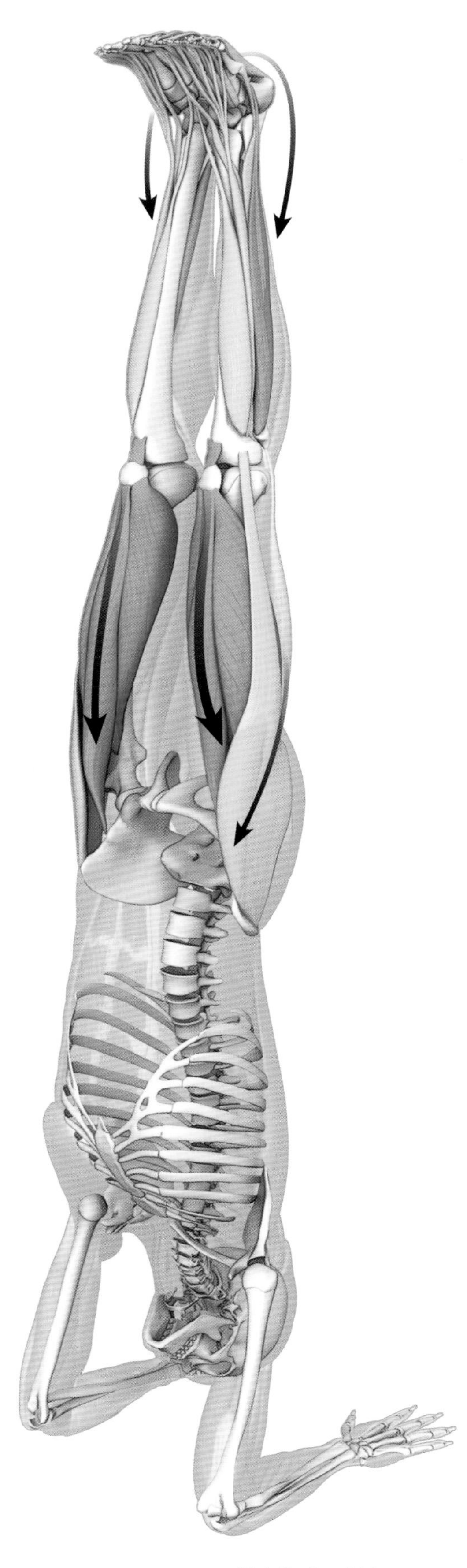

步骤四 启动股四头肌，以伸直膝关节。阔筋膜张肌是协同肌，可帮助股四头肌伸膝，并将大腿内旋到中立位上，令膝盖面向正前方。再用趾长、短伸肌伸展脚趾，活跃足弓。启动小腿前侧的胫骨前肌，令踝关节背屈，再收缩腓骨长、短肌，做足外翻的动作，从而打开脚底。最后启动胫骨后肌，在脚踝处形成一股内翻的力量，以稳定踝关节。

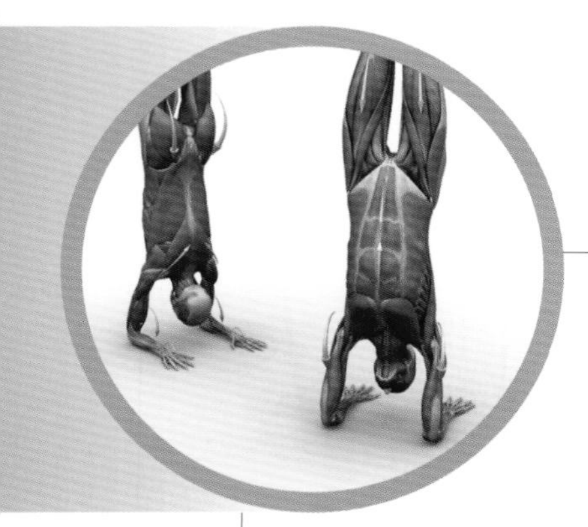

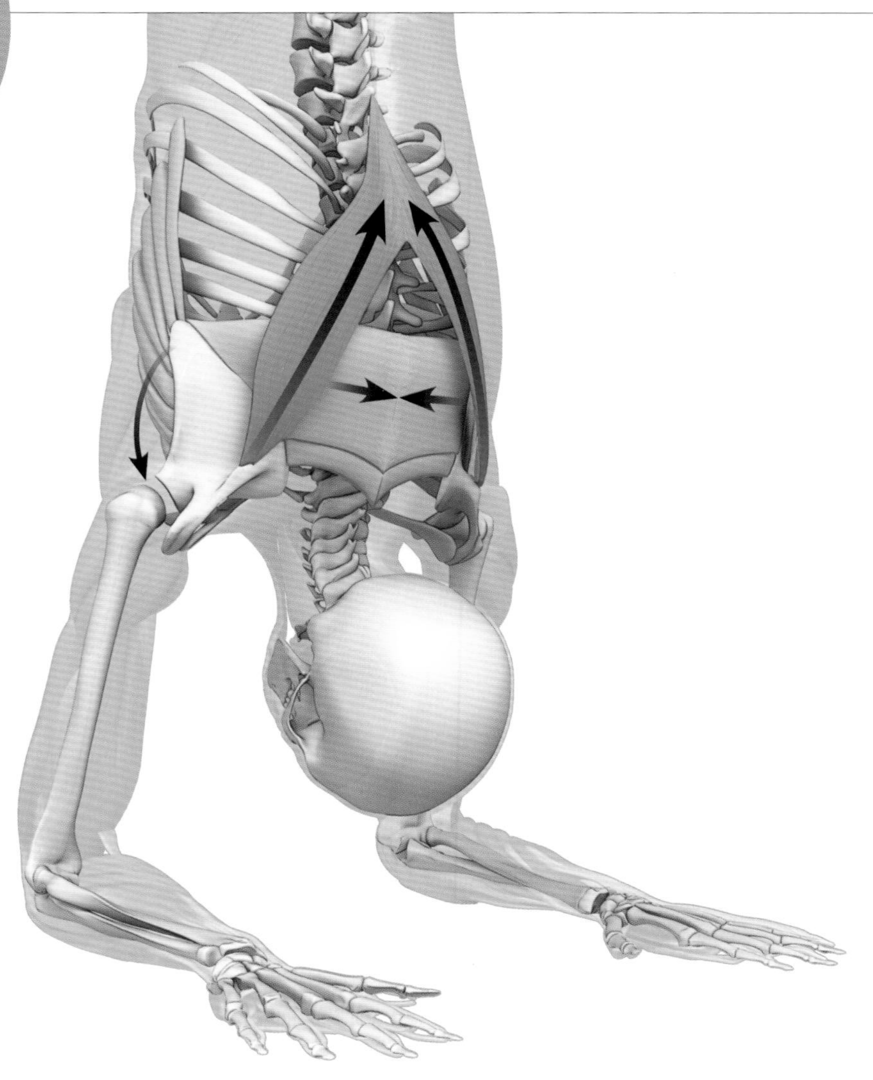

步骤五 在步骤三中，我们用肩膀下压的力量将身体上抬。为避免完成式出现耸肩的情况，就需要收缩斜方肌下束，将肩膀再朝骨盆方向拉，以远离脖子和耳朵。启动菱形肌，试着将两块肩胛骨拉向身体中线，接着再收缩前锯肌，令前胸外扩。

步骤六 启动腰肌及其协同肌（耻骨肌与长、短收肌），以固定骨盆，启动的诀窍是并拢膝盖。而这样做就可以避免躯干和腿从手上方翻倒过去。启动腹肌以稳定骨盆，并通过腹腔“气囊”效应保护腰椎。

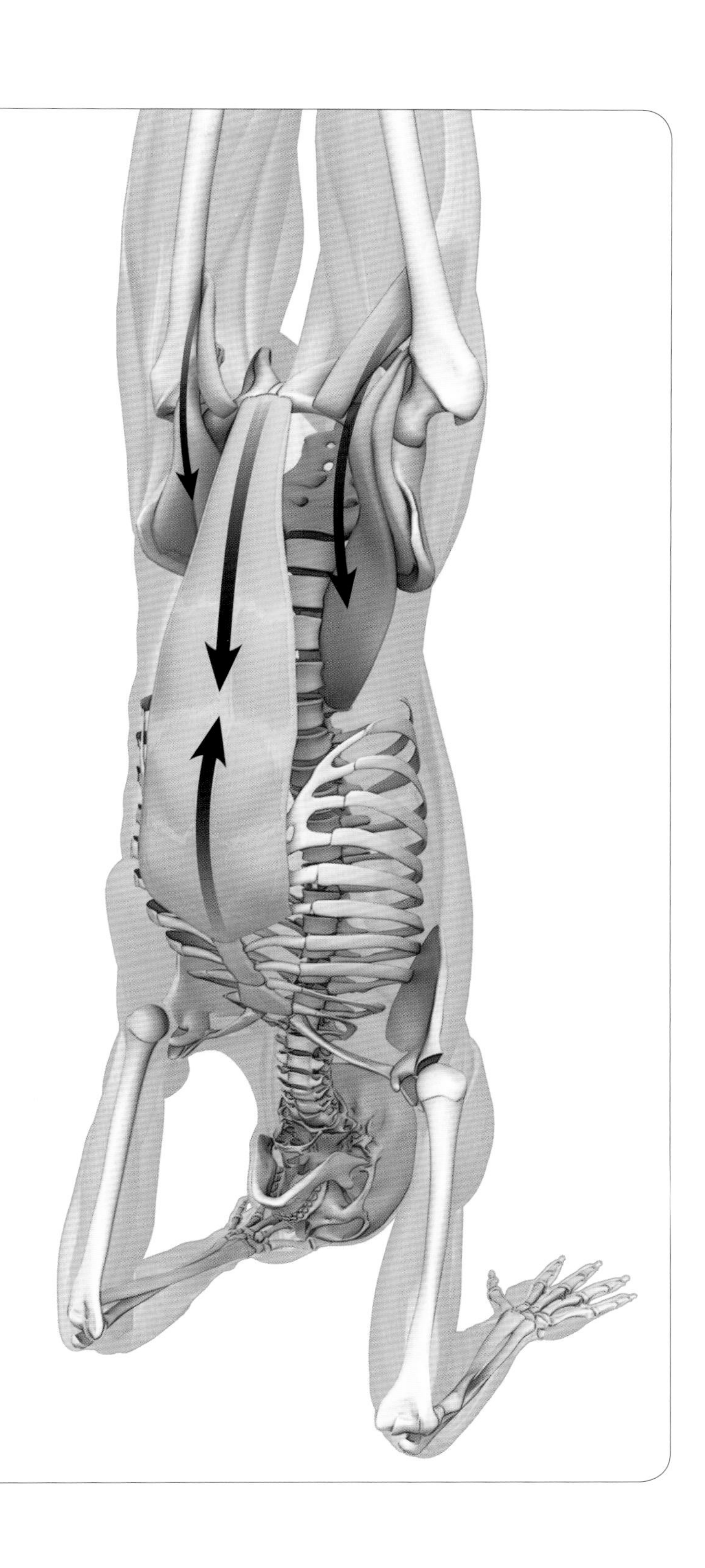

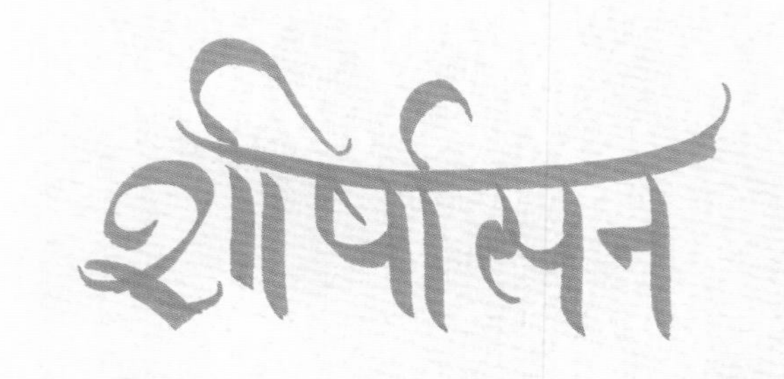

SIRSASANA

头倒立式

我们清醒时，不是坐着就是站着，多半是头上脚下的姿势。而练习头倒立式，可翻转、平衡这种惯性姿势，从而影响体内一系列生理运作方式。最明显的改变包括提高血液回流量（静脉回流），使得心血输出量相应增加（至少能暂时增加）。倒立体式也会刺激主动脉及颈动脉内的压力感受器，增加副交感神经输出，降低心率和血压。此外，还会对充满脑部的脑脊液产生若干影响，改善局部脑脊液循环，使得营养物质顺利输送到大脑。头倒立式对人体骨骼肌肉同样好处良多，例如可强化脊侧肌群，改善脊柱的排列。

练习头倒立时，重力方向必须跟脊柱的解剖轴保持平行，这样身体重量才会被引导到肩部，均匀分布在每一节椎体和椎间盘上。后面的准备动作将教你怎么强化、锻炼脊侧肌群的“肌肉记忆”。等到身体准备充分，再正式练习头倒立式。

不过，练习头倒立式也潜藏着风险，特别是针对颈椎有问题的人群，所以一定要在合格的瑜伽老师指导下练习。如果你无法练习头倒立式，请翻到第 169 页的恢复性体式，参考该部分的替代动作，这些替代动作兼有倒立体式的所有好处，安全又有效。

基本关节位置

- 肩关节屈曲、外旋。
- 肘关节屈曲。
- 前臂保持中立位。
- 腕关节屈曲。
- 躯干伸展。
- 髋关节伸展、内收。
- 膝关节伸展。
- 脚踝保持中立或稍微跖屈。
- 足外翻。
- 脚趾伸展。

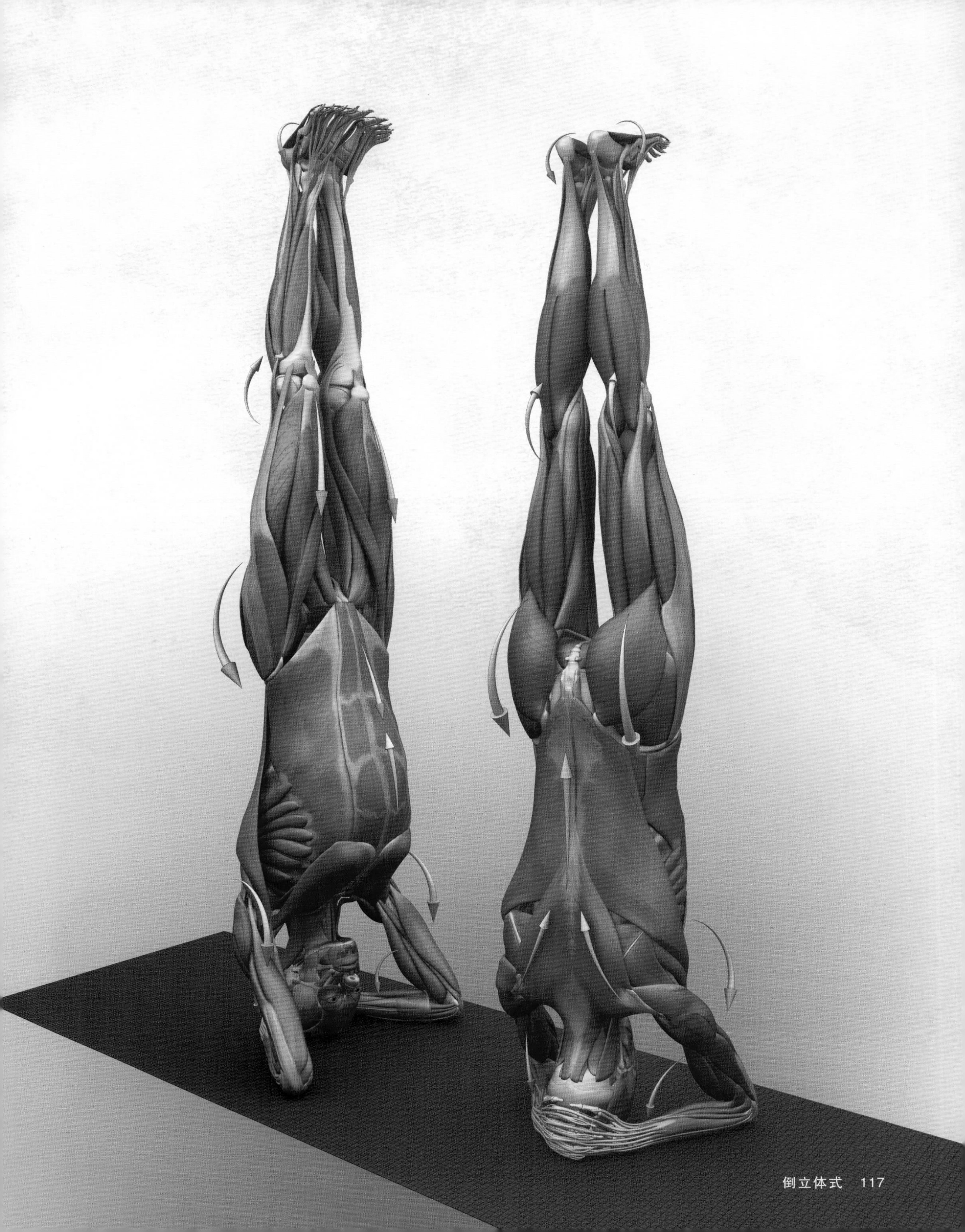

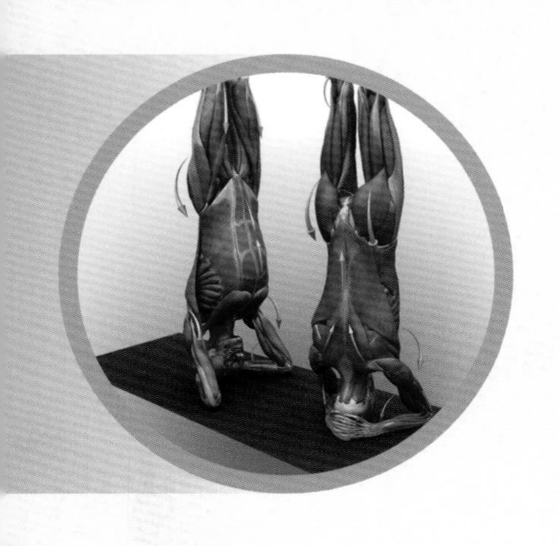

头倒立式准备动作

先从强化、锻炼脊柱四周的脊侧肌群开始。盘腿而坐，脊椎挺直，将脊椎“安坐”（perch）于骨盆的正上方（参见《精准瑜伽解剖书 2》中的简易坐式）。接着如第 119 页右上图所示，将掌心贴在头顶上，轻压囟门，其位于头颅的正中央。头部同时也要上顶，对抗手心下压的力量。上顶的力量必须从骨盆开始发动，沿着挺立的脊椎直贯而上，动作维持 2 ~ 3 个呼吸。最后将双手放回膝盖上，体会脊椎轻盈的感觉。同样的动作重复 1 ~ 2 次。

接着，双手十指交扣，掌心抱住后脑勺，对准刚才按压的囟门以头顶地。将身体大部分的重量都移到前臂和肩膀上，头顶只是轻轻压向瑜伽垫。维持 2 ~ 3 个呼吸，接着解开动作。该动作重复 1 ~ 2 次，每次再给头部增加一点重量，锻炼脊侧肌群，身体重量多半还是落在前臂和肩膀上。

之后就可以开始靠墙练习。头部和前臂依照上一步的方式放在地面上。将膝盖移到胸部的正前方（第 119 页左下图），接着双脚上翻，脚掌平贴于墙壁上（第 119 页中下图），前臂和肩膀要用力，将身体上抬。骨盆和肩膀成一条直线，在此停留几个呼吸，接着双脚回到地面上，进入婴儿式来休息。如此重复几次，等到身体准备好，再将膝关节伸直，舒展身体以进入完成式。若颈部感觉疼痛，或双手、手臂臂有麻痹的感觉，立刻退出倒立体式，停止练习。

千万要记住，锻炼脊侧肌群需要时间。请用这部分所介绍的简易坐式及半头倒立式来锻炼脊侧肌群，等到肌肉强韧有力，再进入完成式。做完头倒立式或别的倒立体式，不可马上站立，否则会出现轻微眩晕的现象。身体直立之前，必须先做个过渡动作（如婴儿式或站立前屈式），直到心血管系统重新适应，才慢慢站起来。

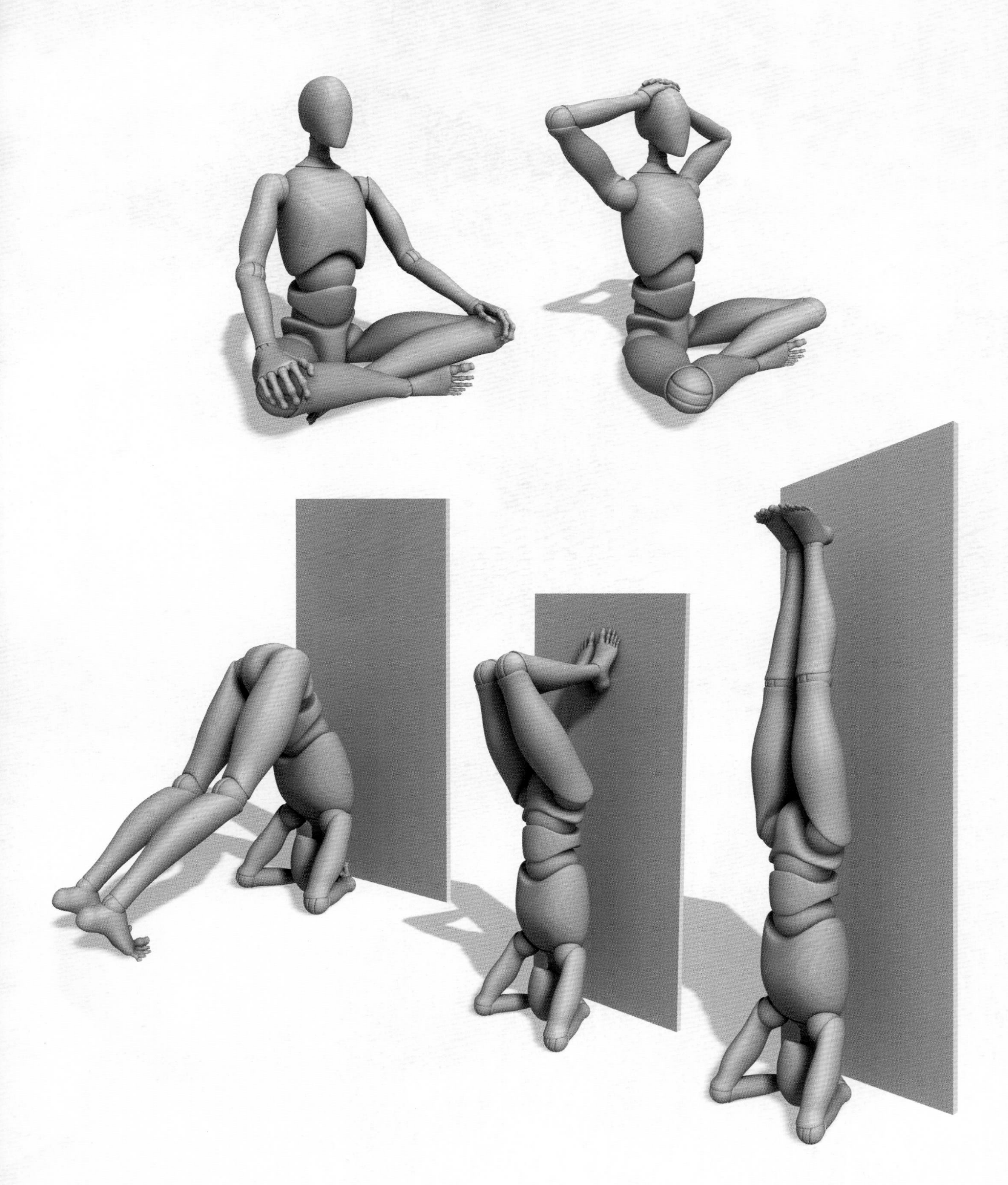

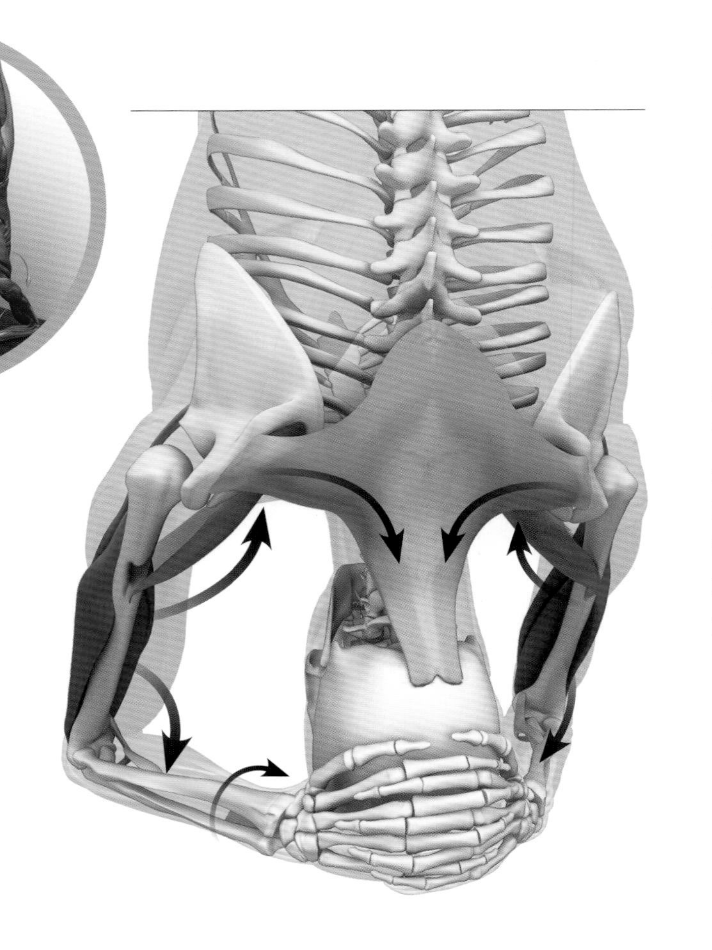

步骤一 脊椎要在肩膀的正上方，两者成垂直关系。一开始，先启动斜方肌上束，从肩膀处下压。但随着一步步深入体式后，斜方肌上束必须慢慢松开，并将肩膀拉离耳朵。收缩三角肌前束，好像要将手臂举到体前。接着，启动肱三头肌，尝试伸直肘关节，这一动作会把前臂压向瑜伽垫。前臂旋前，将食指根部的掌丘压向后脑勺。到了步骤二中，就必须共同启动前臂的旋后肌，以平衡旋前的力量，使腕关节保持中立位。

步骤二 肘关节屈曲，以抗衡步骤一中肱三头肌的动作。在这里，肱三头肌的动作是主要动作，肱二头肌和肱肌只是扮演稳定的角色。此外，肘关节屈曲（肱二头肌和肱肌的动作），肩膀才会跟颈椎对齐，使重心保持在头部的正上方。肘关节必须适度屈曲的另一原因是，避免前臂压得太用力（即肱三头肌收缩），重心就会偏移到手肘的正上方。偏移会产生副作用，因为我们为了维持身体挺立，会不自觉启动颈部伸肌，以平衡重量前移的情况。因此，要用手掌外侧的小指去按压头骨，借此启动肱二头肌和旋后肌，以平衡旋前肌的动作（参见步骤一）。如此，腕关节才会保持中立位。

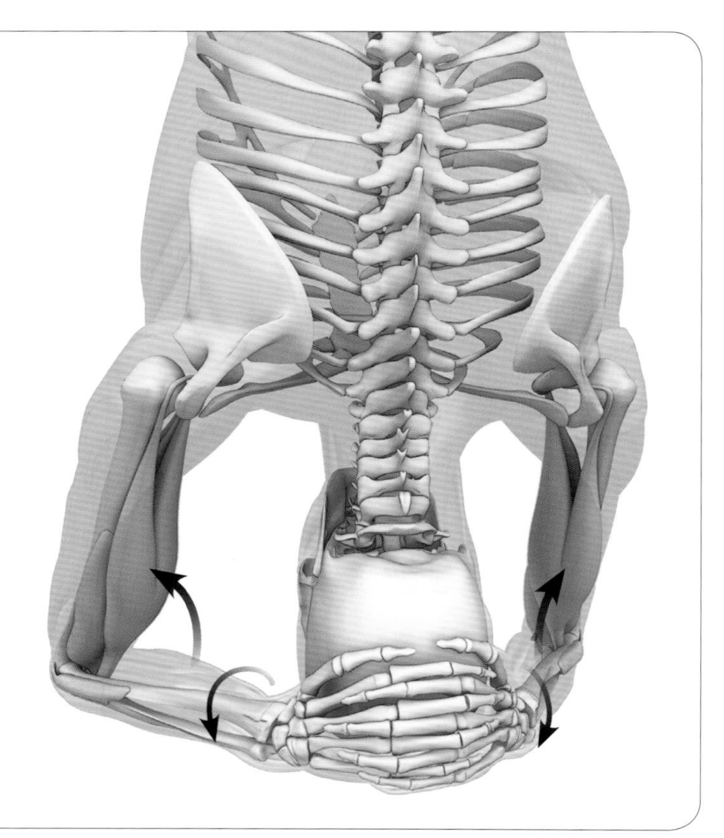

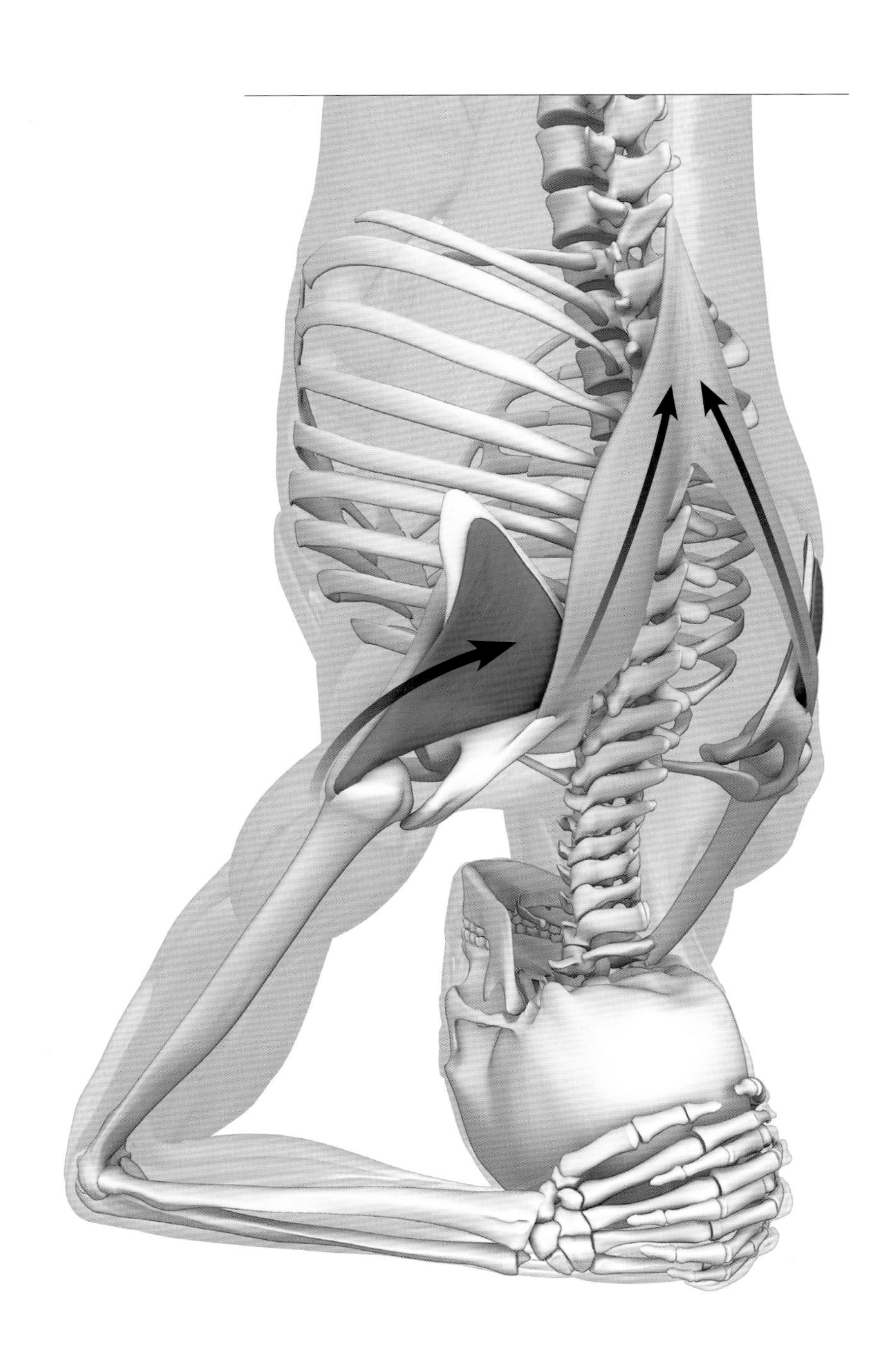

步骤三 收缩冈下肌和小圆肌（皆属肩袖肌群），以外旋上臂骨（肱骨），使肱骨头稳定在肩盂窝内。收缩斜方肌下束，把肩膀拉离耳朵，释放颈椎压力。

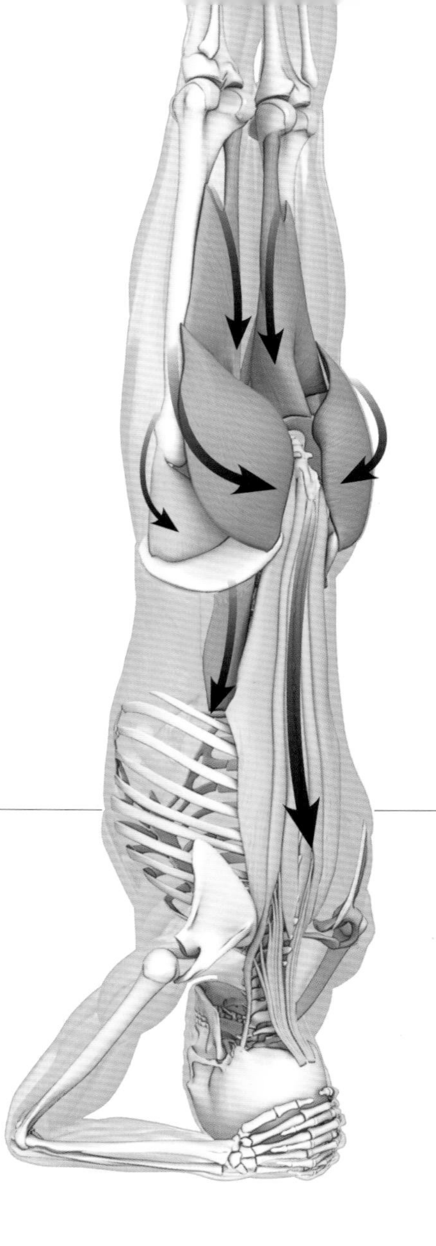

◀ **步骤四** 将臀大肌和大收肌的动作结合起来，以伸展髋关节。启动这两块肌肉的诀窍是，臀部稍微夹紧，膝盖并拢。以观想的方式启动臀小肌，使股骨固定在髋臼内（此时是股骨处于中立位的固定动作）。启动竖脊肌和腰方肌，稍微内拱下背。到了步骤五再启动腹直肌和腰肌，以平衡并稳定这一动作。

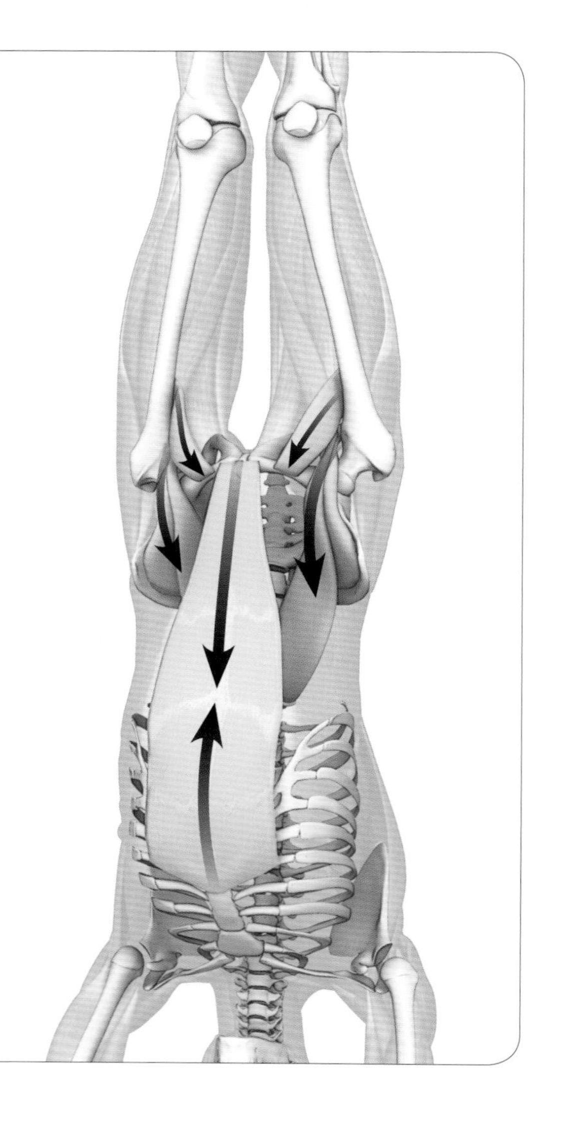

▶ **步骤五** 如果过度用力启动臀大肌，便容易造成背部过于下凹。所以要启动骨盆前侧的腰肌和耻骨肌，将大腿（髋部）带回中立的位置。稍微收缩股直肌，以稳定腹部。这两个动作会修正腰椎过度前拱的情况。

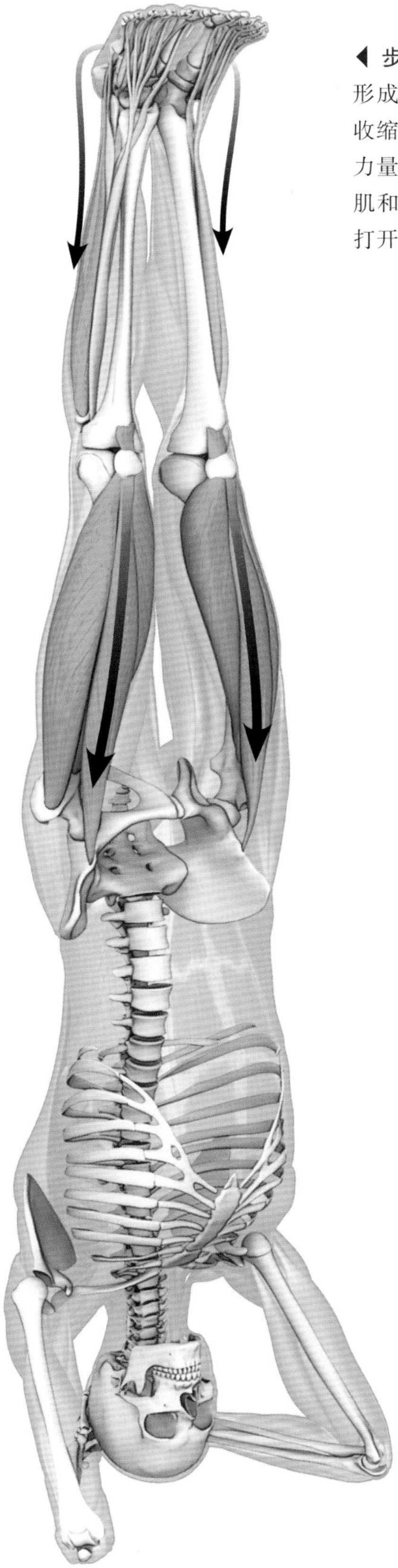

◀ **步骤七** 启动小腿外侧的腓骨肌群，以形成足外翻。但为了平衡足外翻，必须再收缩胫骨后肌，在脚踝处创造一个内翻的力量，以稳定踝关节。最后，启动胫骨前肌和趾伸肌，将足背拉向小腿，脚底向上打开。打开脚底会刺激脚底小脉轮。

▶ **步骤六** 启动股四头肌，以伸直膝关节。当收缩臀大肌做髋部伸展动作时，大腿容易外旋，膝盖面朝外。所以要启动阔筋膜张肌和臀中肌，将大腿转回中立位。启动这两块肌肉的诀窍是，想象你用脚掌外缘去顶住一块固定物，启动外展肌纤维的同时，也会将大腿内旋（阔筋膜张肌和臀中肌是髋部内旋肌）。双腿不会真的张开，但外旋的倾向却被大腿内旋的动作抵消，膝盖转向正前方。若想训练这一动作，可以用绳子将双腿绑紧后，再试着向外张开。

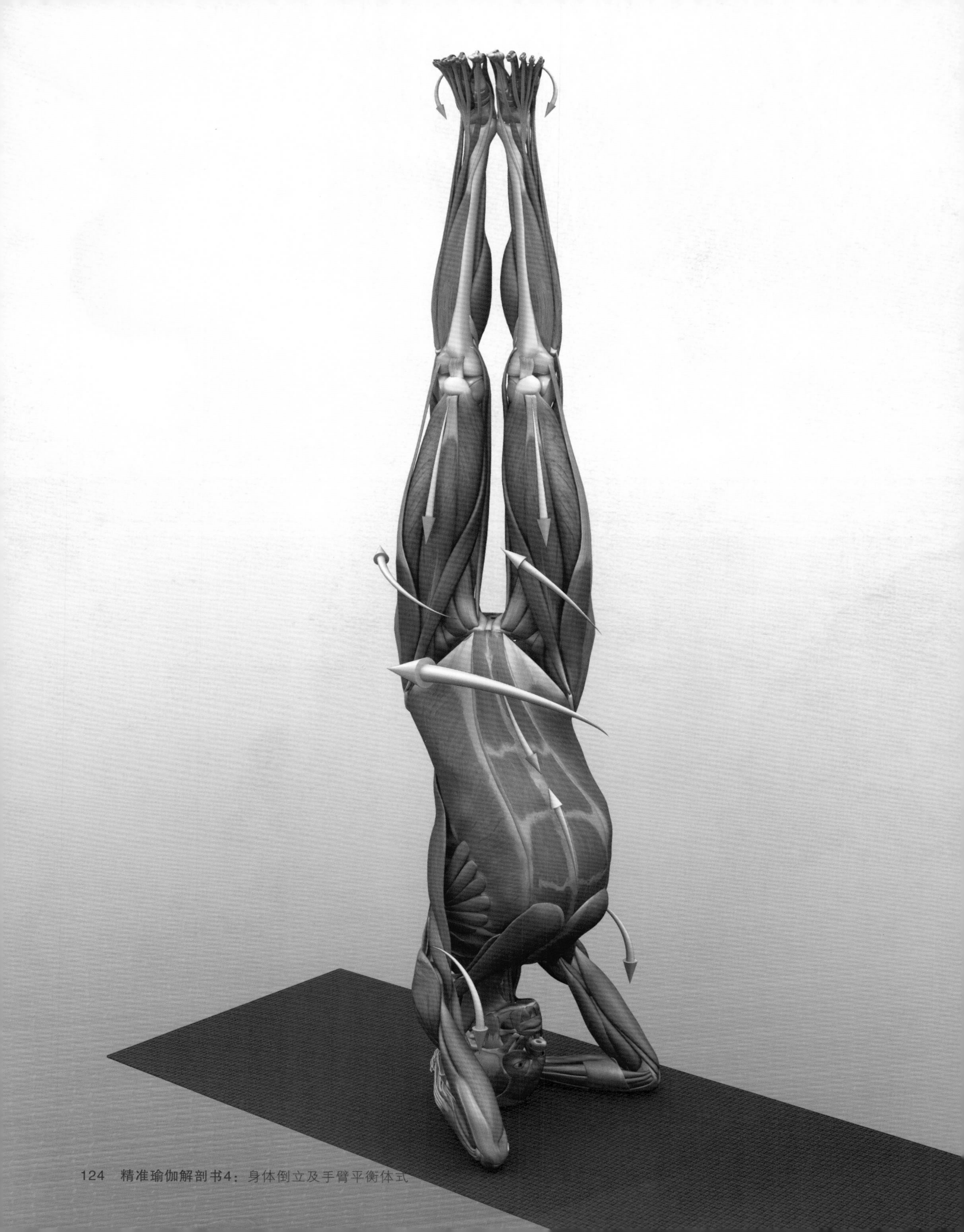

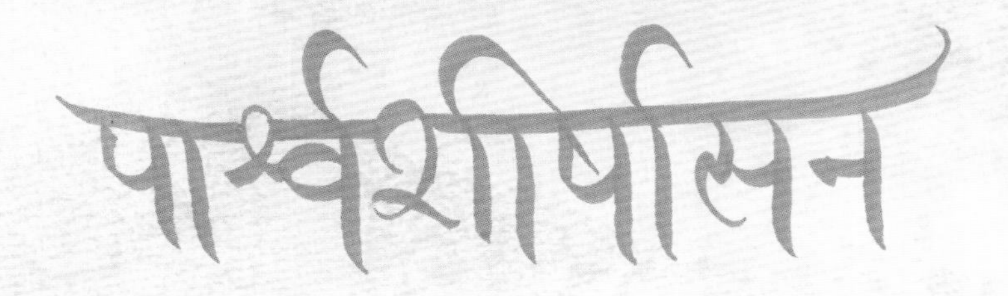

PARSVA SIRSASANA

侧扭转头倒立式

侧扭转头倒立式，顾名思义，就是扭转版本的头倒立式。凡是倒立体式拥有的好处，像有益于心血管系统等（促进静脉回流、提高心血输出量、降低心率和血压）、增强脑脊液冲刷效果，这些在侧扭转头倒立式中统统都能体现。而躯干扭转成螺旋状，可激发瑜伽行动的内在活力，扩增脑脊液冲刷效应，通过排毒器官排出毒素。排毒器官包括肝脏或脾脏，还有消化器官的淋巴系统，这些排毒器官会将毒素排到心血管系统的静脉内，最后经由肾脏、肺脏、皮肤再排出体外。

侧扭转头倒立式既是扭转体式，也是倒立体式。就如所有扭转体式一样，必须将肩胛带转向一侧，再将骨盆带转向另一侧。也如同所有倒立体式，利用头部和颈部来承受部分身体重量。颈椎转动时，如果又施加外力压迫，其实非常危险，会带给椎体之间的椎间盘及小面关节太多压力。基于此，颈椎应该保持灵活性，可自由活动，维持自然曲度，对头部仅施加最小压力。身体重量应该大部分放在肩膀上，颈部保持放松。

此外，我们也必须彻底掌握肩胛带和骨盆带的生物力学原理，才能取得练习这个体式的最大好处。转动骨盆时，力量经过躯干传导下来，肩膀通常也会被转到同一方向。这种情况其实很危险，会对颈椎造成扭转压迫。所以，必须用肩膀去抵抗骨盆扭转的力量，让脖子维持中立位并保持放松。后续的解说步骤会教你怎么启动肌肉，以达成上述目标。

基本关节位置

- 肩关节屈曲、外旋。
- 肘关节屈曲。
- 前臂保持中立位。
- 腕关节屈曲。
- 躯干伸展、旋转。
- 髋关节伸展、内收。
- 膝关节伸展。
- 踝关节保持中立或稍微跖屈。
- 足外翻。
- 脚趾伸展。

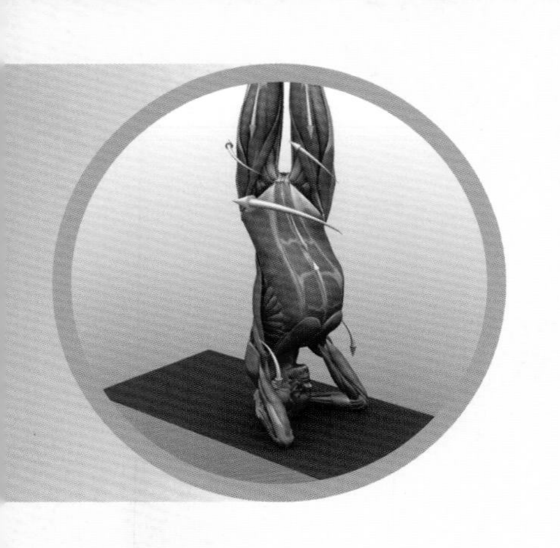

侧扭转头倒立式准备动作

先按照头倒立式的准备动作练习。躯干则以下图的椅子辅助扭转做准备。初始阶段先靠墙练习。下压至前臂，以稳定支撑的基座，避免重量落在颈椎上。接着双腿上抬，进入头倒立式。

然后转动身体，此时髋侧及大腿侧面仍贴在墙壁上。不过，在转动身体时，容易出现一侧肩膀向后转、另一侧肩膀却跟着同一侧髋部向前转的情况。因此，要用后面的解说步骤阻止肩膀转动。颈部维持中立位，保持放松，身体慢慢转正，回到头倒立式。最后，双脚小心回到地面上，在婴儿式休息片刻。

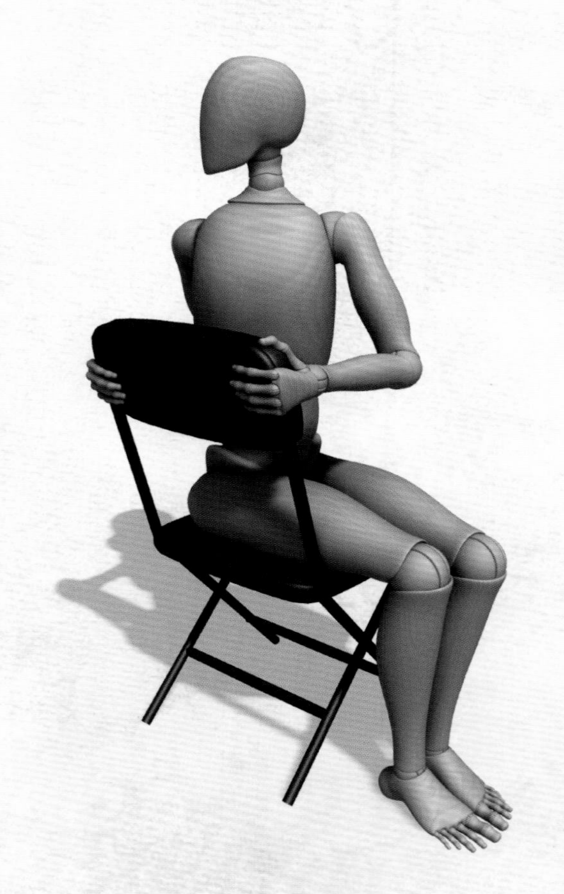

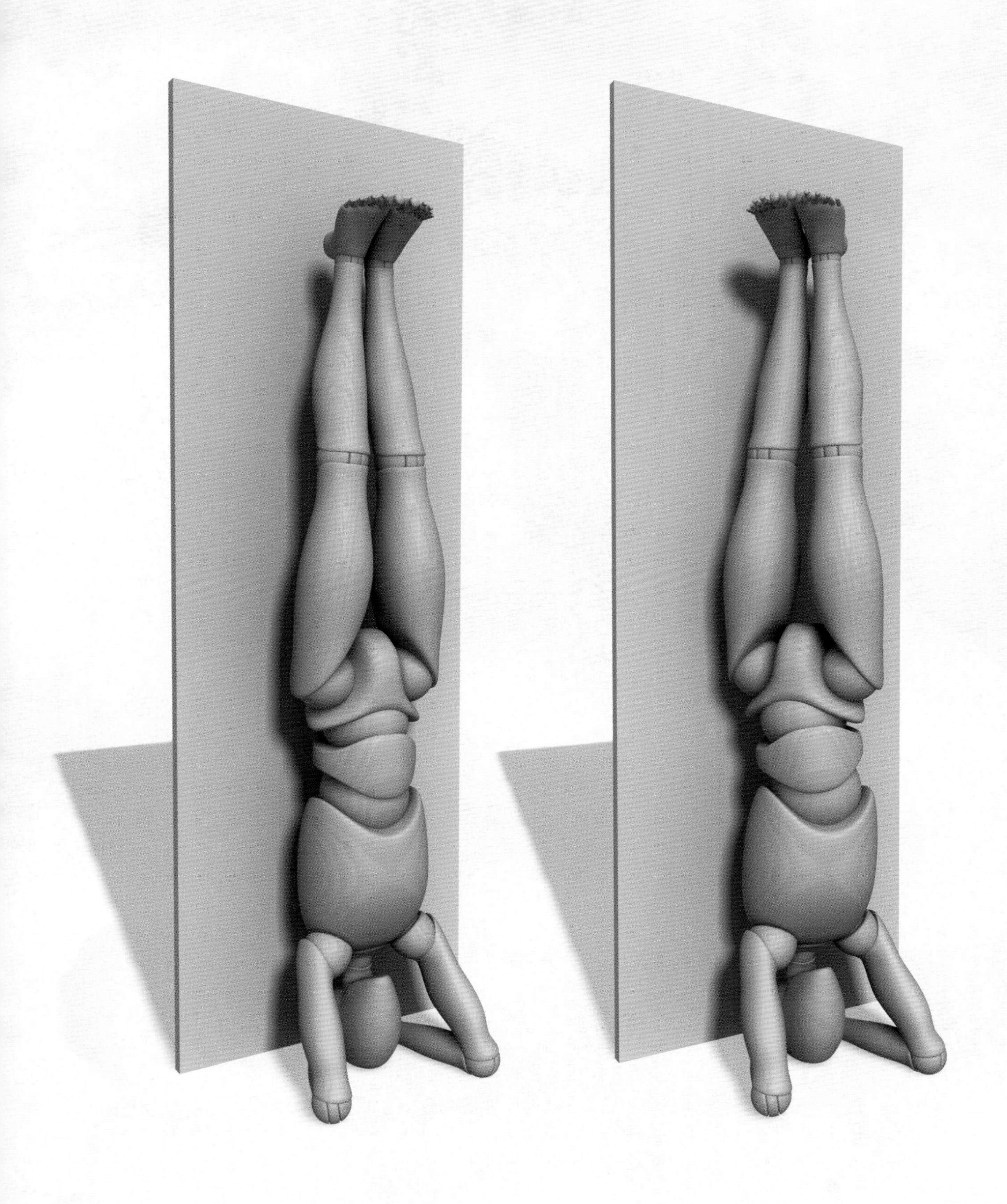

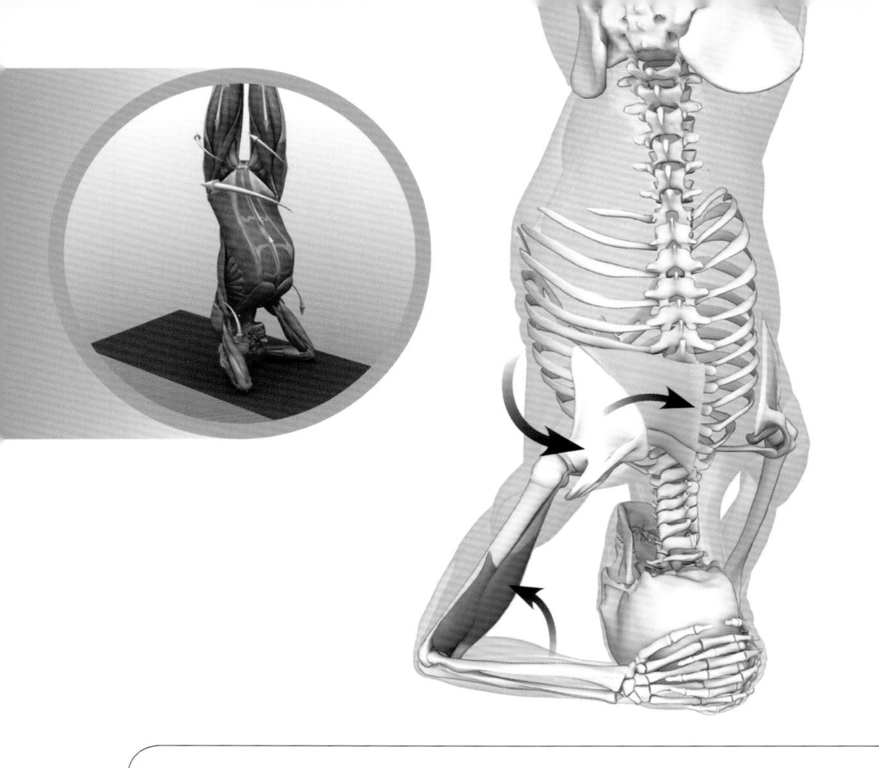

步骤一 下半身扭转时，要转离的那一侧肩膀很容易跟着往前转。为了解决这个问题，我们要启动大、小菱形肌，将该侧的肩胛骨后拉、往身体中线靠拢。收缩肱二头肌和肱肌，以屈曲肘关节。由于前臂固定在垫上，因此这一动作最终会把肩膀向后拉。

启动前臂的旋后肌，用手掌（以靠近小指那一侧为主）按压头部。肱二头肌也会协助前臂旋后。我们在步骤二会讲解如何平衡旋后的动作。

步骤二 接着看对侧肩关节的动作，对侧肩膀很容易随着下半身转动而向后转。为了抗衡后移的力量，我们必须启动前锯肌，将肩胛骨前拉。小圆肌是协同肌，会帮助前锯肌将肩胛骨的外缘前拉。启动前锯肌和小圆肌的诀窍是，想象伸手推墙壁，体会肩胛骨从后面移到前面的感觉。最后，启动肱三头肌，肘关节试着伸直，使下压力量作用于前臂。

收缩前臂的旋前圆肌和旋前方肌，用食指根部的掌丘按压后脑勺。这个旋前的动作，可平衡步骤一中前臂旋后的动作，以稳定腕关节。

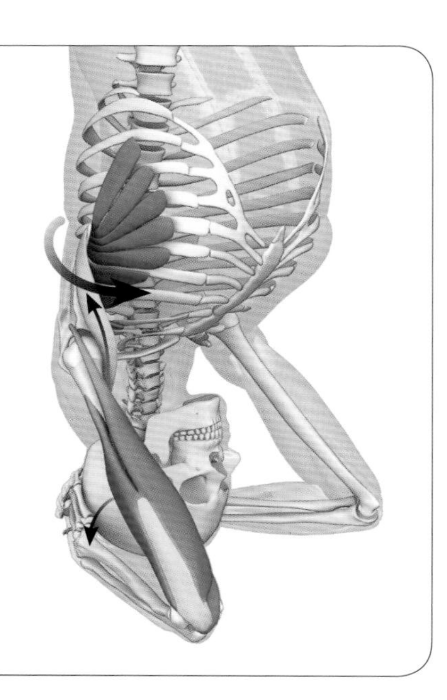

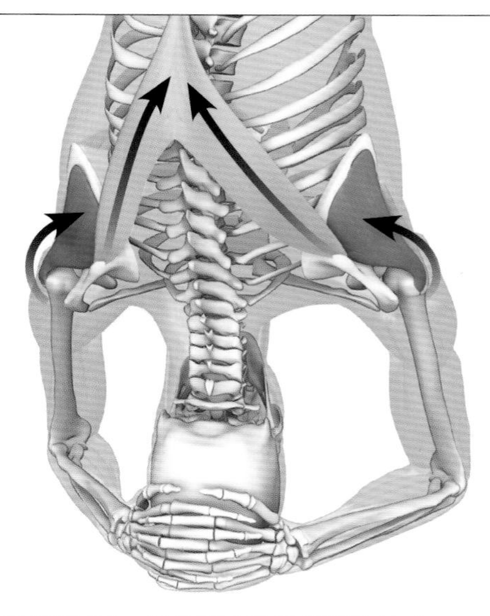

步骤三 收缩冈下肌和小圆肌，以外旋上臂骨。三角肌后束也可帮助外旋。最后如左图所示，启动斜方肌下束，把肩胛带往骨盆方向，令肩膀远离耳朵，释放颈部压力。

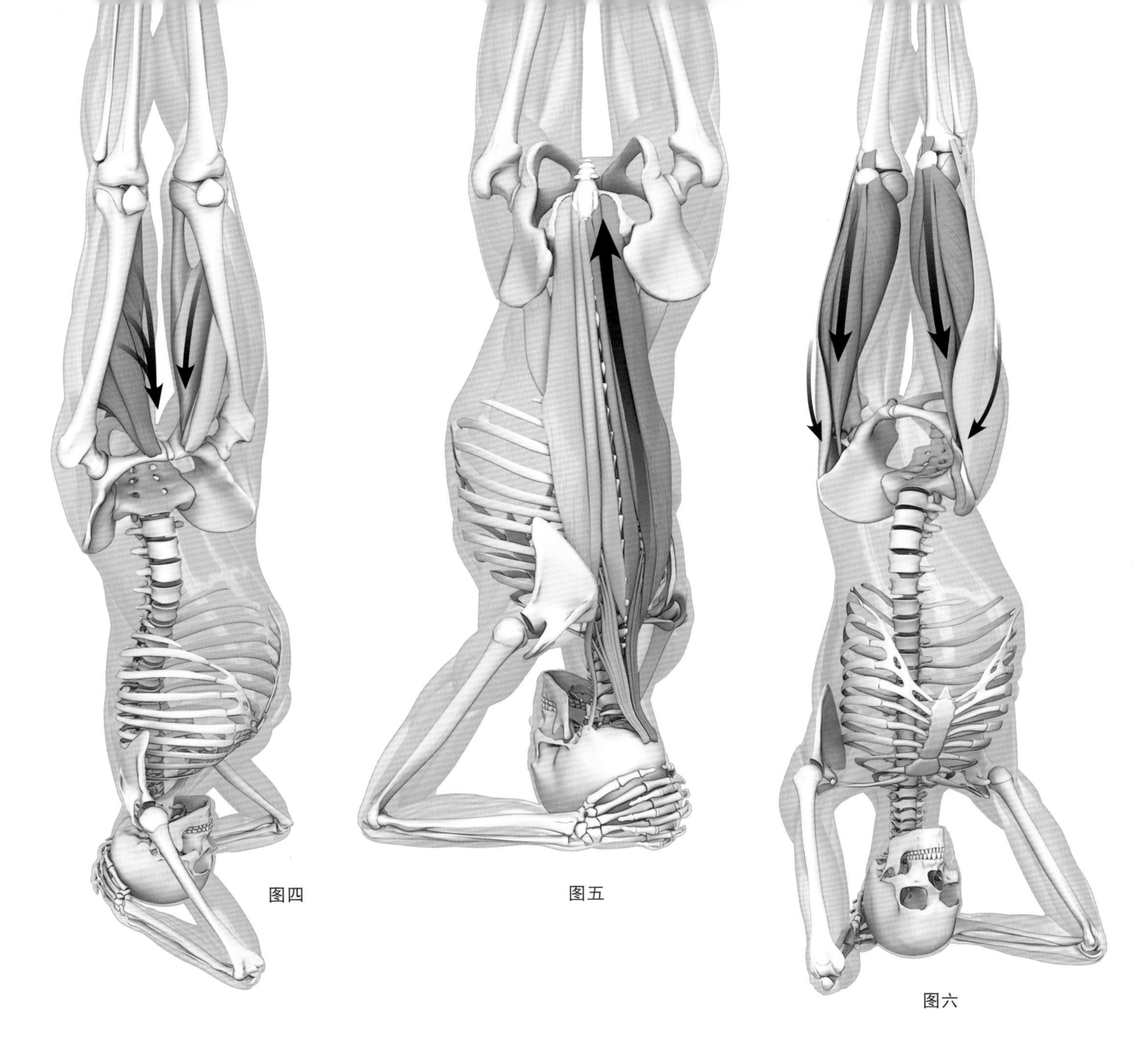

步骤四 收缩大腿内侧的内收肌群，启动诀窍是夹紧双膝。特别是主导扭转的那一侧，要更用力启动该侧大腿的内收肌群。而双膝夹紧可协助扭转下半身。

步骤五 现在看身体要转向的那一侧，收缩该侧竖脊肌和腰方肌，下背微微内拱，以强化身体转动幅度。对侧背部（身体要转离的那一侧）则处于伸展状态。

步骤六 收缩股四头肌，以伸直膝关节。阔筋膜张肌是协同肌，可协助股四头肌伸膝，稳定膝关节，并跟臀中肌一起内旋大腿。启动阔筋膜张肌和臀中肌的诀窍是，想象在做头倒立式，然后脚掌外缘向外推。由于有内收肌群牵制（步骤四），大腿实际上不会外展到两边。同时，阔筋膜张肌和臀中肌一紧缩，可刺激其内旋纤维，将大腿转回中立位。

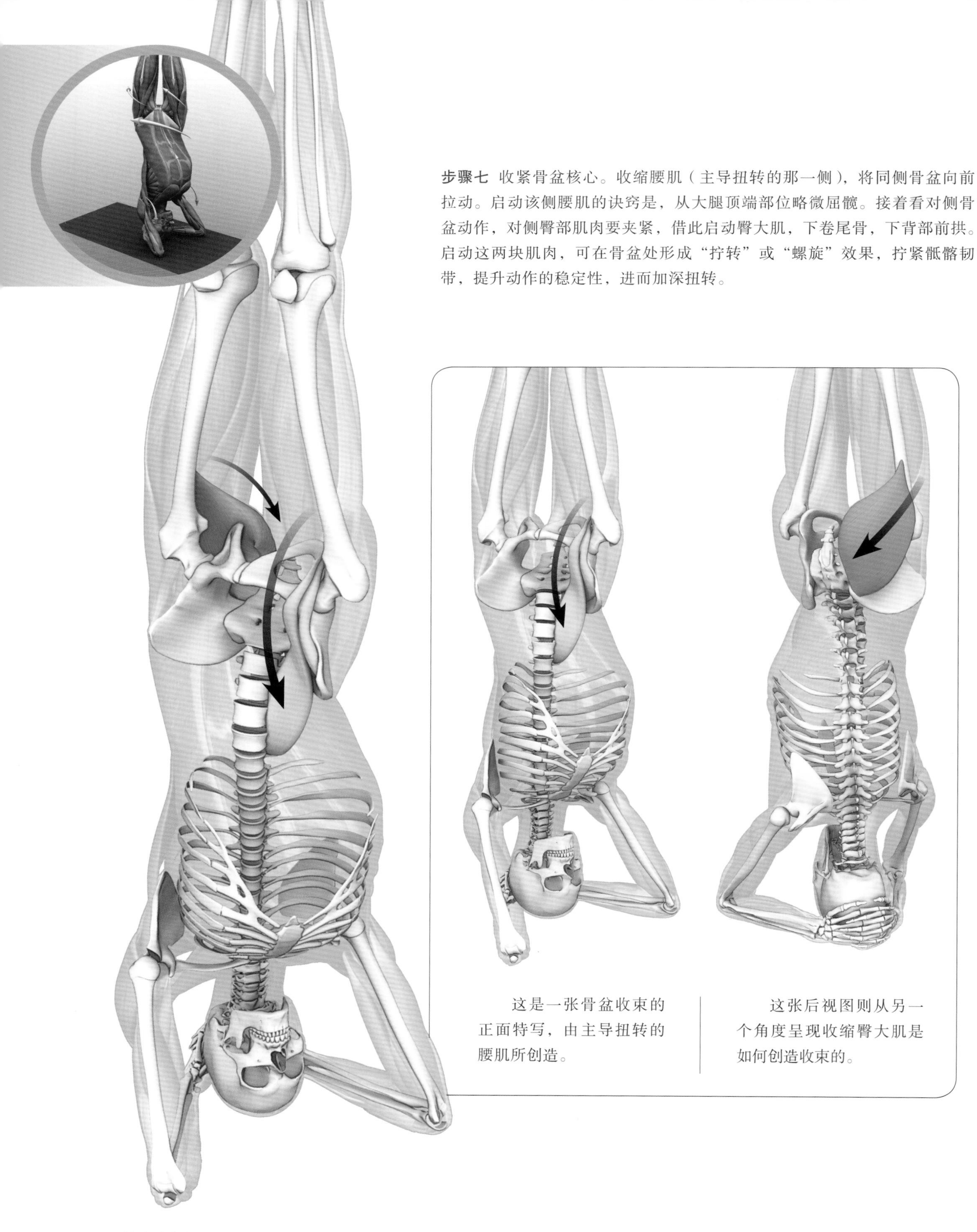

步骤七 收紧骨盆核心。收缩腰肌（主导扭转的那一侧），将同侧骨盆向前拉动。启动该侧腰肌的诀窍是，从大腿顶端部位略微屈髋。接着看对侧骨盆动作，对侧臀部肌肉要夹紧，借此启动臀大肌，下卷尾骨，下背部前拱。启动这两块肌肉，可在骨盆处形成“拧转”或“螺旋”效果，拧紧骶髂韧带，提升动作的稳定性，进而加深扭转。

这是一张骨盆收束的正面特写，由主导扭转的腰肌所创造。

这张后视图则从另一个角度呈现收缩臀大肌是如何创造收束的。

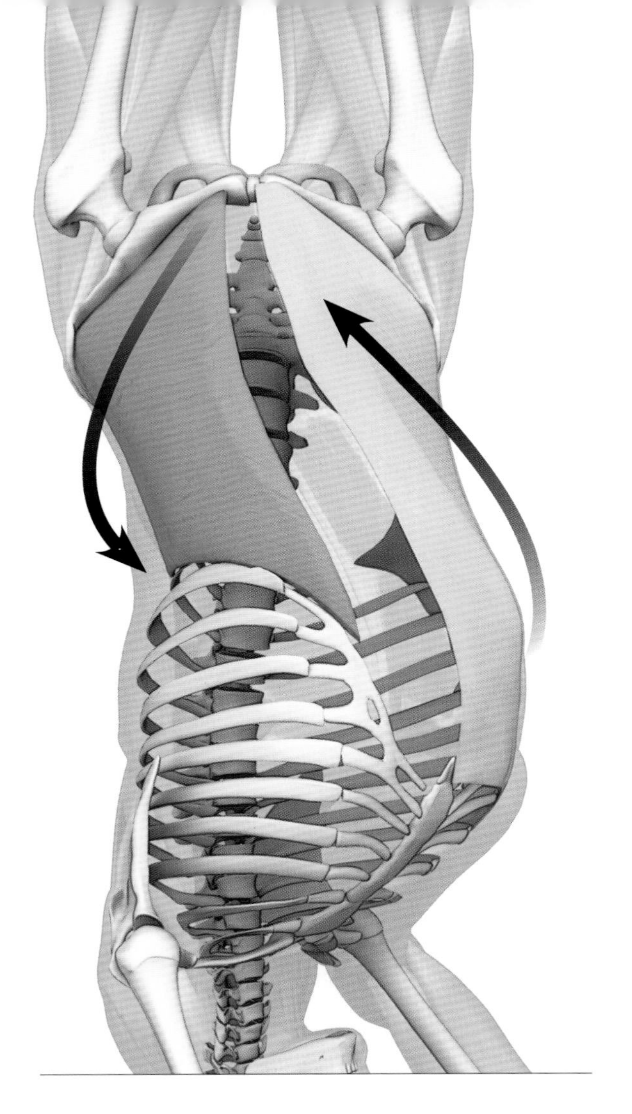

▲ **步骤八** 扭转动作由上往下进入躯干。收紧腹斜肌，以形成扭转动作。启动这些肌肉，除了帮助转动身体外，还可增加腹内压力，产生腹腔“气囊”效应，增强腰椎的稳定度。

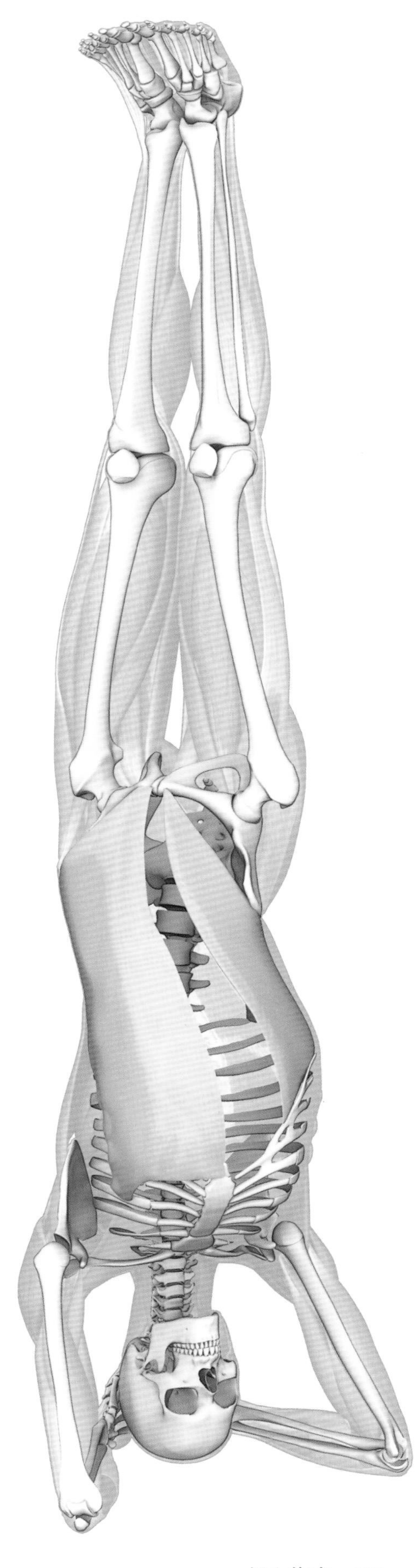

▶ **总结** 侧扭转头倒立式可拉长脊椎旋转肌群和竖脊肌，还可伸展腹横肌和腹斜肌。

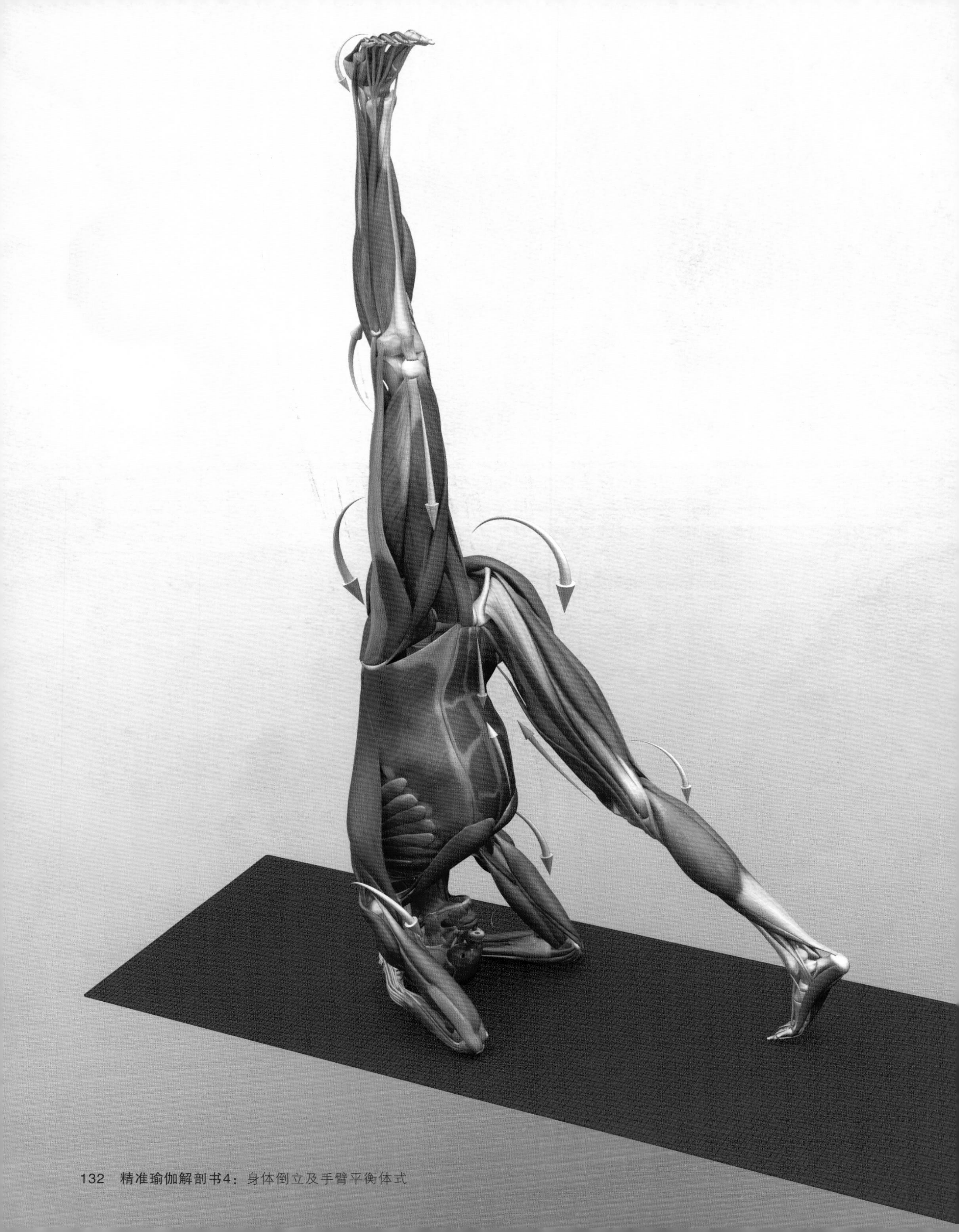

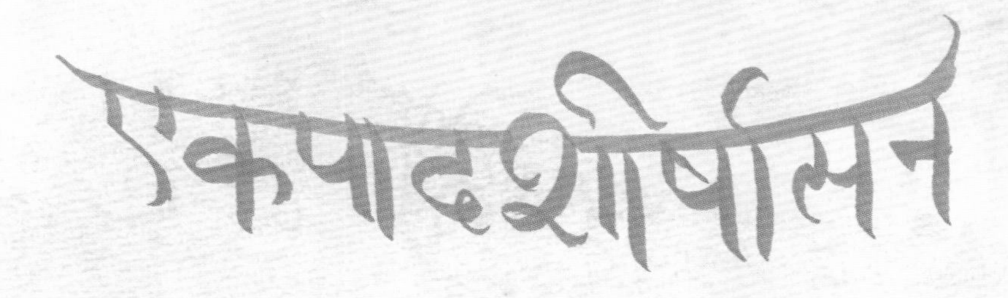

EKA PADA SIRSASANA

单腿头倒立式

单腿头倒立式除本身的倒立动作外，还结合了伸展下方着地腿后侧肌群（腓肠肌、腘绳肌、臀肌）的动作。因此，单腿头倒立式总共有三个重点动作：倒立、一腿落到地面上、一腿停留在半空中。当然，躯干动作也很重要，当我们把一条腿放在地面上时，该腿同侧的上半身和髋关节很容易歪斜掉。为了解决这个问题，必须启动对侧躯干的肌肉，将缩短、歪掉的那一侧伸展开。

接着，要结合双腿的动作，共同启动骨盆的核心肌群，一侧是屈髋侧（下方腿）的腰肌，另一侧是上抬腿的臀部肌肉。两个动作结合起来，便能在骨盆处形成收束，拧紧骶髂韧带，稳定体式。

最后，要使头部保持平衡，身体重量才会经由脊柱反弹向上，令脊椎保持自然曲线。力学轴（重力的方向）必须跟脊柱的解剖轴平行。用力启动臀部和下背部肌肉，避免身体向前倾倒。同时更要避免用颈部带动身体向前，否则会令其受伤。我们应该启动肩胛带的肌肉，令前臂侧面向下按压瑜伽垫，以支撑身体的重量，颈部不应承重，而要保持灵活。解开体式时，要用肩膀和手臂稳定支撑身体。

基本关节位置

- 肩关节屈曲、外旋。
- 肘关节屈曲。
- 前臂保持中立位。
- 腕关节屈曲。
- 躯干伸展。
- 上抬腿的髋关节伸展、内收、内旋。
- 下方腿的髋关节屈曲。
- 膝关节伸展。
- 上抬腿的踝关节保持中立或稍微跖屈。
- 下方腿的踝关节背屈。
- 足外翻。
- 脚趾伸展。

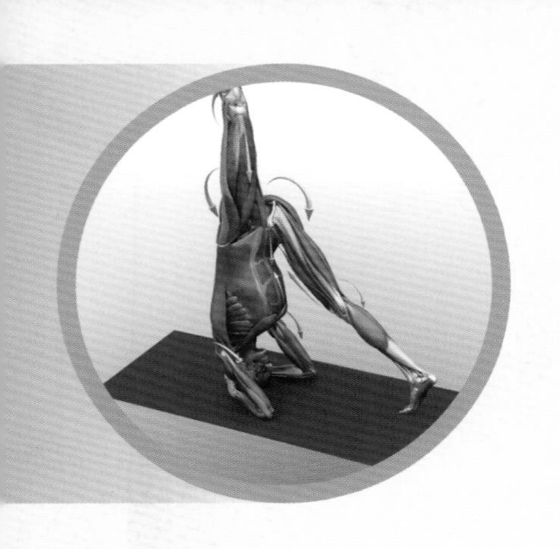

单腿头倒立式准备动作

正式练习单腿头倒立式之前，我们可以做加强侧伸展式和神猴哈努曼式（或两者的变化式），伸展腘绳肌、臀肌、髋部屈肌。多练习腰肌唤醒系列动作，便能学习有意识地控制骨盆核心肌肉组织（如腰肌和臀肌）。

先将头倒立式的准备动作做一遍，等你觉得可以掌控头倒立式，就可以尝试其他变化动作（如单腿头倒立式）。刚开始练习时，双腿只需降到一半高度，先用墙壁或椅子支撑住脚（第135页左上图和中图）。之后再把脚的高度依次降低一点，直到脚落到地面为止。若想换对侧练习，必须先回到头倒立式，接着再换另一只脚下到地面上。解开动作时同样要回到头倒立式，然后将双腿小心降到地面上。在婴儿式休息片刻，让心血管系统重新适应头上脚下的姿势，最后再站起来。

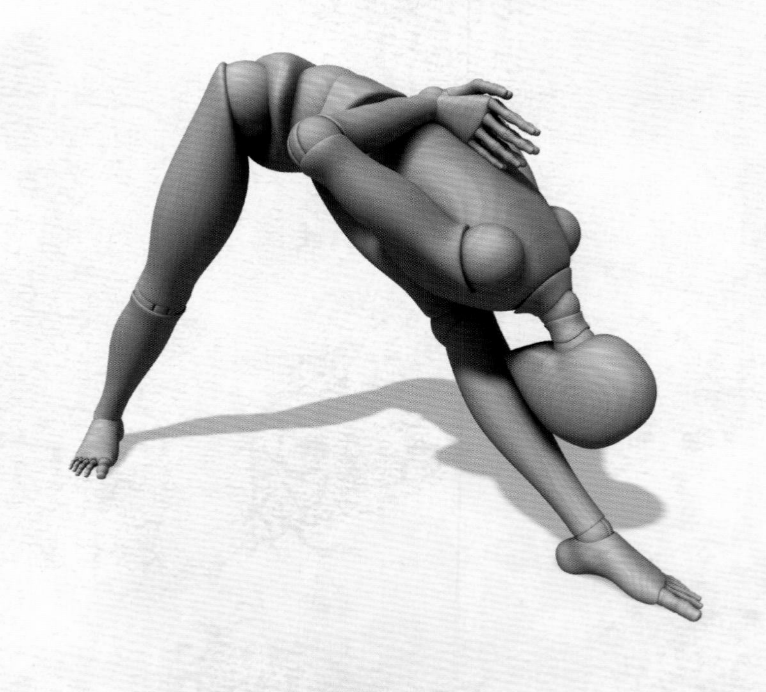

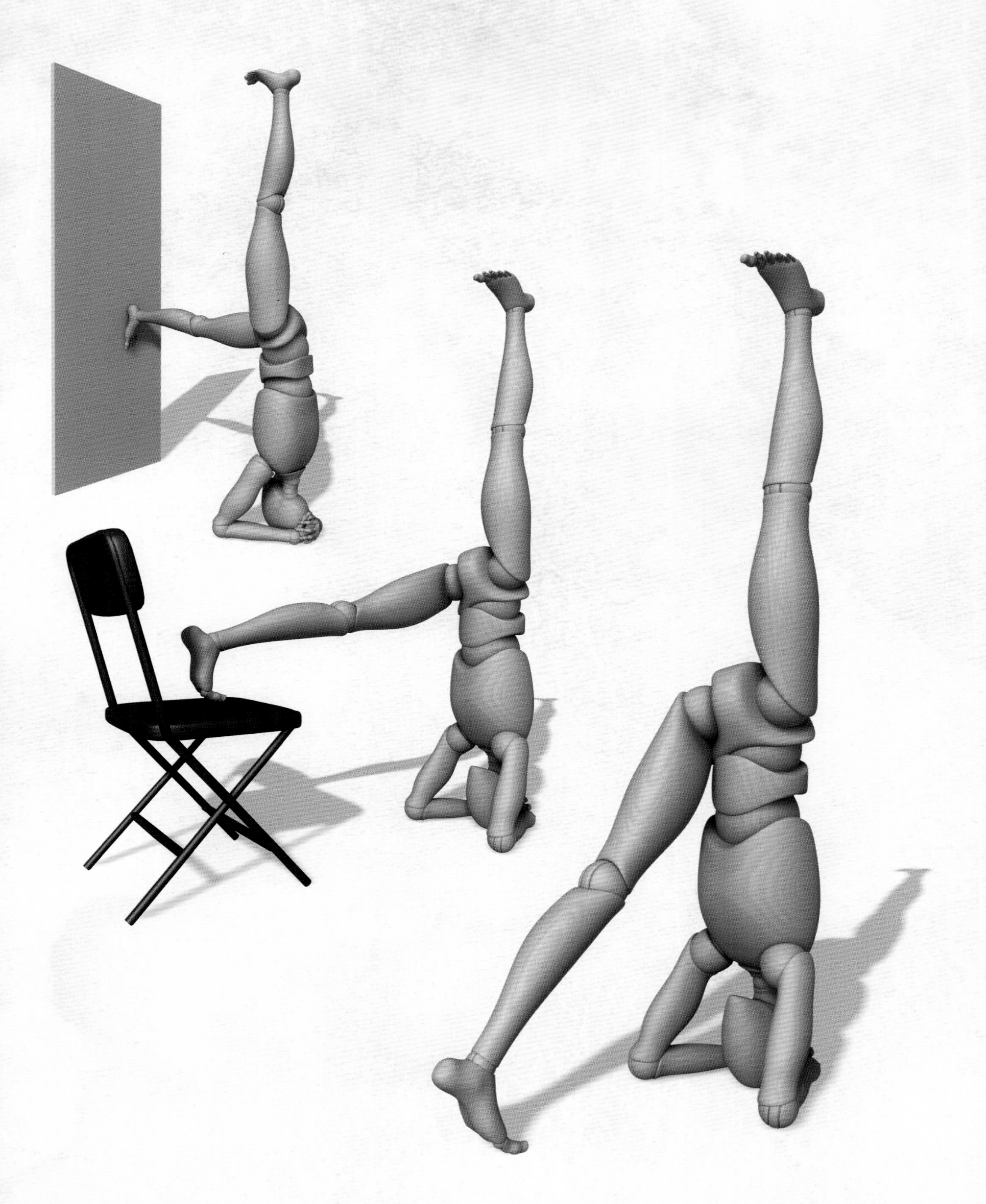

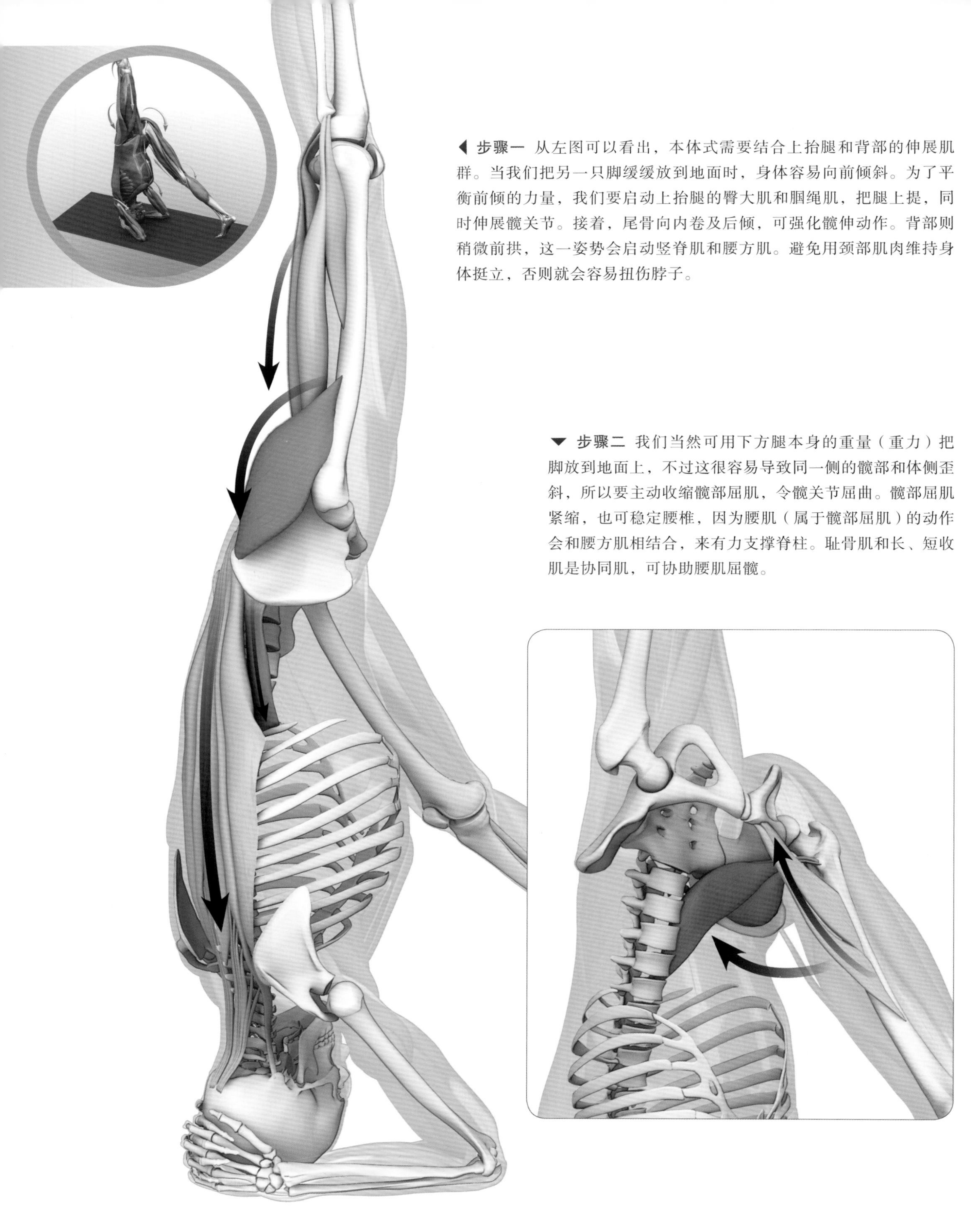

◀ **步骤一** 从左图可以看出，本体式需要结合上抬腿和背部的伸展肌群。当我们把另一只脚缓缓放到地面时，身体容易向前倾斜。为了平衡前倾的力量，我们要启动上抬腿的臀大肌和腘绳肌，把腿上提，同时伸展髋关节。接着，尾骨向内卷及后倾，可强化髋伸动作。背部则稍微前拱，这一姿势会启动竖脊肌和腰方肌。避免用颈部肌肉维持身体挺立，否则就会容易扭伤脖子。

▼ **步骤二** 我们当然可用下方腿本身的重量（重力）把脚放到地面上，不过这很容易导致同一侧的髋部和体侧歪斜，所以要主动收缩髋部屈肌，令髋关节屈曲。髋部屈肌紧缩，也可稳定腰椎，因为腰肌（属于髋部屈肌）的动作会和腰方肌相结合，来有力支撑脊柱。耻骨肌和长、短收肌是协同肌，可协助腰肌屈髋。

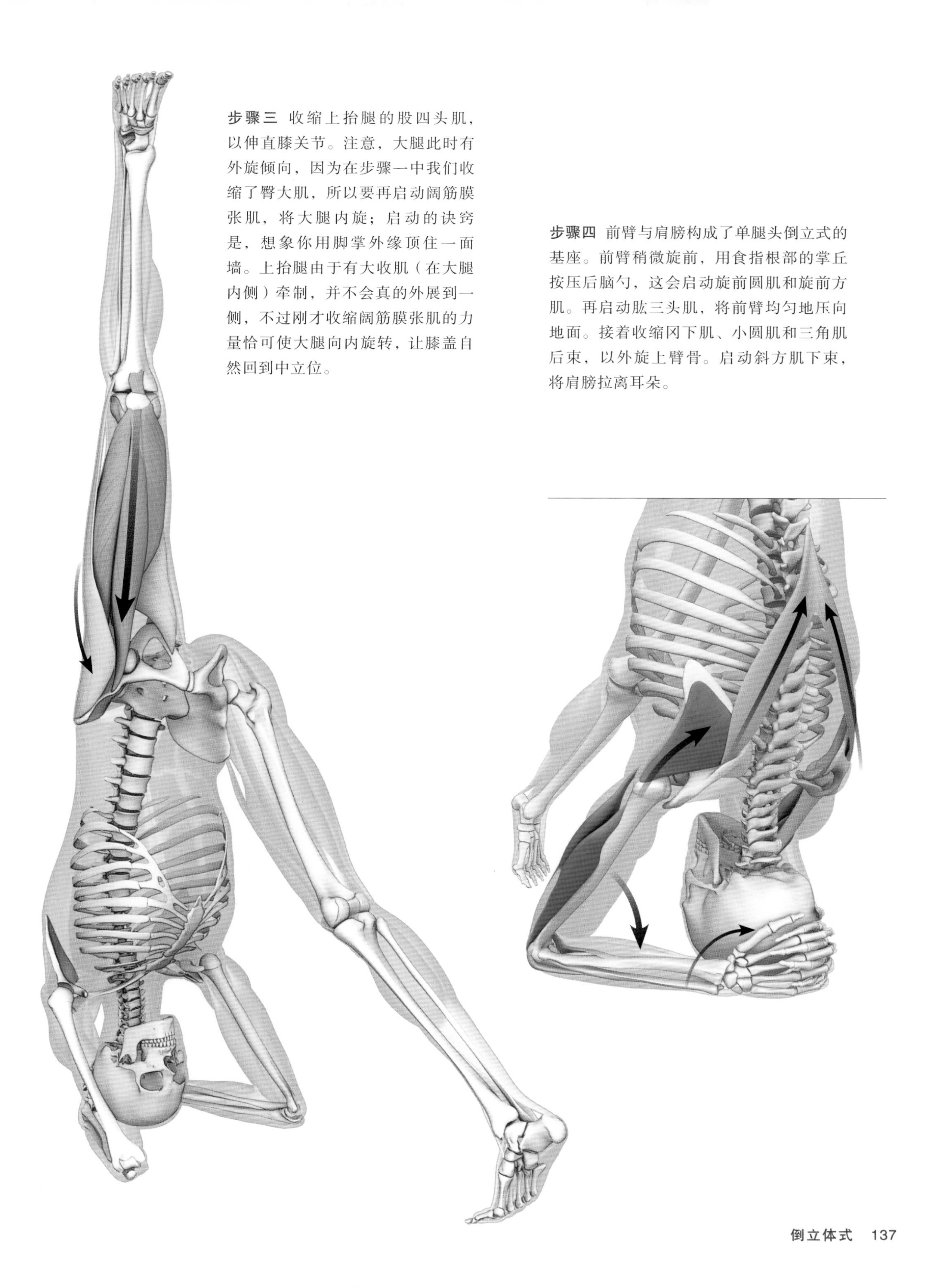

步骤三 收缩上抬腿的股四头肌，以伸直膝关节。注意，大腿此时有外旋倾向，因为在步骤一中我们收缩了臀大肌，所以要再启动阔筋膜张肌，将大腿内旋；启动的诀窍是，想象你用脚掌外缘顶住一面墙。上抬腿由于有大收肌（在大腿内侧）牵制，并不会真的外展到一侧，不过刚才收缩阔筋膜张肌的力量恰可使大腿向内旋转，让膝盖自然回到中立位。

步骤四 前臂与肩膀构成了单腿头倒立式的基座。前臂稍微旋前，用食指根部的掌丘按压后脑勺，这会启动旋前圆肌和旋前方肌。再启动肱三头肌，将前臂均匀地压向地面。接着收缩冈下肌、小圆肌和三角肌后束，以外旋上臂骨。启动斜方肌下束，将肩膀拉离耳朵。

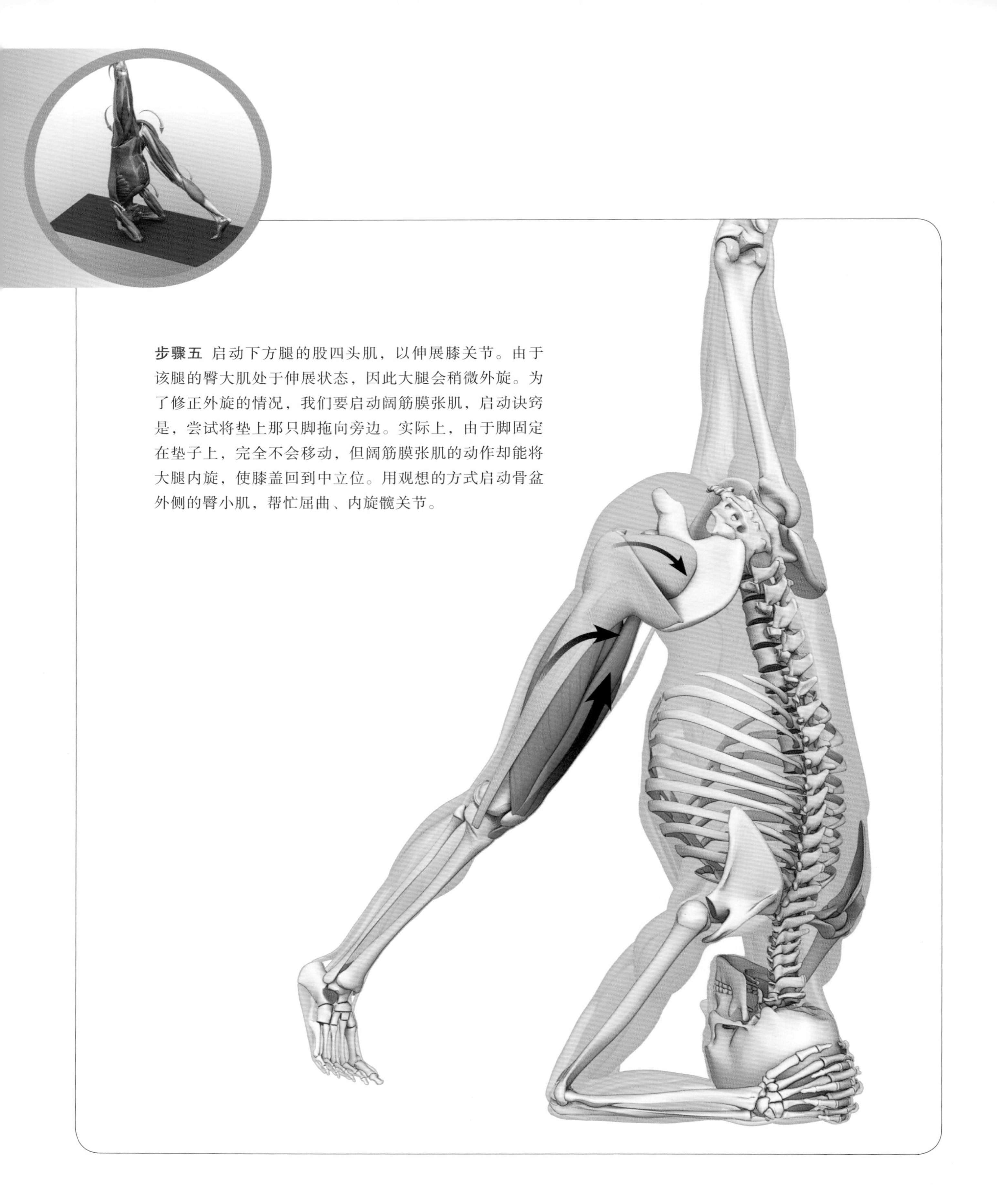

步骤五 启动下方腿的股四头肌，以伸展膝关节。由于该腿的臀大肌处于伸展状态，因此大腿会稍微外旋。为了修正外旋的情况，我们要启动阔筋膜张肌，启动诀窍是，尝试将垫上那只脚拖向旁边。实际上，由于脚固定在垫子上，完全不会移动，但阔筋膜张肌的动作却能将大腿内旋，使膝盖回到中立位。用观想的方式启动骨盆外侧的臀小肌，帮忙屈曲、内旋髋关节。

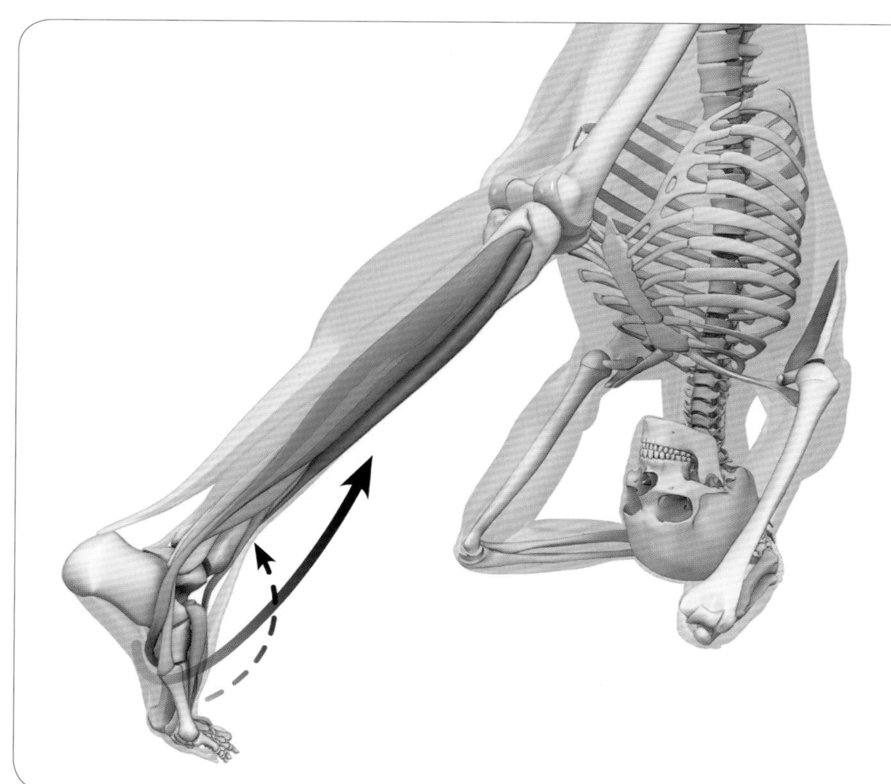

步骤六 启动腓骨长、短肌，以形成足外翻，收缩胫骨前肌，令踝关节背屈（将足背拉向小腿）。启动胫骨后肌，在脚踝创造内翻的力量，以平衡前面的外翻动作。两个动作结合起来，便可活跃足弓，稳固踝关节。

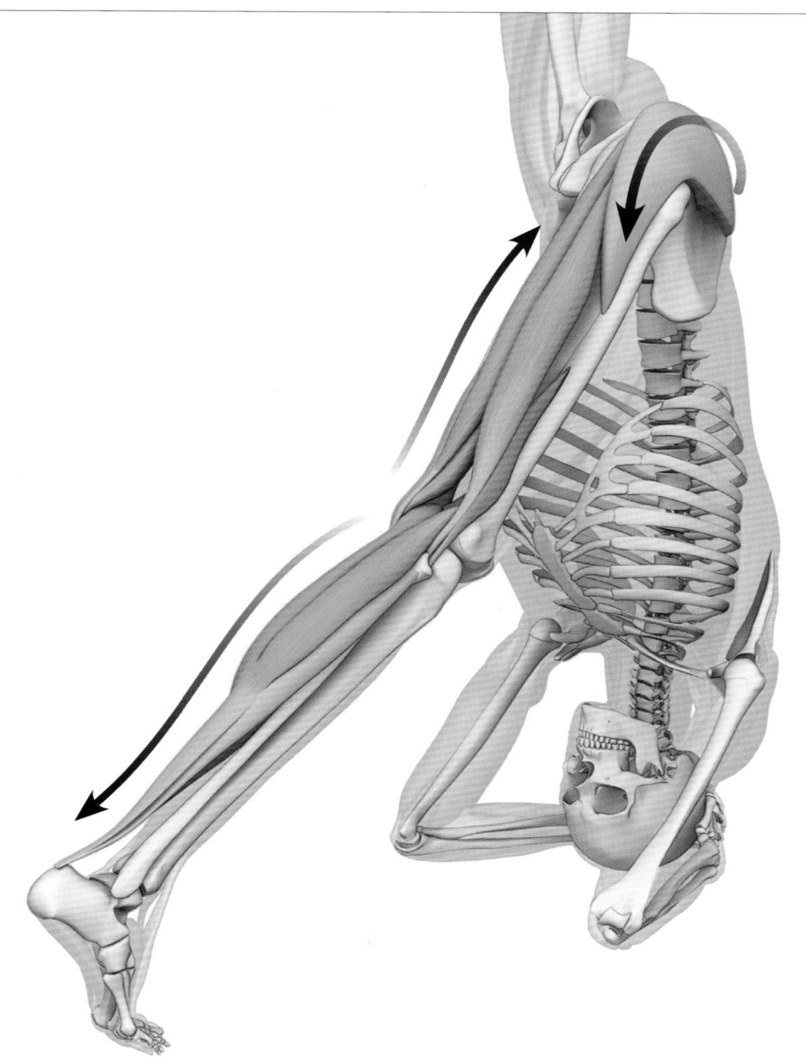

总结 单腿头倒立式可锻炼平衡感，练习难度比传统头倒立式还要更加进阶。做完单腿头倒立式后，请你再复习一下头倒立式，观察这一体式中双脚挺立在半空中的感觉有何不同。脚放在地面上，可伸展腓肠肌／比目鱼复合肌、腘绳肌、臀大肌。下方腿一侧的竖脊肌和腰方肌也会被拉长。

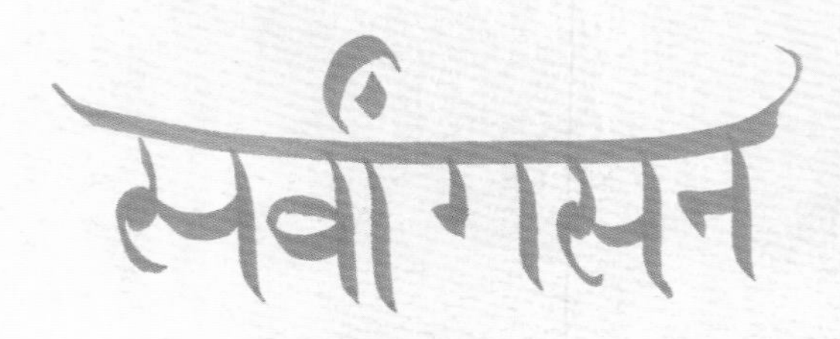

SALAMBA SARVANGASANA

辅助肩倒立式

辅助肩倒立式是本书介绍的第一个肩倒立动作。做头倒立式时，肩关节要前屈，而在肩倒立体式中，肩关节则要伸展——用双手支撑背部，颈椎屈曲。辅助肩倒立式跟其他体式一样，由几个次要动作构成：倒立、肩伸、开胸。记住，身体重量不可落在脖子上。身体应稍微后倾，用双手和手肘支撑背部，使重量均匀分布于肩膀及上臂，脖子完全不必承担压力。与此同时，还要启动肱二头肌，双手压向背部。该动作也能打开胸部，开胸动作虽然不明显，却是练习辅助肩倒立式的最大益处之一。前面提过，倒立体式对身体有诸多好处，肩倒立体式同样兼有这些好处，包括：促进静脉回流、提高心血输出量、活跃副交感神经（有助降低心率和血压）。

基本关节位置

- 肩关节伸展、外旋。
- 肘关节屈曲。
- 前臂旋后。
- 躯干伸展。
- 颈椎屈曲。
- 髋关节伸展、内收。
- 膝关节伸展。
- 踝关节保持中立或跖屈。
- 足外翻。
- 脚趾伸展（拇趾可屈曲）。

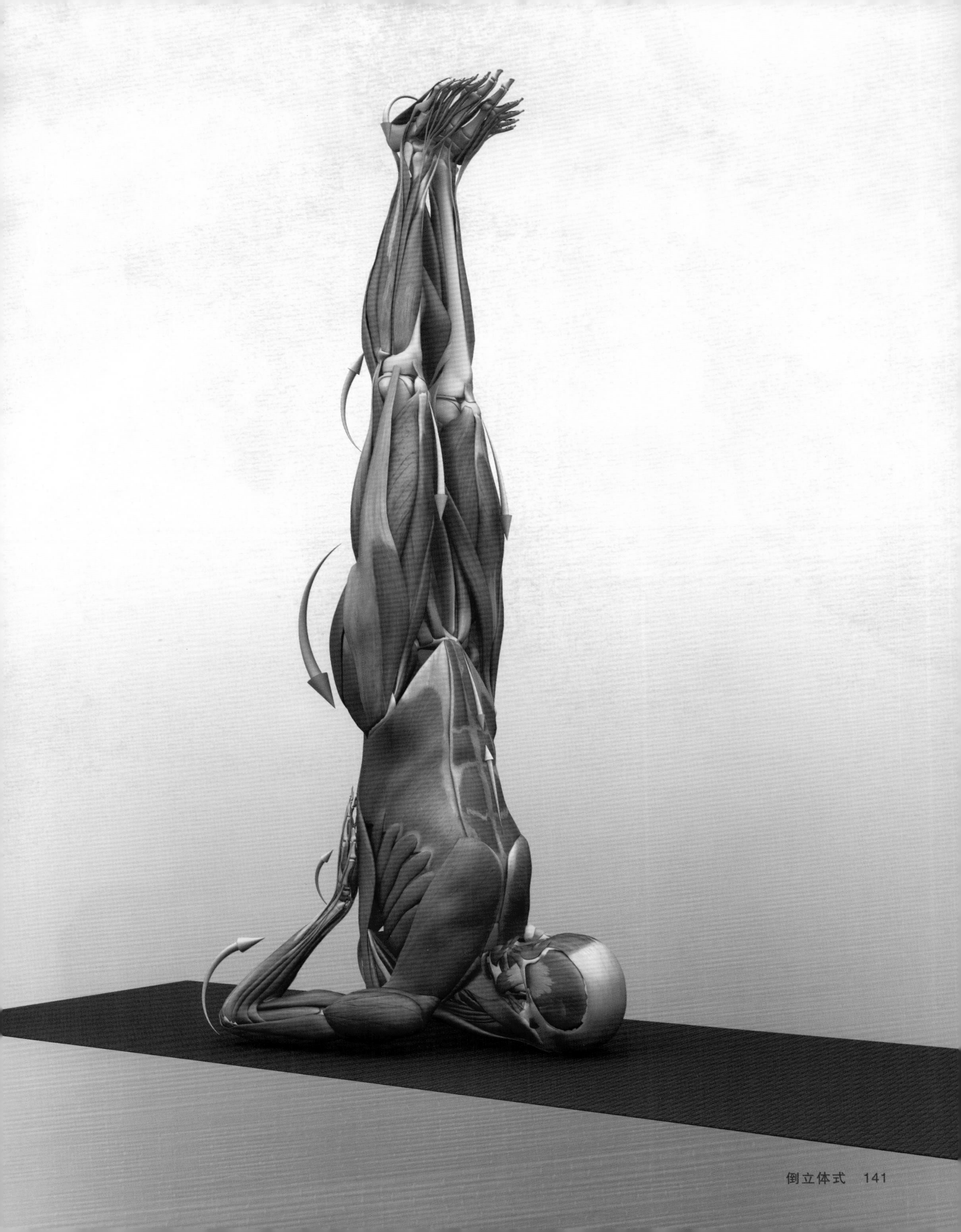

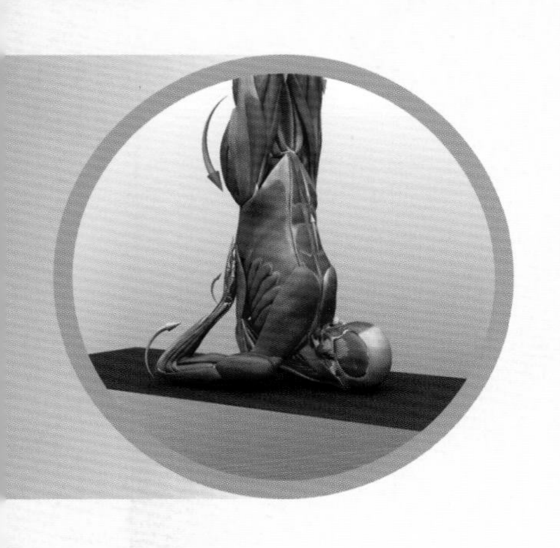

辅助肩倒立式准备动作

先以本页右下图的动作——在反台式（参见《精准瑜伽解剖书 3》）中用到的诱发式伸展，来伸展胸、臂前侧的肩部屈肌，注意在这准备过程中不要过度伸展腕关节。

接着，做本体式的支撑变化式，将一张椅子靠墙，肩膀下面垫块毯子或瑜伽砖（见第 143 页上图）。一开始，脚掌平贴墙壁上，臂部落在椅边上，双手握住后椅腿，训练开胸动作。然后试着将脚掌离开墙壁，大腿向上伸直。可将这几个肩倒立变化式和其他恢复性体式结合起来，如桥式和靠墙倒箭式。

等到能够离开墙壁或移开辅具时，你可以用滚背方式或从犁式（见第 143 页左下图）开始，把膝盖拉向胸口。大腿向上伸展，身体斜靠在手掌上。你也可以用瑜伽带将双腿绑在一起。脚趾伸展，踝关节外翻，脚底向上打开。

解开动作时，双手要把身体撑稳。将身体翻下来，像把卷曲的身体摊开一样，直到背部完全贴地，在此停留一会儿，让心血管系统重新做以调整。

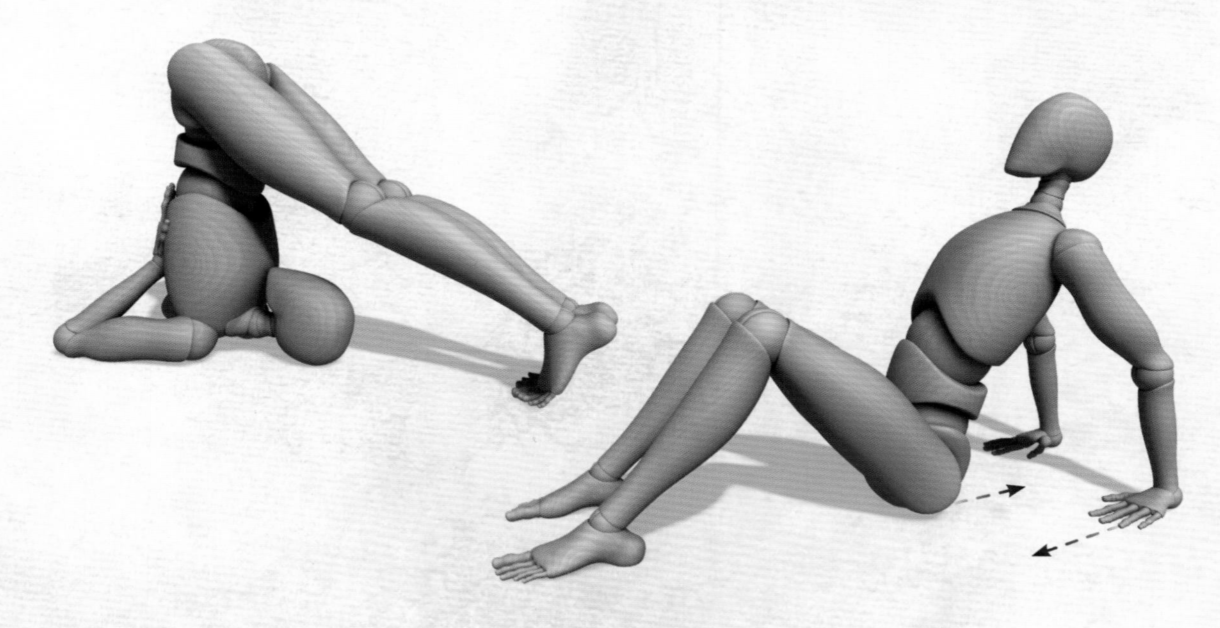

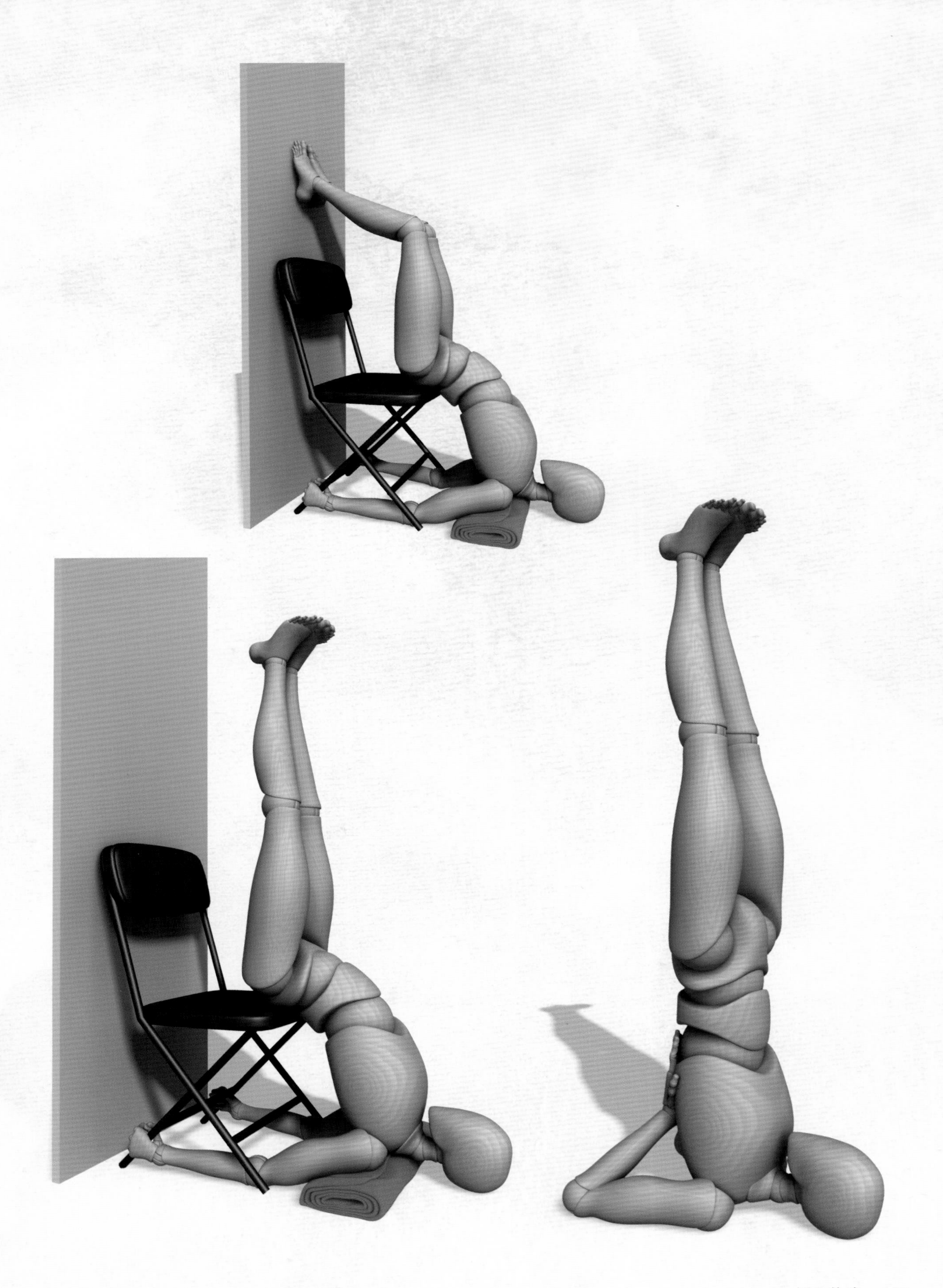

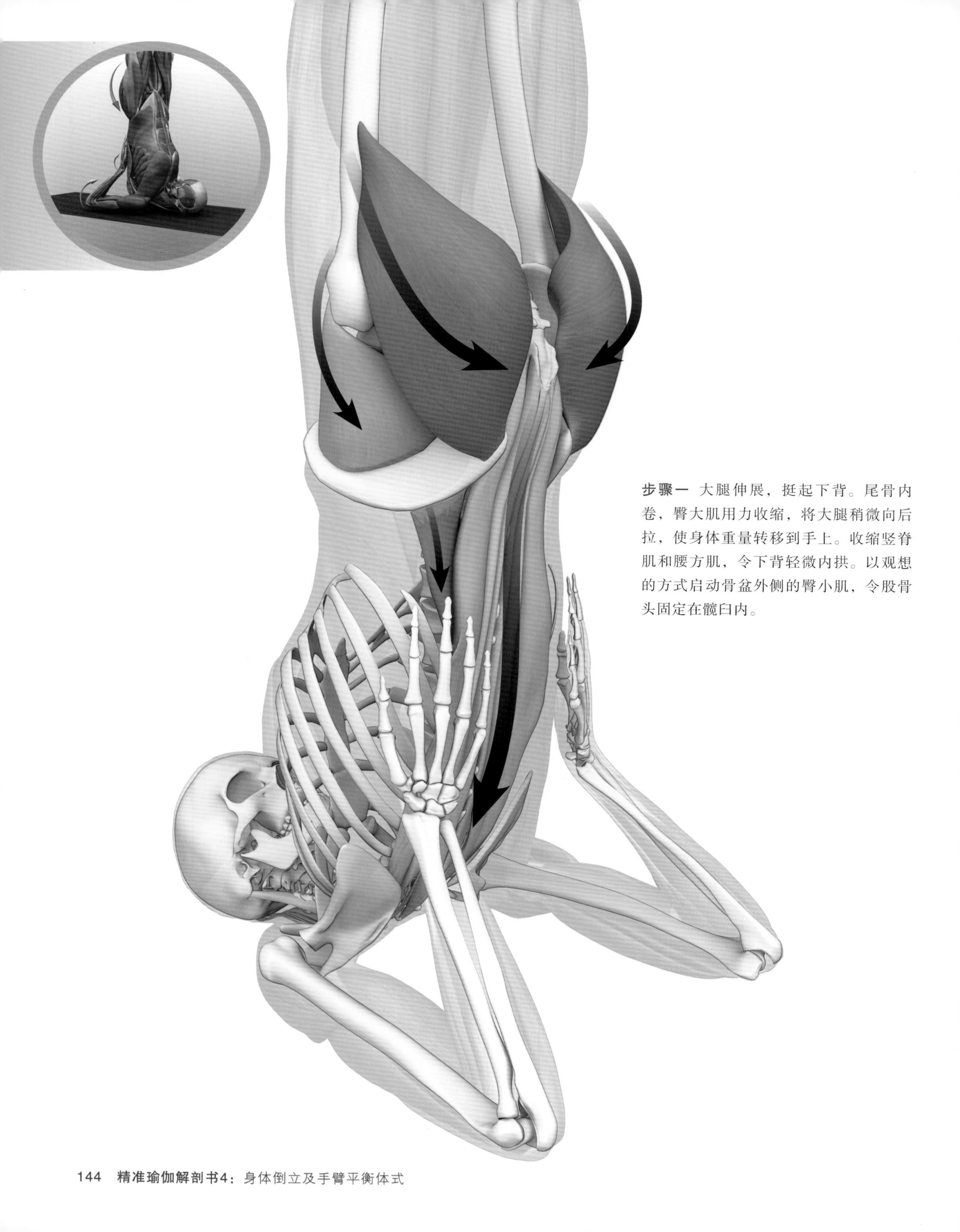

步骤一 大腿伸展，挺起下背。尾骨内卷，臀大肌用力收缩，将大腿稍微向后拉，使身体重量转移到手上。收缩竖脊肌和腰方肌，令下背轻微内拱。以观想的方式启动骨盆外侧的臀小肌，令股骨头固定在髋臼内。

步骤二 肘关节屈曲，用掌心推压后背。身体斜靠在手掌上，再启动肱二头肌和肱肌，以稳定支撑身体重量，令胸部向前扩展，这是整个体式最关键的动作。启动三角肌后束，使上臂背面压向地面，这一动作可帮助伸展前胸肌肉，并触发交互抑制作用，令三角肌前束放松。小圆肌是协同肌，可协助三角肌后束将上臂压向地面。启动冈下肌和小圆肌（属于肩袖肌群），令肩关节外旋，三角肌后束也可帮助外旋肩膀。接着，再启动前臂旋后肌，用手掌外缘去按压背部。由于肱二头肌同样是旋后肌，所以按压的动作又会令胸部进一步扩展。

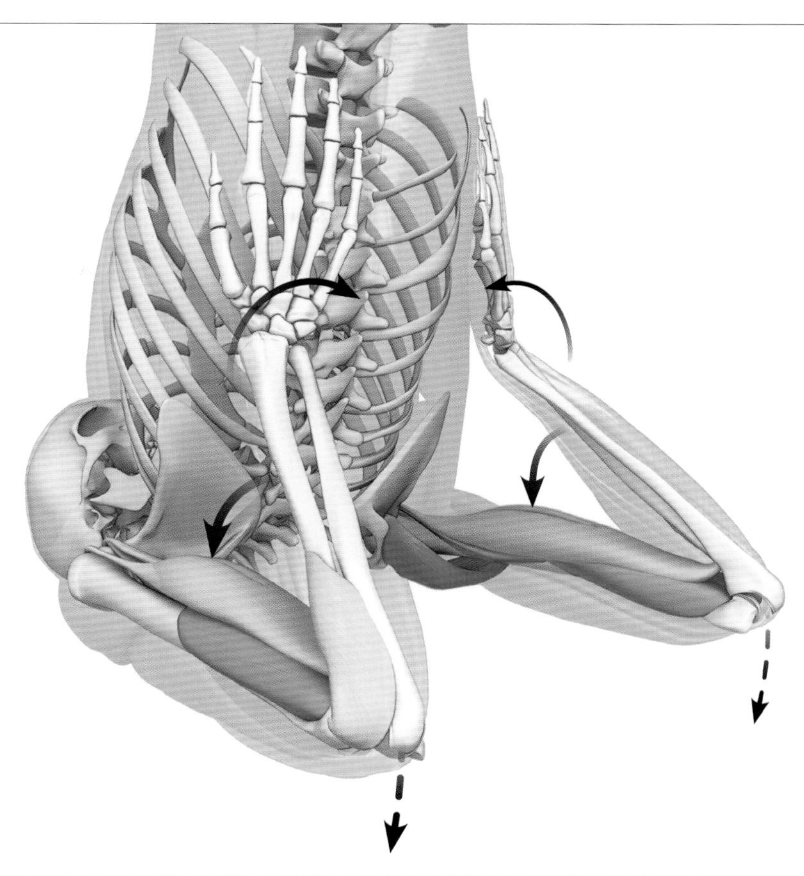

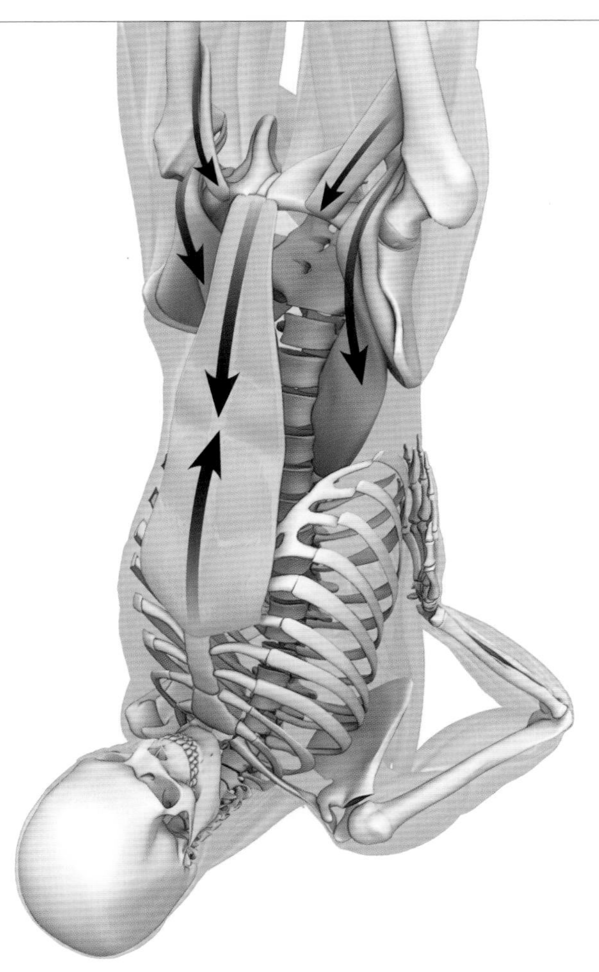

步骤三 启动髋部屈肌和腹肌，以平衡臀大肌、腰方肌、竖脊肌的动作。启动髋部屈肌的诀窍是，稍微把双腿前移。接着，要拿捏如何让大腿在屈曲和伸展之间取得平衡，在半空中维持挺立状态。双腿挺立，也会提升骨盆的稳定性。最后，观察腹肌如何衔接骨盆与胸廓。稍微启动腹直肌，以平衡背部伸肌，稳定脊椎。

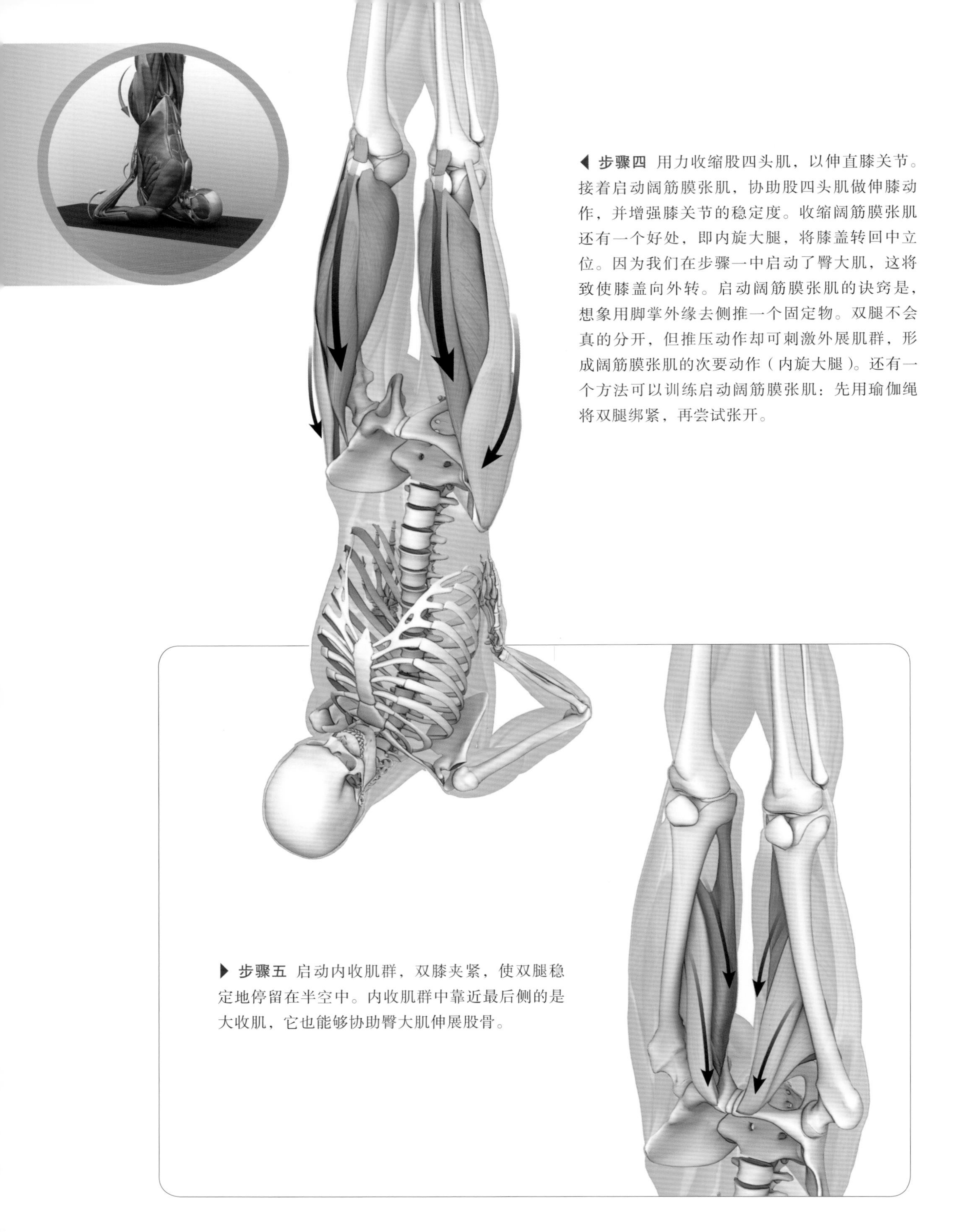

◀ **步骤四** 用力收缩股四头肌，以伸直膝关节。接着启动阔筋膜张肌，协助股四头肌做伸膝动作，并增强膝关节的稳定度。收缩阔筋膜张肌还有一个好处，即内旋大腿，将膝盖转回中立位。因为我们在步骤一中启动了臀大肌，这将致使膝盖向外转。启动阔筋膜张肌的诀窍是，想象用脚掌外缘去侧推一个固定物。双腿不会真的分开，但推压动作却可刺激外展肌群，形成阔筋膜张肌的次要动作（内旋大腿）。还有一个方法可以训练启动阔筋膜张肌：先用瑜伽绳将双腿绑紧，再尝试张开。

▶ **步骤五** 启动内收肌群，双膝夹紧，使双腿稳定地停留在半空中。内收肌群中靠近最后侧的是大收肌，它也能够协助臀大肌伸展股骨。

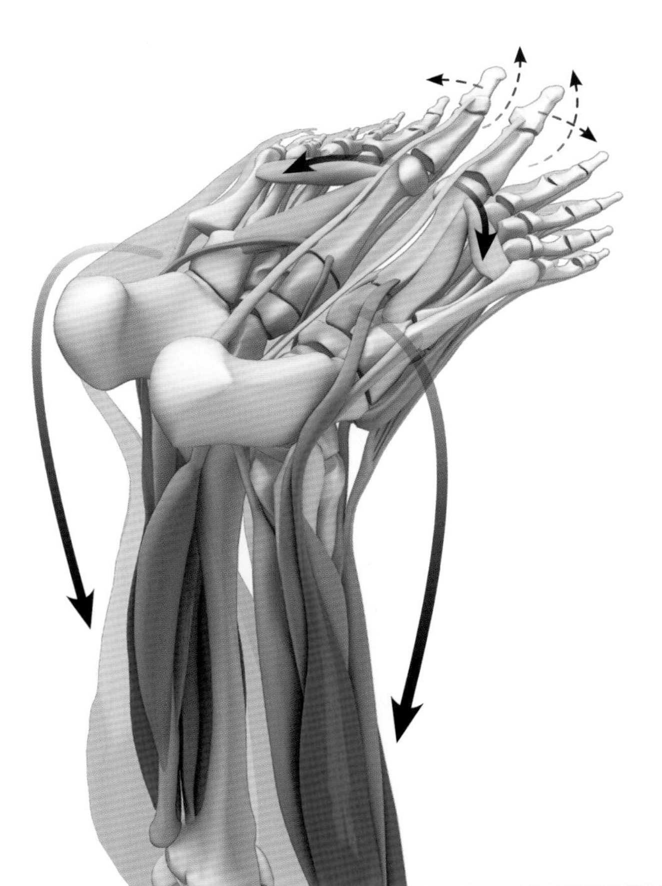

步骤六 收缩腓骨长、短肌，以外翻踝关节。接着再以胫骨后肌稍微内翻踝关节，以平衡刚才的外翻动作。结合这两股反向的力量，便可创造收束，增强足部的稳定度。

启动胫骨前肌，将足背拉向小腿。脚趾伸展。最后，启动跗长、短屈肌和跗收肌，试着屈曲、内收大拇趾，以加深足弓的弧度。建议在进入体式前，先用拇趾的趾腹按压地面，再试着朝第二根脚趾的方向拖过去，用这个拖曳的动作觉察跗长、短屈肌和跗收肌的运作。这三个动作结合起来，可活跃足底纵弓。胫骨后肌除了内翻足部与提升脚踝的稳定度之外，也可优化足弓的弹性。

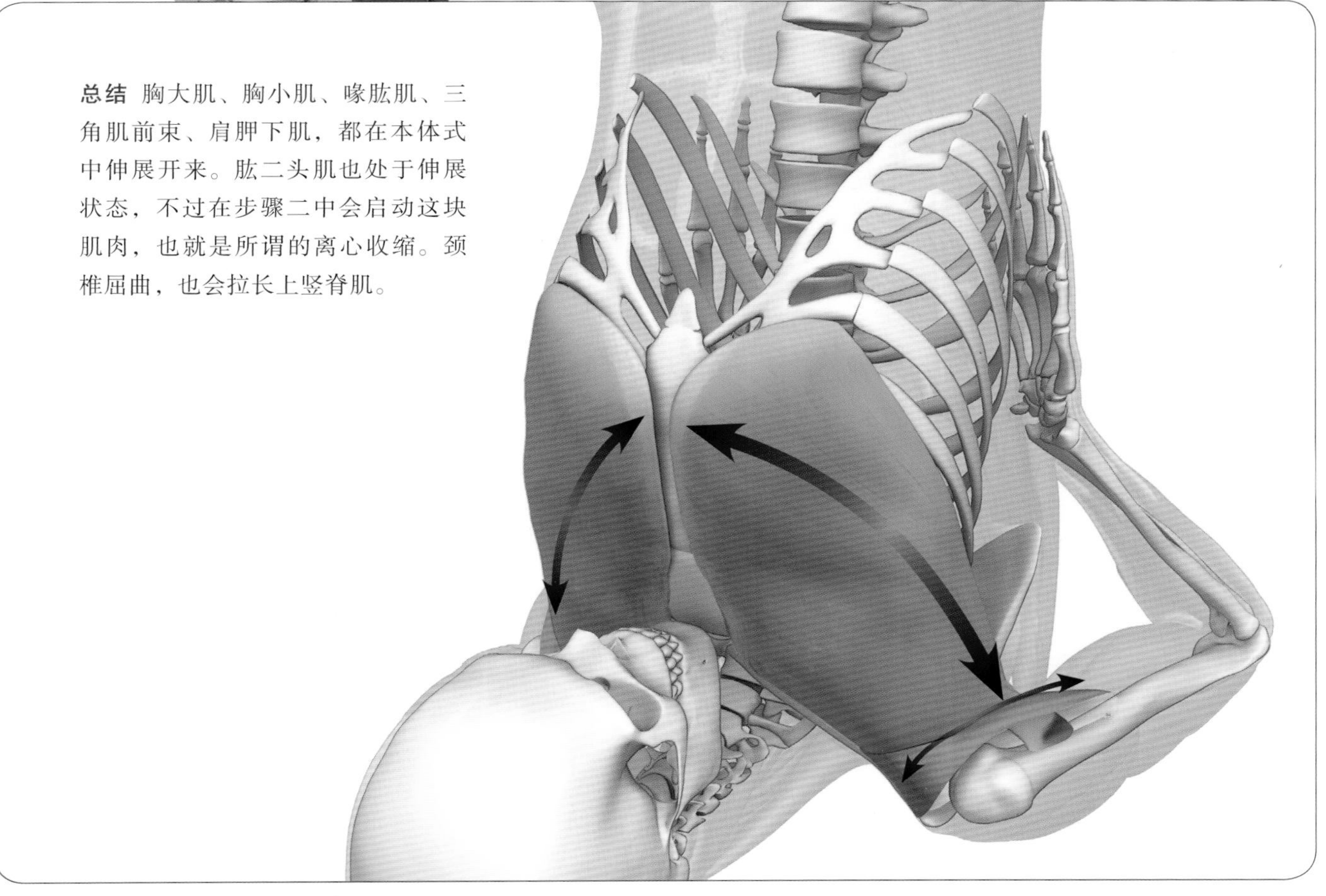

总结 胸大肌、胸小肌、喙肱肌、三角肌前束、肩胛下肌，都在本体式中伸展开来。肱二头肌也处于伸展状态，不过在步骤二中会启动这块肌肉，也就是所谓的离心收缩。颈椎屈曲，也会拉长上竖脊肌。

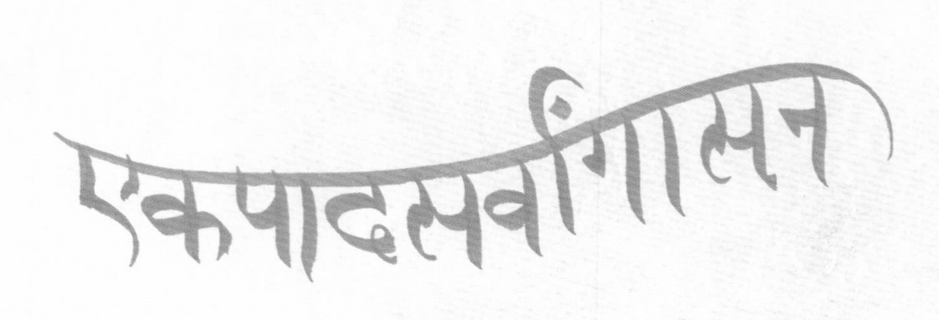

EKA PADA SARVANGASANA

单腿肩倒立式

单腿肩倒立式不但拥有倒立体式的益处，还能伸展下方腿的臀肌、腘绳肌、腓肠肌／比目鱼复合肌，并强化上抬腿一侧的背部运动链。如同传统肩倒立式一样，需要将背部倚靠在手上，由手掌按压的动作来扩展前胸。

身体每个动作都是相互牵动的。例如，把腿放到地面上会挤压该侧上半身，并造成颈椎过度屈曲。所以当你把脚放低时，要有所准备，并想办法克服这一问题。将背部倚靠在手上，则可扩展前胸。启动下背部肌肉，挺直腰椎，结合手推下背的动作，便能将塌陷的那侧躯干舒展开来。而屈髋的腰大肌也可协助下背部肌肉维持腰部挺立。此外，启动上抬腿一侧的腹斜肌，也可制衡对侧躯干受到挤压的情况。

基本关节位置

- 肩关节伸展、外旋。
- 肘关节屈曲。
- 前臂旋后。
- 躯干伸展。
- 颈椎屈曲。
- 上抬腿的髋关节伸展、内收、内旋。
- 下方腿的髋关节屈曲。
- 膝关节伸展。
- 上抬腿的踝关节保持中立或稍微跖屈。
- 下方腿额踝关节背屈。
- 足外翻。
- 脚趾伸展。

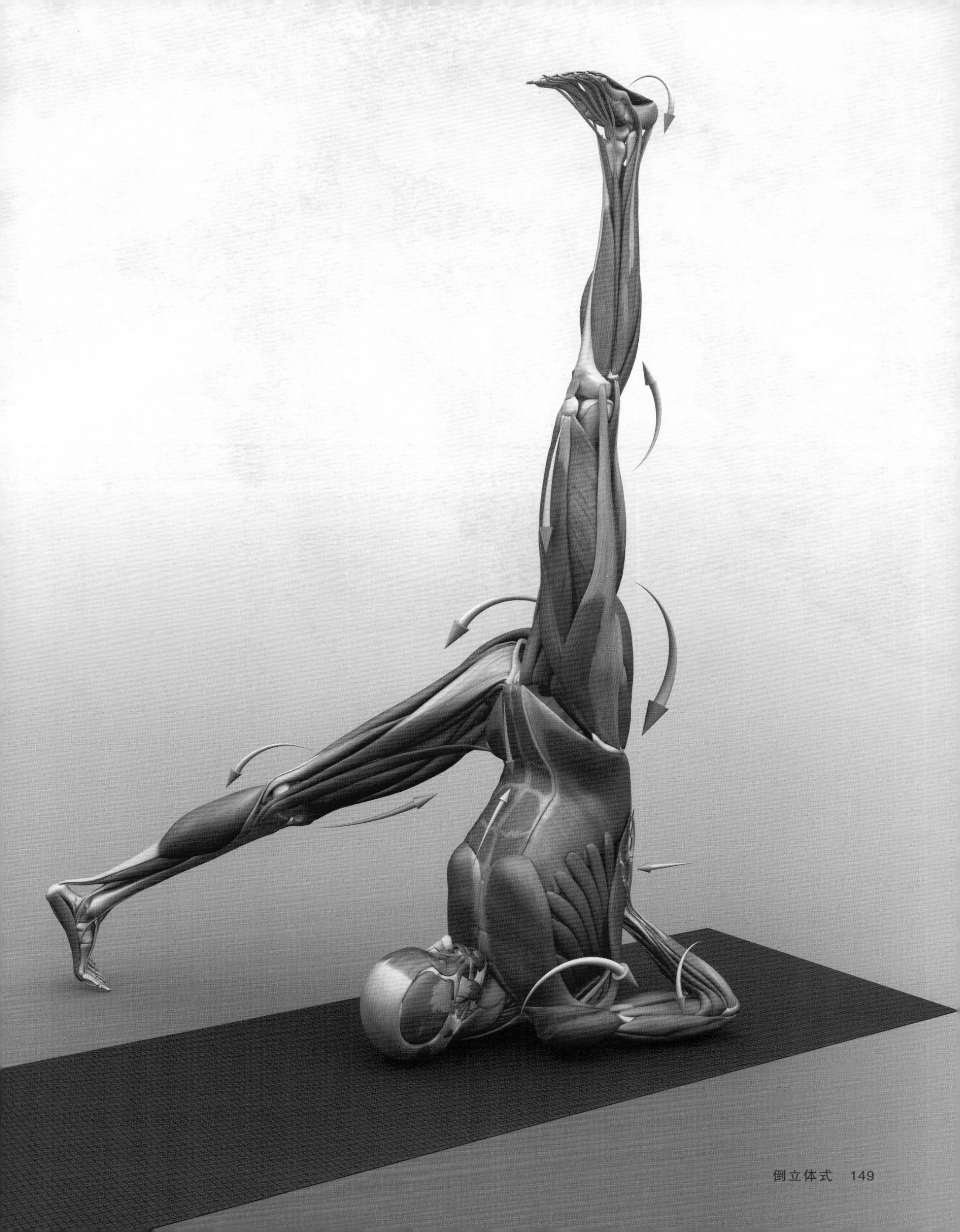

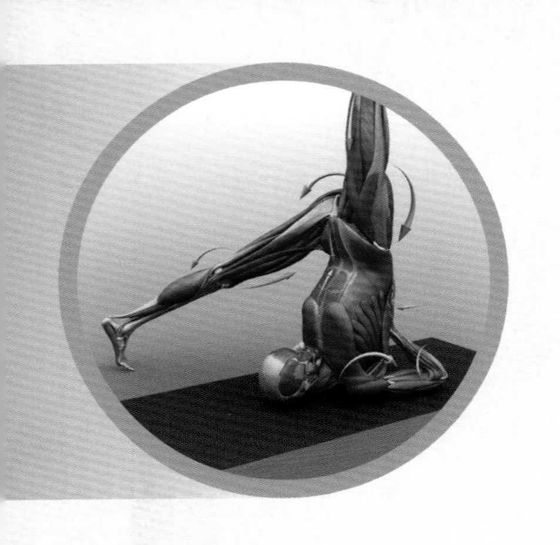

单腿肩倒立式准备动作

本体式的准备重点在腘绳肌、臀肌、髋部屈肌的伸展。因此，可练习加强侧伸展式和神猴哈努曼式来拉长这些肌肉。同时，还要伸展胸肌和三角肌前束，使肩膀前侧的肌肉准备充分，这样做到完成式时才能把手肘压向地面。

接着，先进入肩倒立式，将背部倚靠在手上，肘关节背面压向地面，这两个动作会将胸部打开。将一条腿慢慢降到地面上。刚开始练习时，请准备一张椅子进行辅助（第 151 页左上图）。等动作稳定，肌肉柔韧、易伸展，再慢慢降低腿的高度，记得用腰肌主动屈髋，不要靠腿本身的重量落地。解开动作时，再度把脚上抬。双手撑好背部后，再同时将双脚降到地面上，进入犁式。最后身体慢慢回到地面上，力量要控制好，仿佛把卷曲的身体摊平一样，直到整个背部平躺在地面上，在此休息几分钟，给心血管系统一点时间重新适应这个状态。

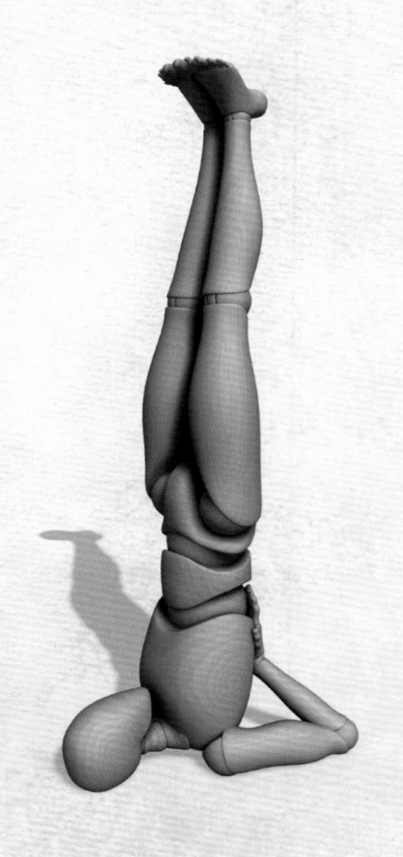

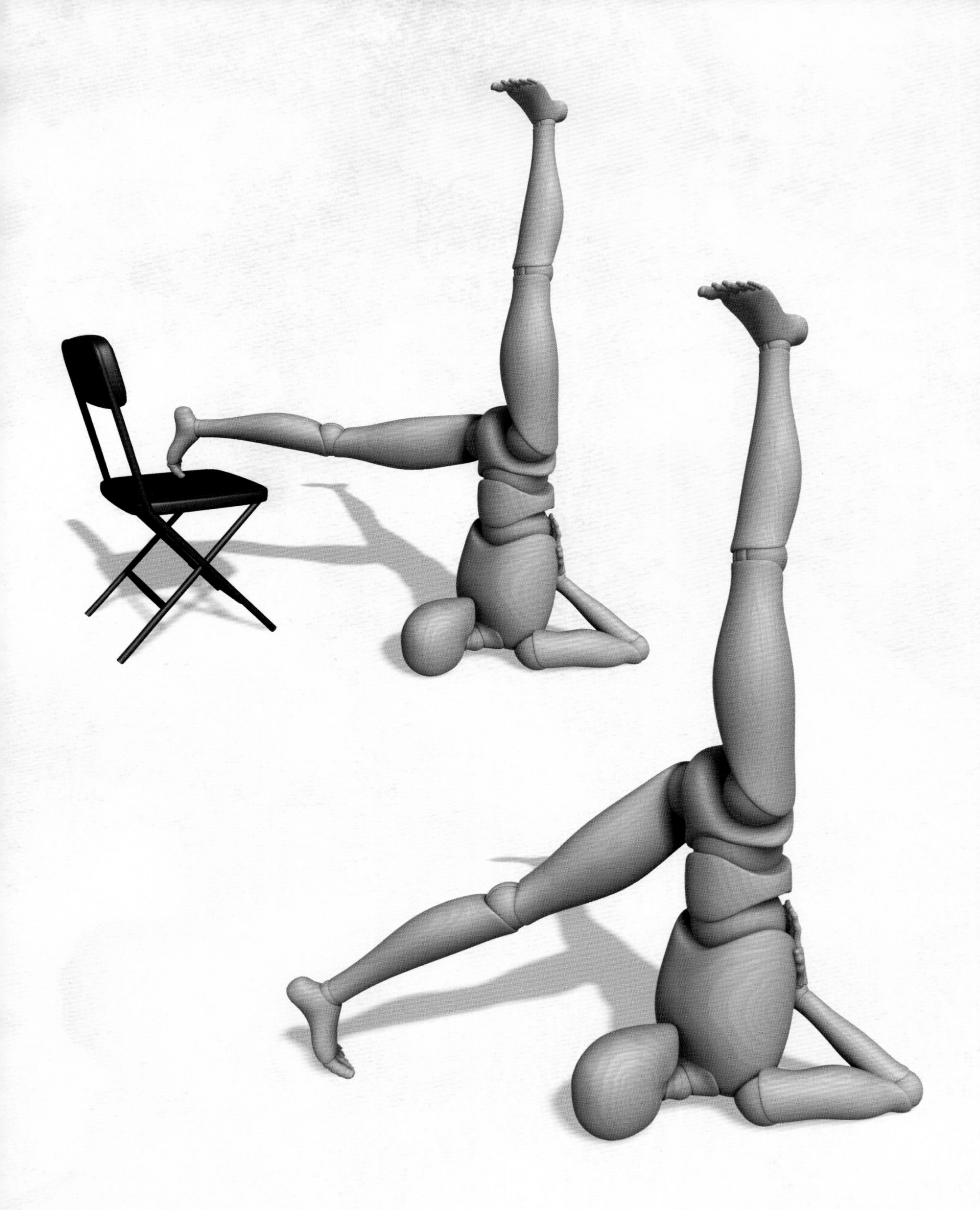

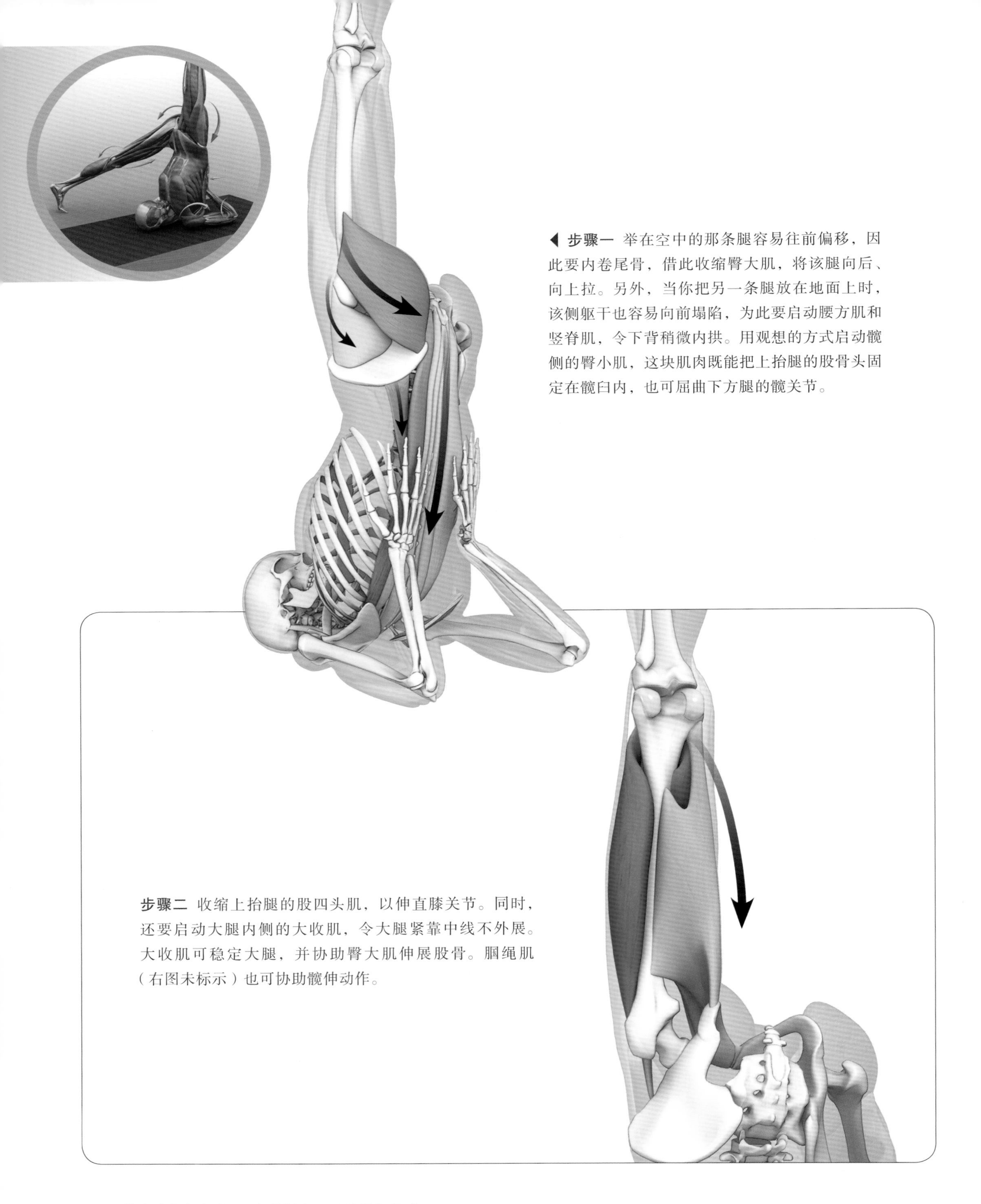

◀ **步骤一** 举在空中的那条腿容易往前偏移，因此要内卷尾骨，借此收缩臀大肌，将该腿向后、向上拉。另外，当你把另一条腿放在地面上时，该侧躯干也容易向前塌陷，为此要启动腰方肌和竖脊肌，令下背稍微内拱。用观想的方式启动髋侧的臀小肌，这块肌肉既能把上抬腿的股骨头固定在髋臼内，也可屈曲下方腿的髋关节。

步骤二 收缩上抬腿的股四头肌，以伸直膝关节。同时，还要启动大腿内侧的大收肌，令大腿紧靠中线不外展。大收肌可稳定大腿，并协助臀大肌伸展股骨。腘绳肌（右图未标示）也可协助髋伸动作。

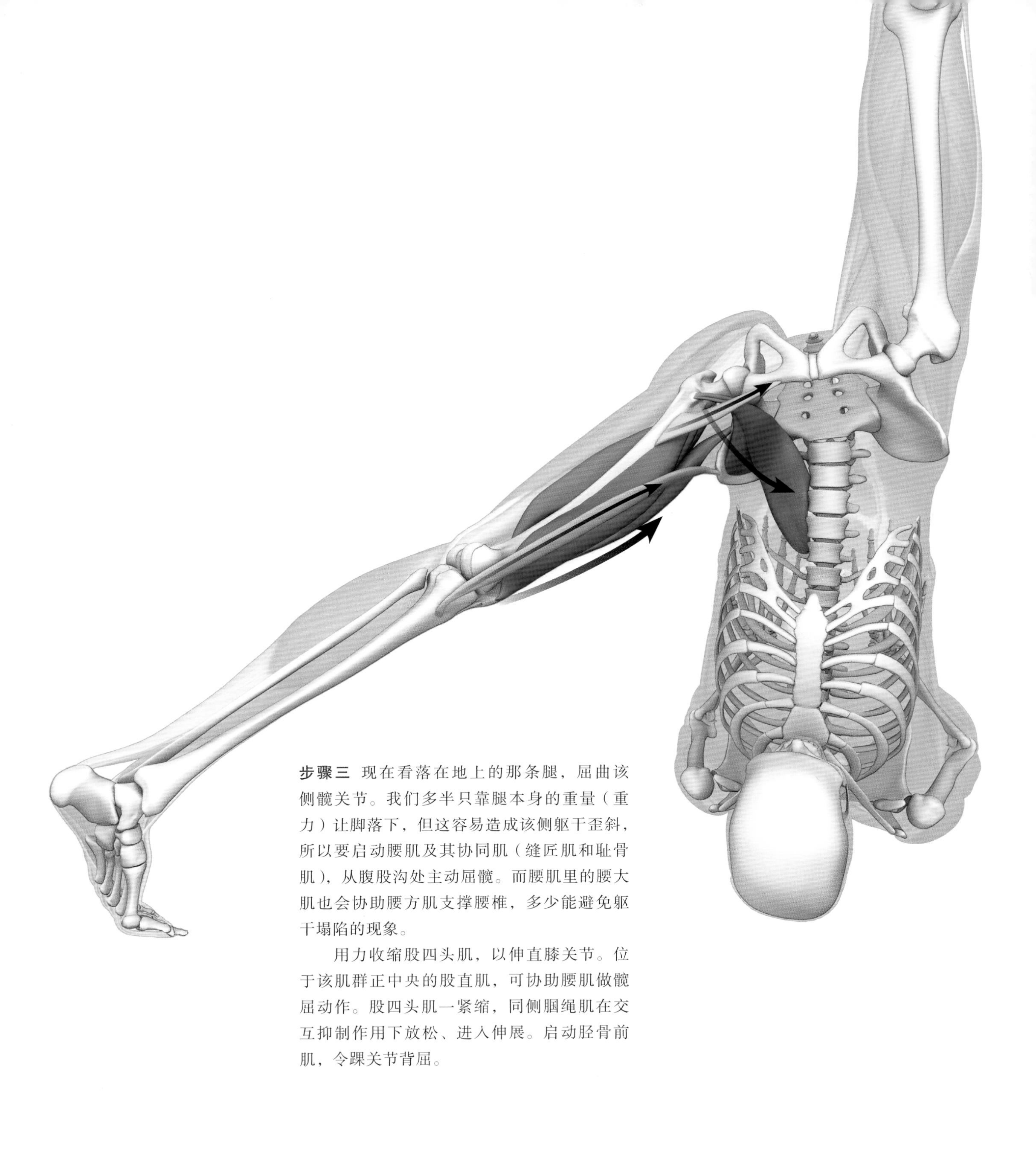

步骤三 现在看落在地上的那条腿，屈曲该侧髋关节。我们多半只靠腿本身的重量（重力）让脚落下，但这容易造成该侧躯干歪斜，所以要启动腰肌及其协同肌（缝匠肌和耻骨肌），从腹股沟处主动屈髋。而腰肌里的腰大肌也会协助腰方肌支撑腰椎，多少能避免躯干塌陷的现象。

用力收缩股四头肌，以伸直膝关节。位于该肌群正中央的股直肌，可协助腰肌做髋屈动作。股四头肌一紧缩，同侧腘绳肌在交互抑制作用下放松、进入伸展。启动胫骨前肌，令踝关节背屈。

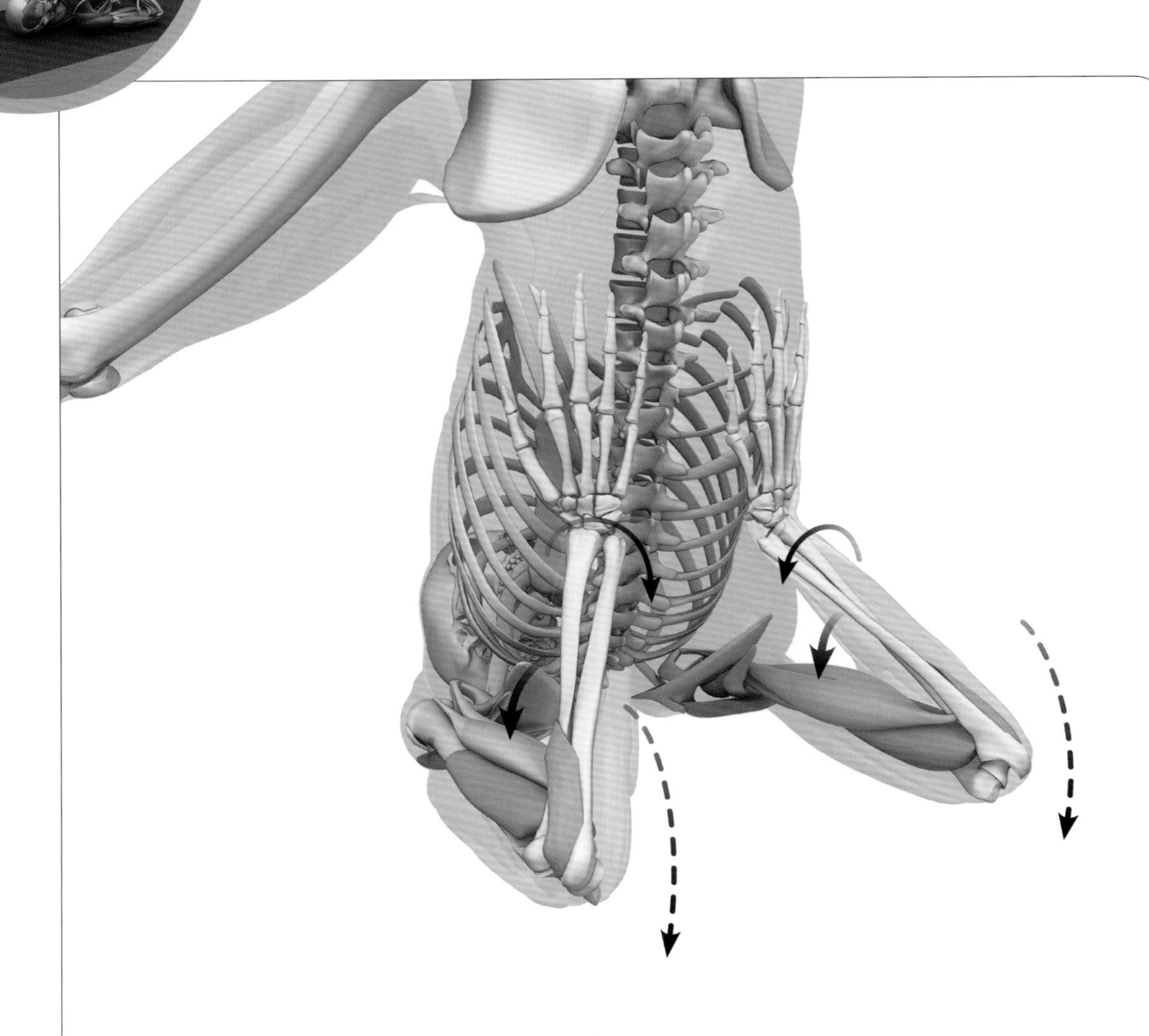

步骤四 启动肱二头肌和肱肌，以屈曲肘关节，将手掌压向后背。再将背部倚靠在手掌上，你会感觉胸部扩展开来。前臂旋后，使重量从食指侧分散到整个手掌。用力启动三角肌后束，将肘关节背面压向瑜伽垫。这个动作能够伸展上臂骨（肱骨），同时扩展前胸。收缩冈下肌和小圆肌，令肩关节外旋。三角肌后束也可协助肩关节外旋。

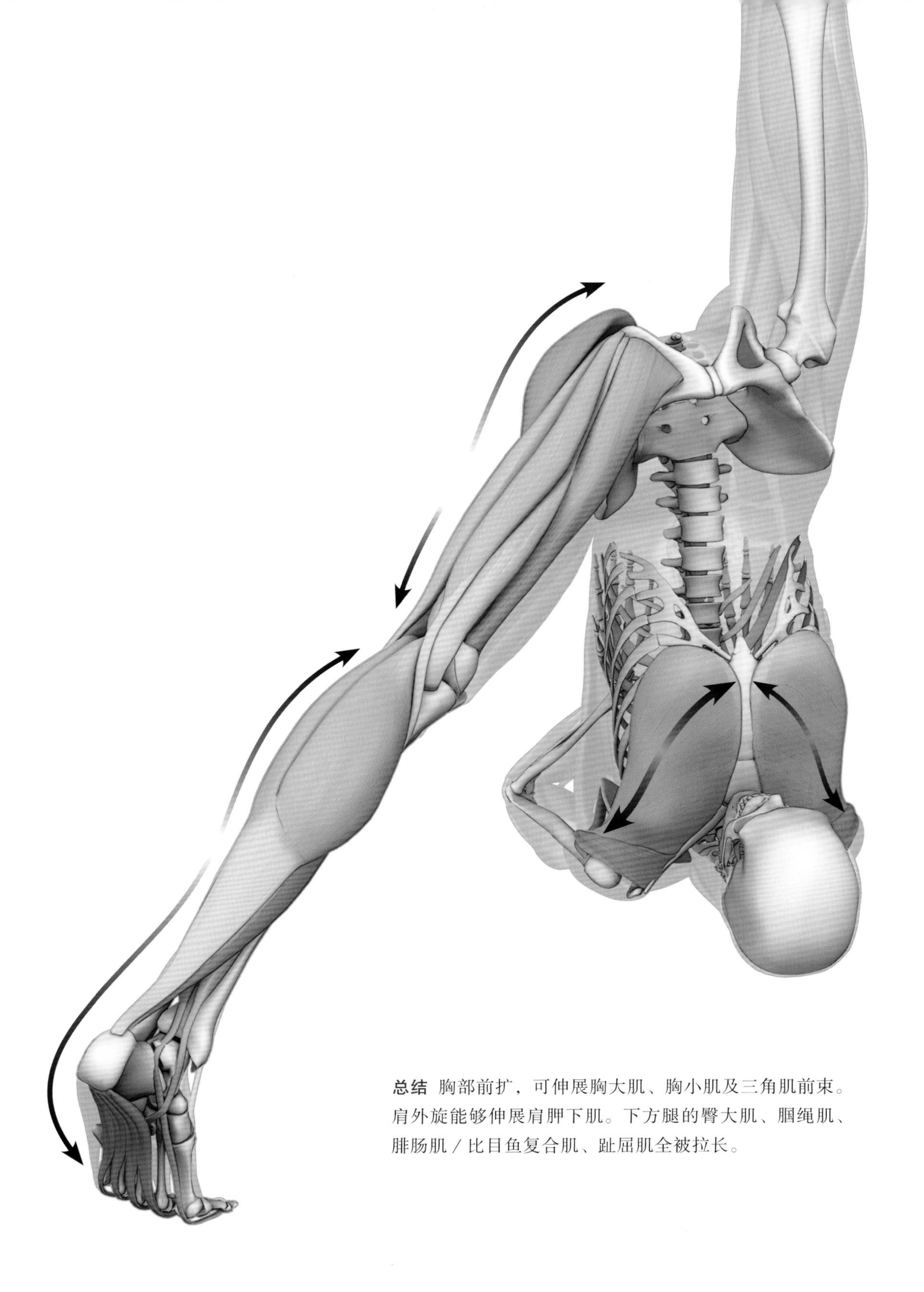

总结 胸部前扩，可伸展胸大肌、胸小肌及三角肌前束。肩外旋能够伸展肩胛下肌。下方腿的臀大肌、腘绳肌、腓肠肌 / 比目鱼复合肌、趾屈肌全被拉长。

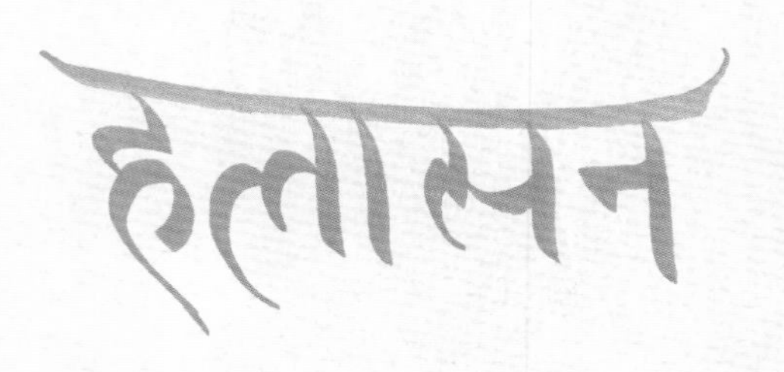

HALASANA

犁式

犁式是肩倒立式的变化式，结合了扩胸与背部运动链伸展。犁式对身体同样有倒立体式的好处，如促进静脉回流、增加心血输出量、活络副交感神经。

犁式通常被安排在体式练习的尾声，此时练习渐趋缓和，准备进入放松。双腿举到头部上方，同时要屈曲髋关节，这一动作会把重心前移。因此，要小心翼翼地将大部分的重量移到肩膀和手臂上，避免颈部过度屈曲。可以在肩膀下面垫块毯子，头部悬置于毯子边缘，以免颈部过度屈曲，造成颈椎压迫。

犁式也跟所有脚落地的倒立体式一样（如单腿肩倒立式），容易有躯干歪斜、靠重力被动屈髋的问题。为了避免上述情况，我们要主动启动髋部屈肌，如强而有力的腰肌。腰大肌也会挺起腰椎。同时，还要收缩腰方肌和下背部肌肉，令腰部稍微内拱，以协助挺直腰椎。背部倚靠在手掌上，再用掌心反推背部，以扩展前胸，这一动作会把重心从颈部移开，从而保护颈椎。

基本关节位置

- 髋关节屈曲、内收。
- 膝关节伸展。
- 踝关节背屈。
- 足外翻。
- 脚趾伸展。
- 躯干屈曲。
- 肩关节伸展、外旋。
- 肘关节屈曲。
- 前臂旋后。

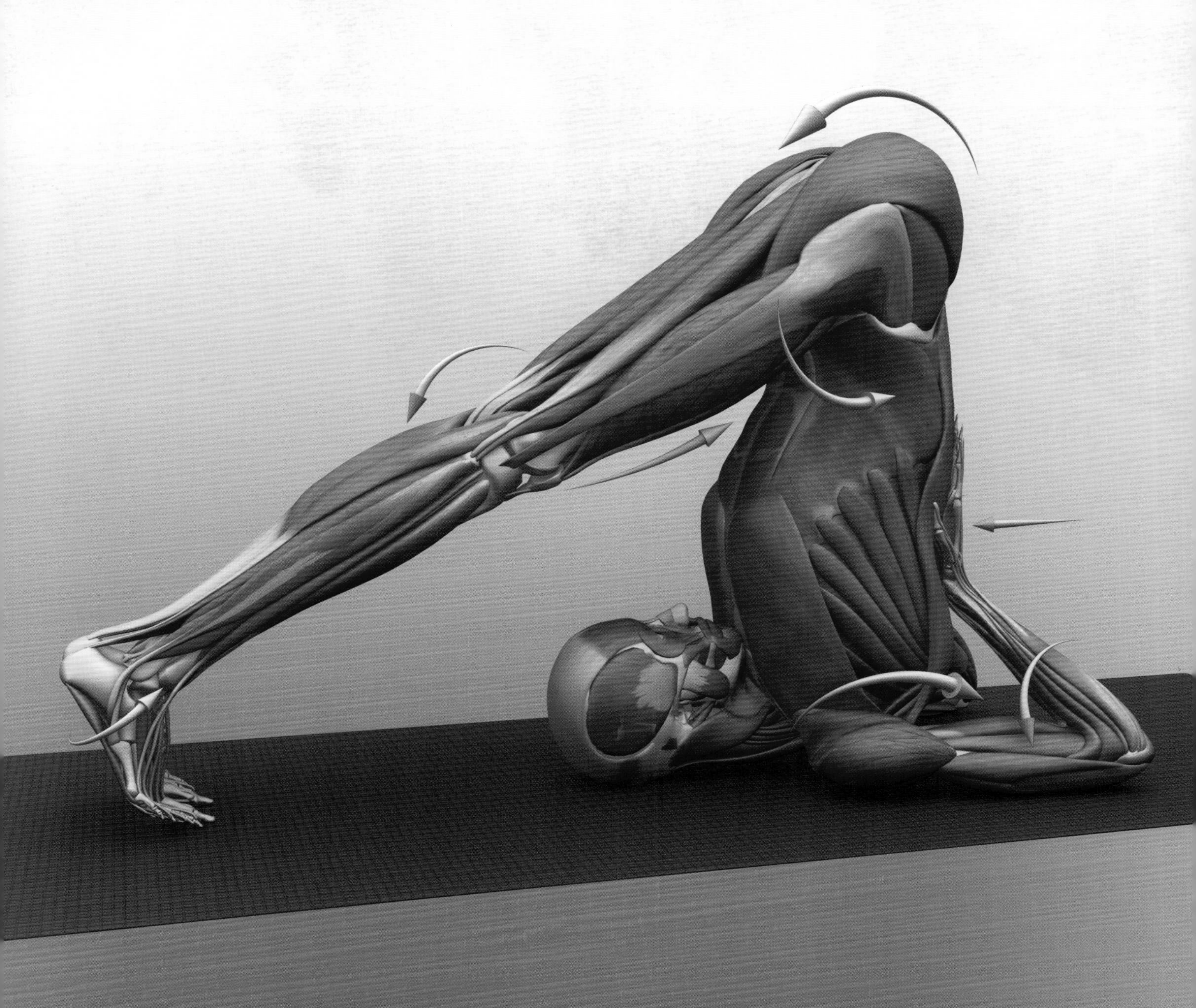

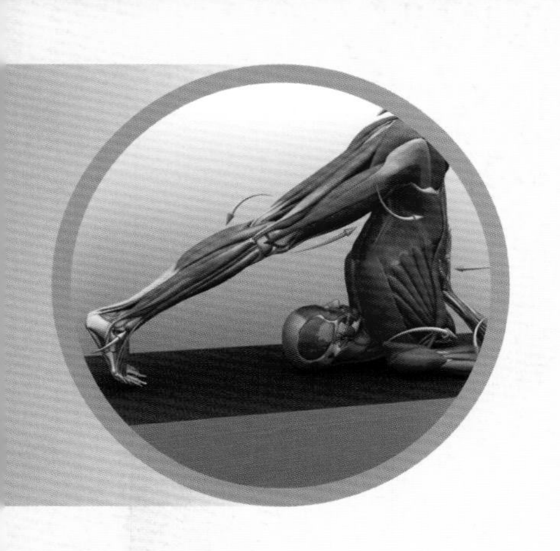

犁式准备动作

先练习龟式和坐立前屈式（下图），以伸展下背部肌肉。

肌肉热身完毕，如第 159 页上图所示，身体平躺，双腿翻转而上，以肩膀支撑（肩膀底下垫张毯子）。双膝放在椅面上，或使脚掌平贴在墙壁上。接着再一步步走到犁式完全式，双脚落地。解开动作时要小心，手臂伸直，掌心贴地。接着，将膝盖拉回胸口方向，准备将身体翻滚回来，先是下背部、接着骨盆、最后才是双腿着地。头部底下放块毯子，休息几分钟，然后再离开体式，给心血管系统一点时间调整适应。

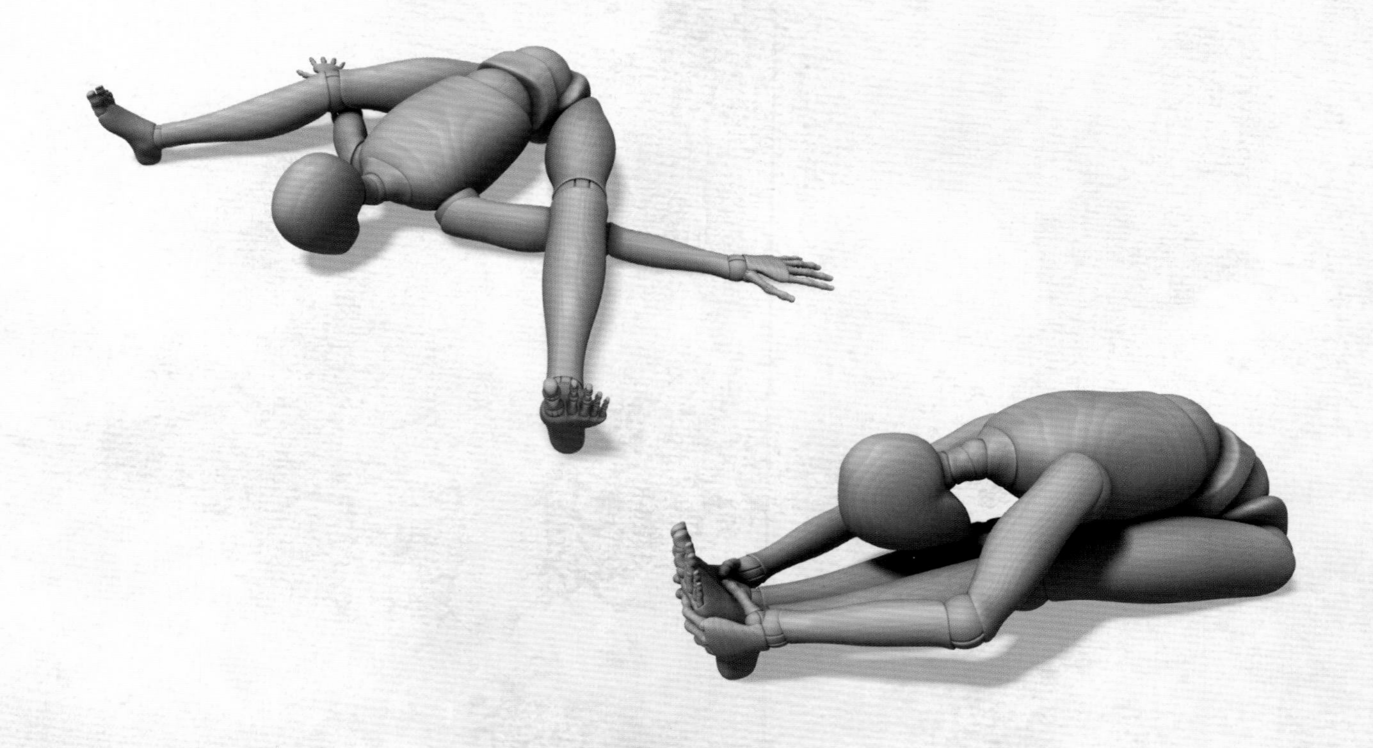

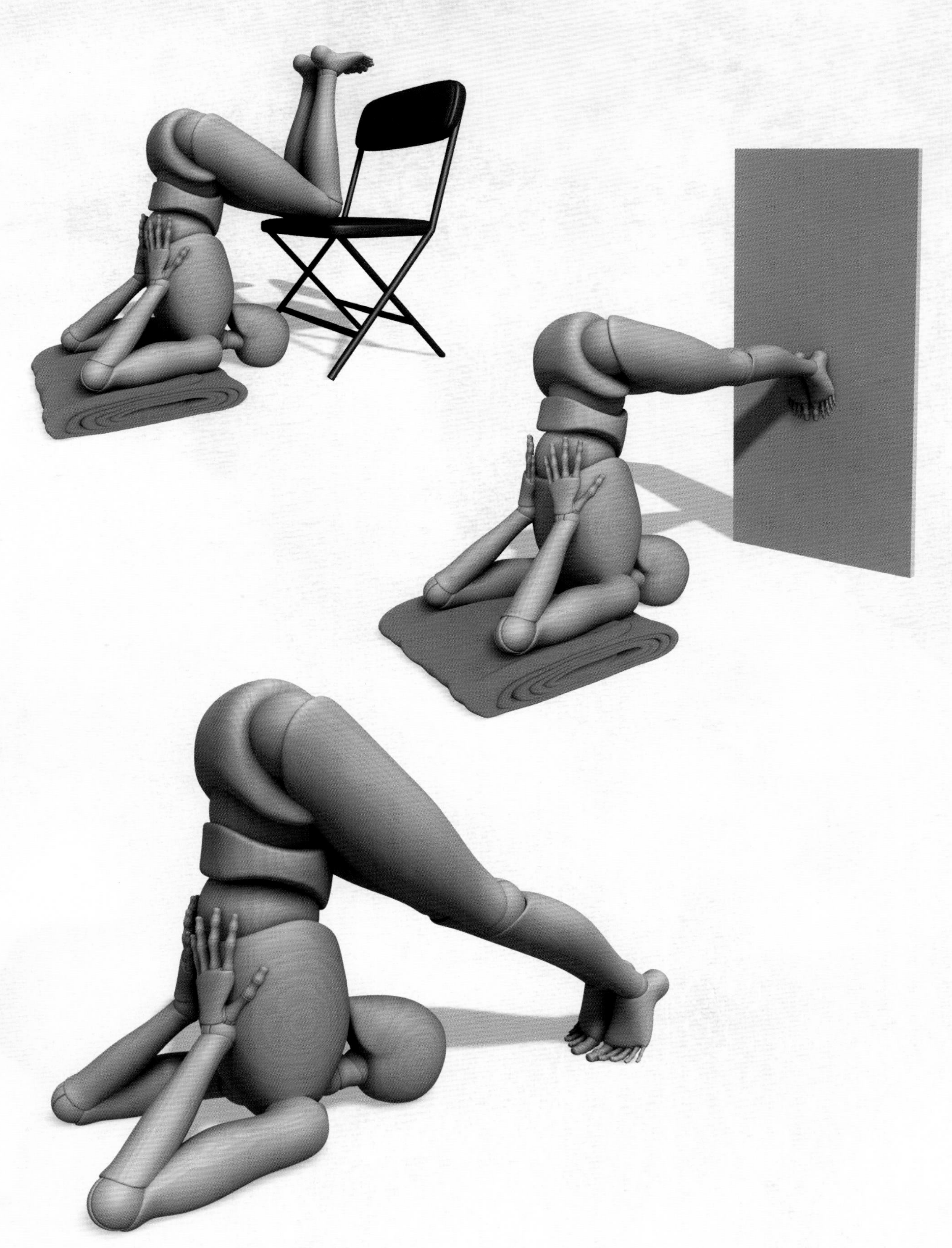

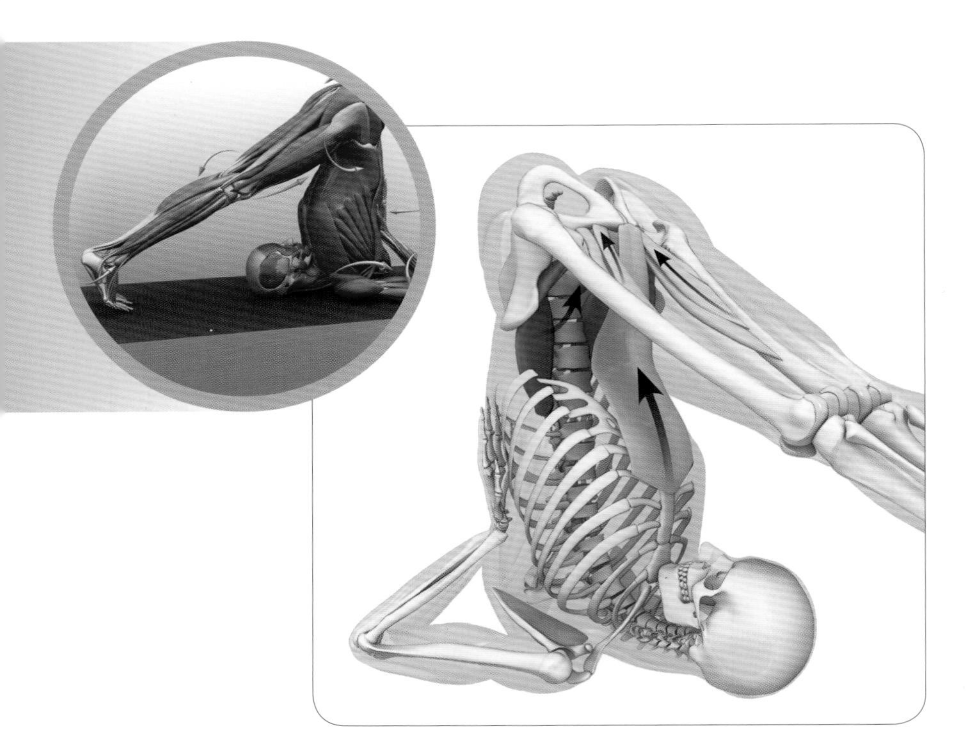

◀ **步骤一** 屈曲躯干，把腿抬到头部上方。启动腰肌及其协同肌（耻骨肌和长、短收肌）以屈髋。以观想的方向收缩髋侧的臀小肌，以协助髋部屈肌收缩。腰肌和腰椎部位的腰方肌由同一个神经系统所支配，所以会一起支撑并挺直后腰。内收肌群可协助并拢双腿。轻轻收缩腹直肌，以屈曲躯干。请注意，腹直肌的起端位于骨盆前侧（耻骨联合），所以腹直肌拉动骨盆的方向（后倾），刚好与腰肌拉动骨盆的方向（前倾）相反，因而会创造一个收束，有助于稳定骨盆。

▶ **步骤二** 收缩竖脊肌和腰方肌，令下背稍微内拱。由于这两块肌肉被拉长，所以这一动作属于离心收缩。背部倚靠在手上，准备进入步骤三的扩胸动作。

◀ **步骤三** 收缩肱二头肌和肱肌，以屈曲肘关节，将掌心压向后背。这一动作容易造成重量偏移到手掌靠食指侧，为了保持平衡，前臂要旋后，使重量均匀分布于整只手掌。收缩三角肌后束，使手肘背面压向瑜伽垫。三角肌后束也会跟冈下肌和小圆肌一起外旋肩关节，有助于扩展胸部。

▶ **步骤四** 收缩股四头肌，以伸直膝关节。阔筋膜张肌不仅可协助股四头肌伸膝，还会辅助腰肌屈髋。要特别注意的是，臀大肌伸展时，会使大腿向外旋转，所以要进一步启动阔筋膜张肌，以抗衡外旋的倾向。启动诀窍是，试着将垫子上的双脚各自向外拖。双脚实际上不会挪动，但大腿却因为这项尝试而内旋，把膝盖转回中立位。最后，把足背往小腿方向拉，令踝关节背屈，这会启动胫骨前肌，使小腿背面的腓肠肌／比目鱼复合肌在交互抑制作用下自然伸展开来。

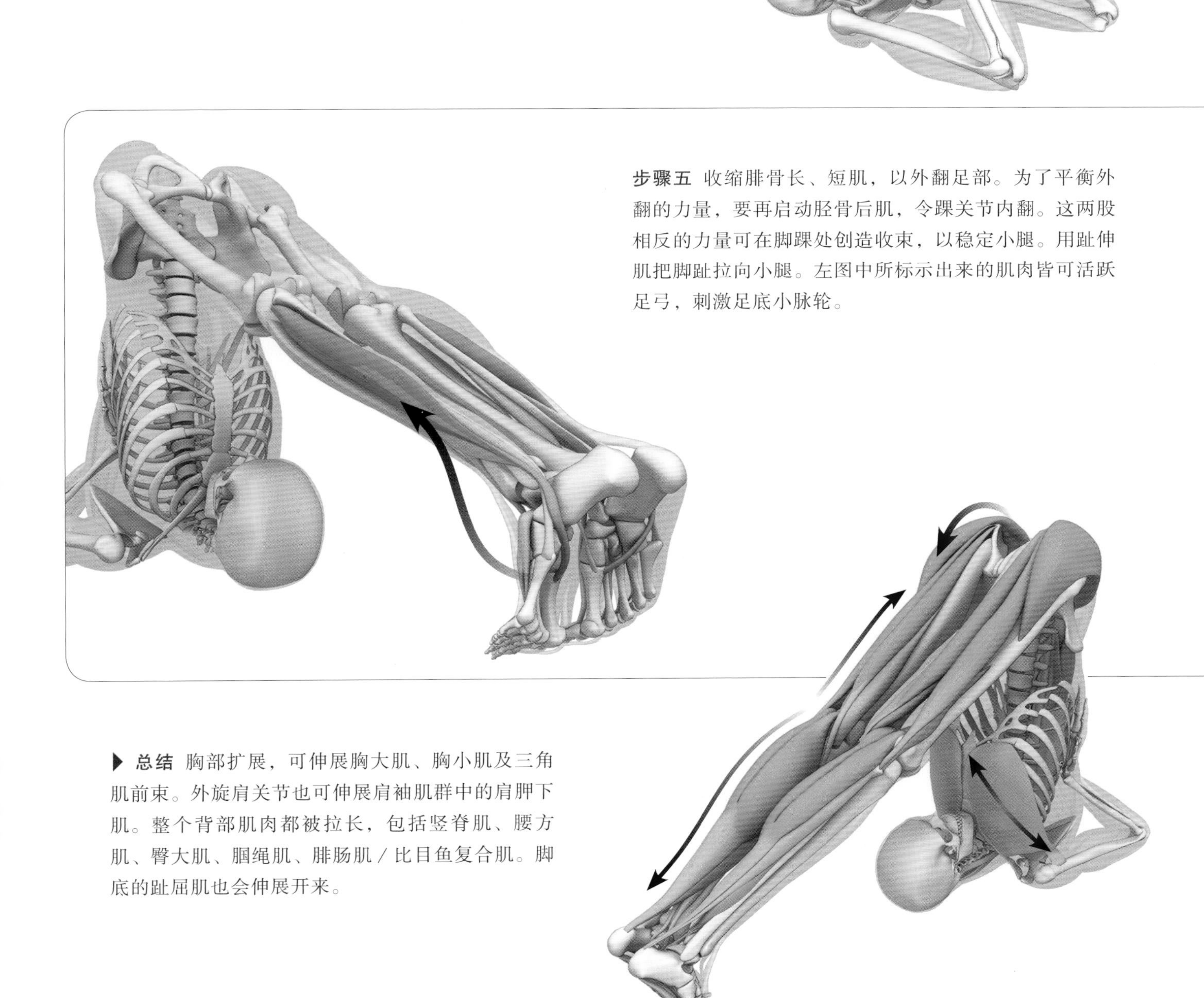

步骤五 收缩腓骨长、短肌，以外翻足部。为了平衡外翻的力量，要再启动胫骨后肌，令踝关节内翻。这两股相反的力量可在脚踝处创造收束，以稳定小腿。用趾伸肌把脚趾拉向小腿。左图中所标示出来的肌肉皆可活跃足弓，刺激足底小脉轮。

▶ **总结** 胸部扩展，可伸展胸大肌、胸小肌及三角肌前束。外旋肩关节也可伸展肩袖肌群中的肩胛下肌。整个背部肌肉都被拉长，包括竖脊肌、腰方肌、臀大肌、腘绳肌、腓肠肌／比目鱼复合肌。脚底的趾屈肌也会伸展开来。

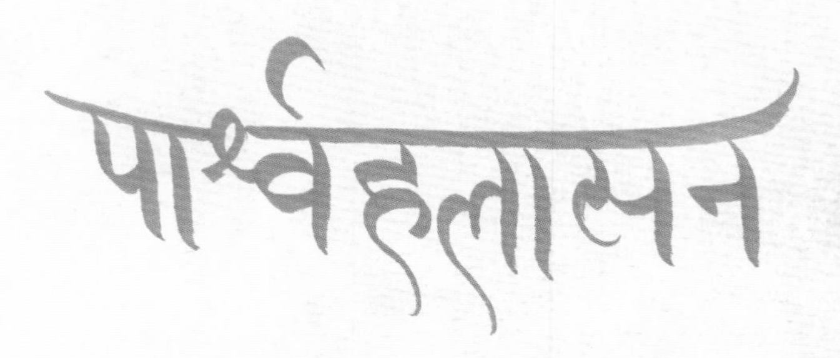

PARSVA HALASANA

侧犁式

侧犁式结合了倒立、扭转及背部运动链伸展等动作。倒立体式对身体的许多好处，在侧犁式统统都有体现，如有益于自主神经系统等。此外，腹周的扭转动作还可以激发内在活力。

要小心把重量移到肩膀和手臂上，避免集中在颈部，否则会过度屈曲颈椎，造成颈部受伤。身体扭转时，要转离的那侧肩膀通常会跟着前倾，对侧肩膀却顺着扭转方向后移。为了避免肩膀跟着骨盆转动，我们必须使转离的那侧肘关节牢牢压在垫子上。后面的肌肉讲解步骤会教你固定手肘的诀窍。记住，肩胛带和骨盆带需各自朝反方向转动，由此提升扭转的效果。

同时，还要避免双腿转向的那侧躯干塌陷，所以要启动对侧（双腿转离的一侧）腹肌和下背部肌肉。再启动腰大肌和腰方肌，令下背内拱，以拉长躯干。

基本关节位置

- 髋关节屈曲、内收。
- 膝关节伸展。
- 踝关节背屈。
- 足外翻。
- 脚趾伸展。
- 躯干屈曲、扭转。
- 肩关节伸展、外旋。
- 肘关节屈曲。
- 前臂旋后。

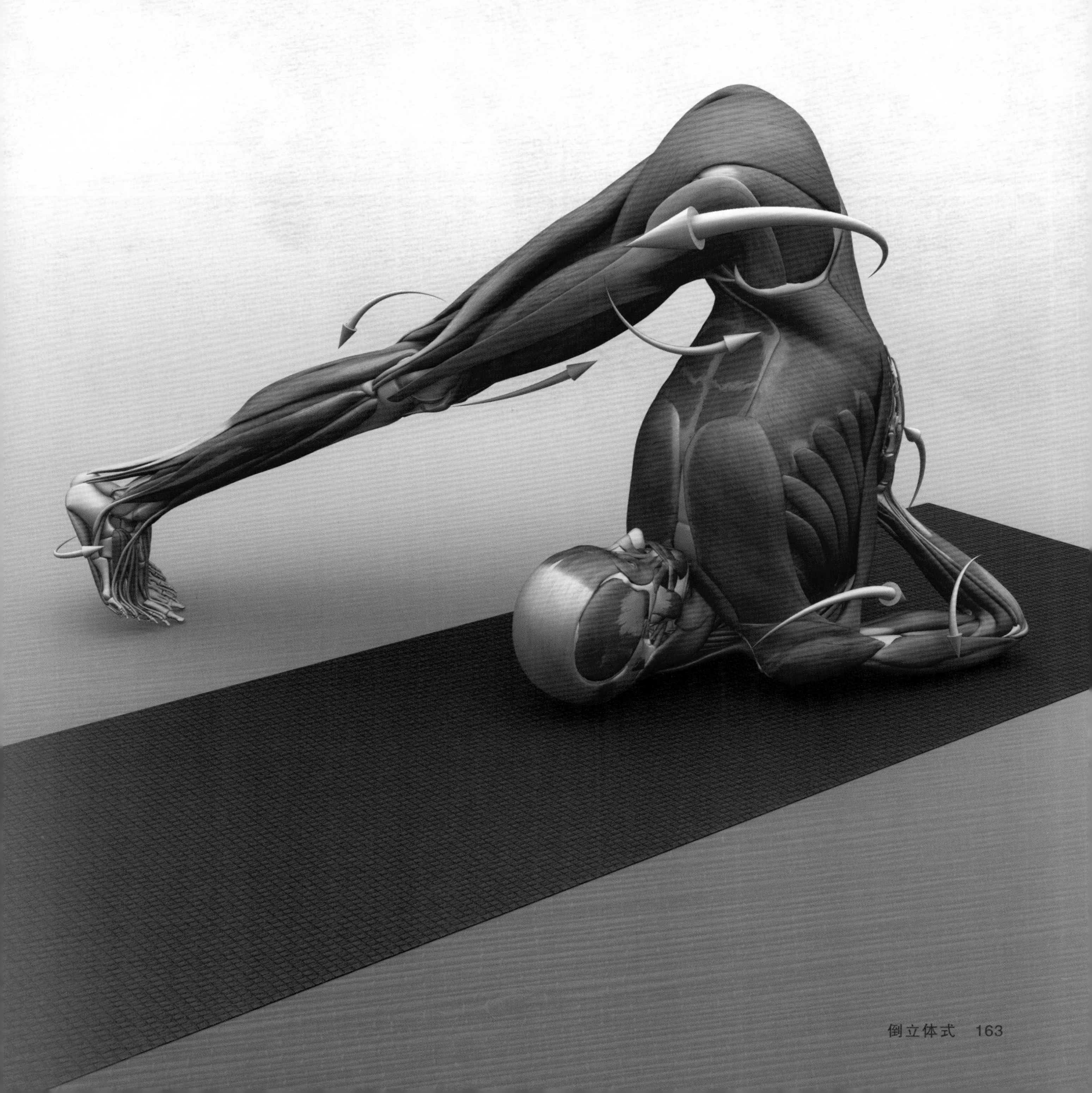

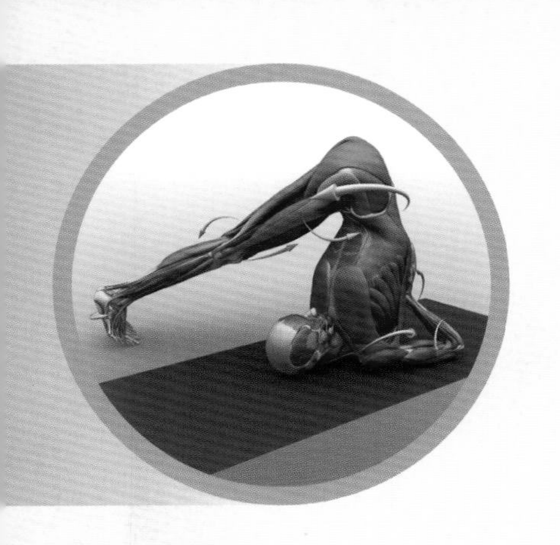

侧犁式准备动作

侧犁式可深度伸展背部运动链，所以进入体式前，建议先做龟式和坐角式（参见《精准瑜伽解剖书 2》)，以拉长下背部肌群。另外，还可做扭转体式（如圣哲玛里琪第三式，参见《精准瑜伽解剖书 3》)，以使脊椎旋转肌群做好充分准备。

先以犁式开始。背部倚靠在手上，手掌反压背部，以扩展胸部。这一动作会把身体重量从颈椎移开。双脚用走的方式移动到体侧，将下半身转离上半身（见第 165 页右上图）。不过，下半身要转离的那侧肘关节要用力压住瑜伽垫，以免该侧肩膀跟着前移。等双脚走到最后位置上，会出现长短不一的现象。所以，最外侧脚的膝关节要稍微屈曲，以对齐另一只脚（见第 165 页左下图）。接着，把最外侧脚固定在地面上，再收缩股四头肌，以伸直膝关节。仔细观察这个动作如何将骨盆调整到平衡状态。

做完单侧扭转后，要先回到犁式，再将身体转到另一侧。解开动作时，双脚同样回到中间（犁式），身体再慢慢翻转下来。平躺几分钟，给心血管系统一点时间重新调整适应。

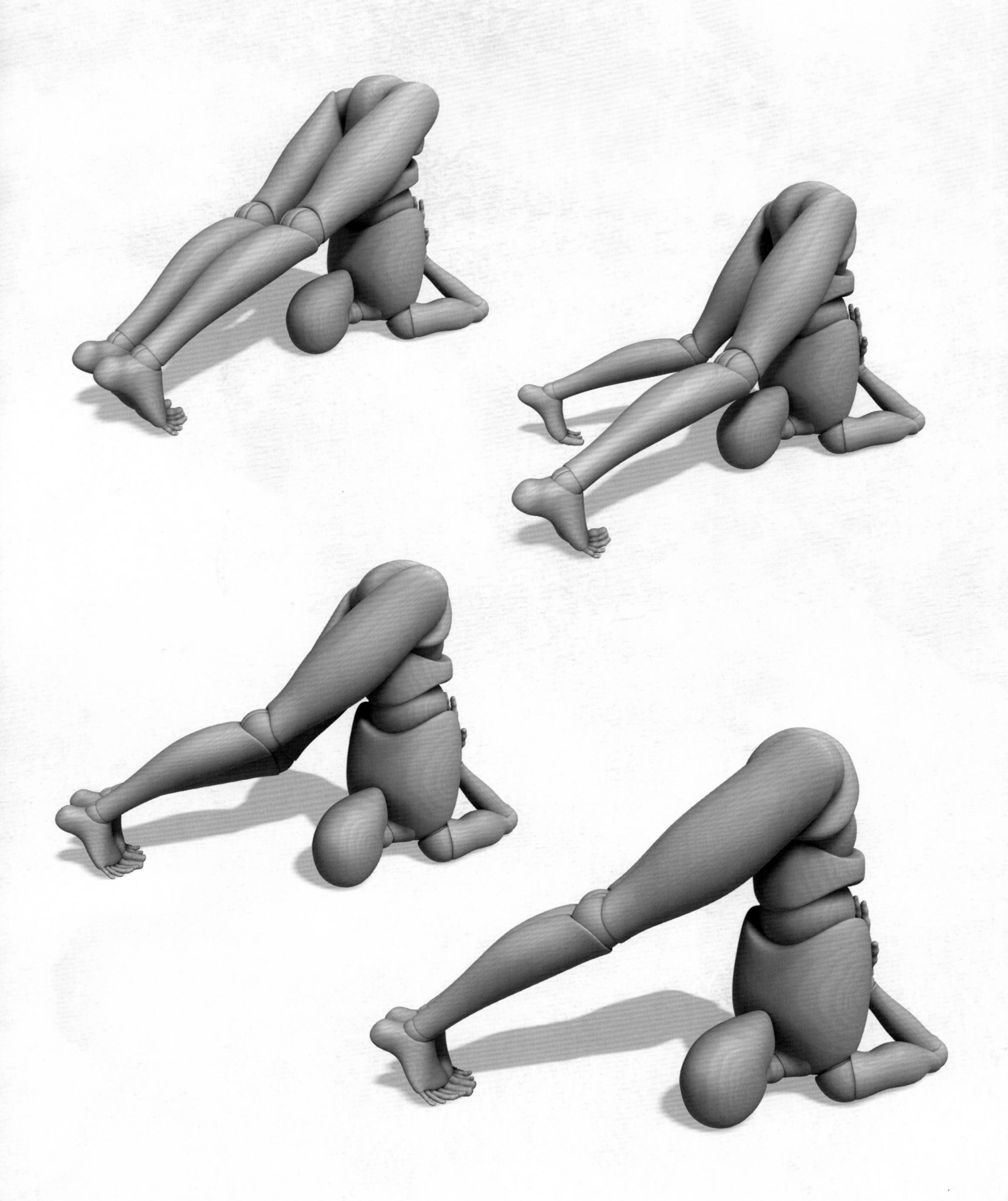

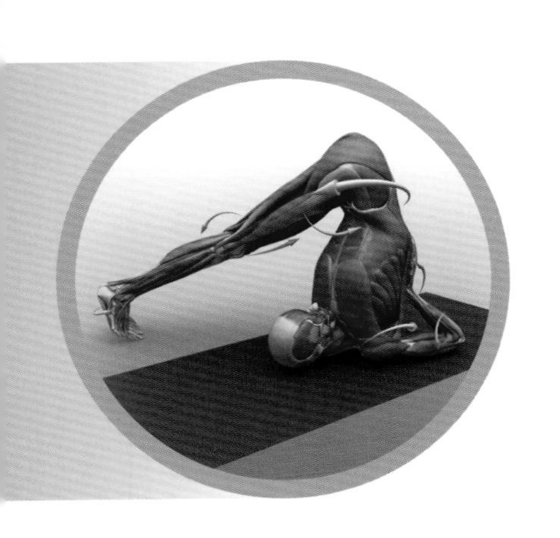

▶ **步骤一** 收缩腰肌、耻骨肌和长、短收肌，以屈曲髋关节。以观想的方式收缩髋侧的臀小肌，协助屈髋。启动腹直肌和腹斜肌，以夹紧并扭转躯干。注意，腰大肌也会协助腰方肌拱起下背。

步骤二 收缩腰方肌和竖脊肌，以挺立和伸展下背。这一动作也会刺激脊椎旋转肌转动躯干。由于腰大肌和腰方肌由同一个神经系统所支配，所以除了步骤一的动作外，腰大肌也可协助腰方肌挺直下背。

▶ **步骤三** 收缩肱二头肌和肱肌，屈肘，将手掌压向后背。前臂旋后，将身体重量均匀分布于手掌。肱二头肌可协助前臂旋后。启动三角肌后束和小圆肌，用肘关节抵住地面。三角肌后束也会协助冈下肌和小圆肌外旋肩关节。请注意，双腿要转离的那侧肩膀特别容易前倾，所以要更用力启动上述该侧肌肉。

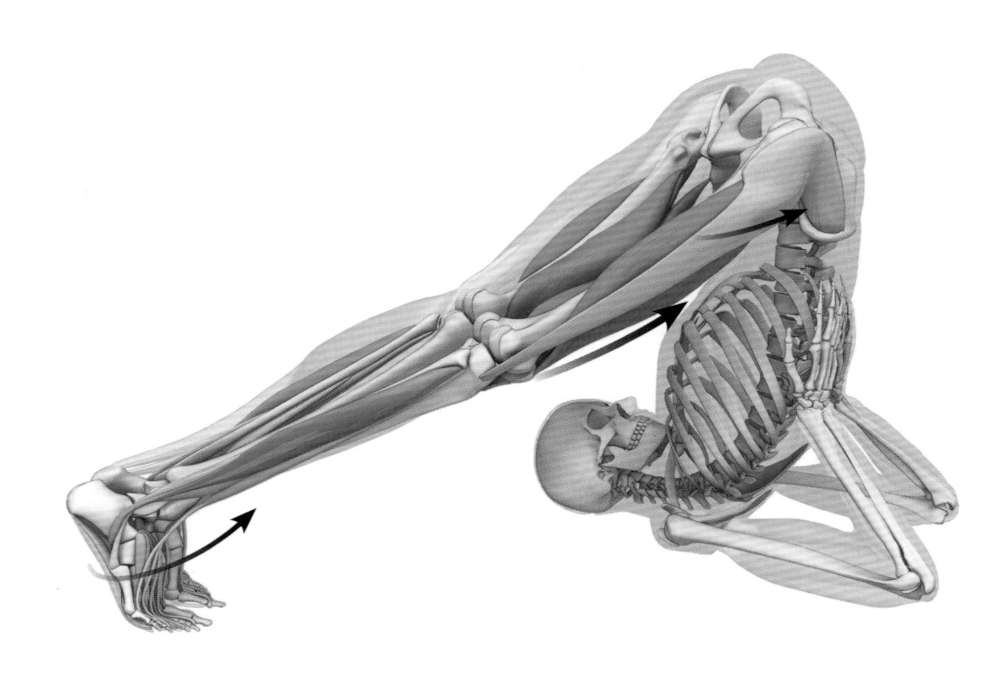

步骤四 启动股四头肌，以伸直膝关节。阔筋膜张肌不但协助伸膝，还会帮忙屈髋，启动这块肌肉的诀窍是，将双脚固定在垫子上，然后试着张开（力量轻一点）。启动阔筋膜张肌还有一个好处，就是内旋大腿，将膝盖转回中立位。启动小腿侧面的腓骨长、短肌，以外翻足部。接着启动胫骨后肌，以形成一股内旋的力量。这两个对立的动作，可在脚踝处创造较为和缓的收束。收缩胫骨前肌，令踝关节背屈，把足背拉向小腿，使小腿肚的腓肠肌／比目鱼复合肌在交互抑制作用下放松。脚趾伸展。结合以上动作，便可稳定足部，打开脚底，最终刺激足底小脉轮。

总结 先看躯干部位，侧犁式可拉长腹斜肌、脊椎旋转肌、竖脊肌。然后腿部臀大肌、腘绳肌、腓肠肌和趾屈肌全部伸展开来。

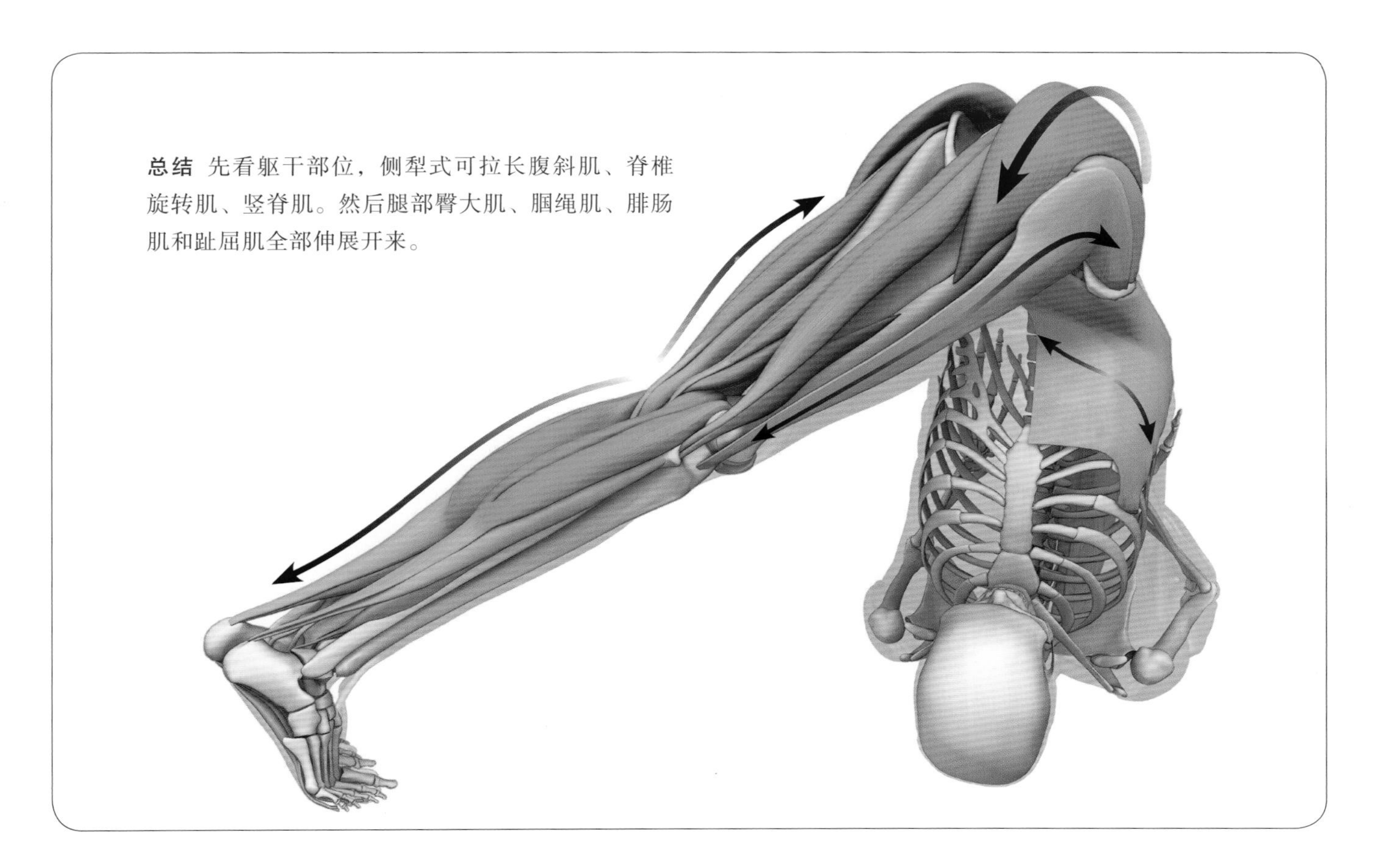

恢复性体式

婴儿式 BALASANA

倒立体式会使中枢神经系统激活副交感神经，降低心率和血压。所以做完倒立体式，必须给心血管系统时间以重新恢复平衡。从垫上起身前，可做些过渡动作（如婴儿式），以免出现头晕的现象。

屈髋，双腿外展，膝盖置于躯干两侧。身体前弯，手臂前伸，掌心贴地。头部靠在垫子上。你也可以加个下图的变化式，背部放个重物，以协助竖脊肌和腰方肌放松。

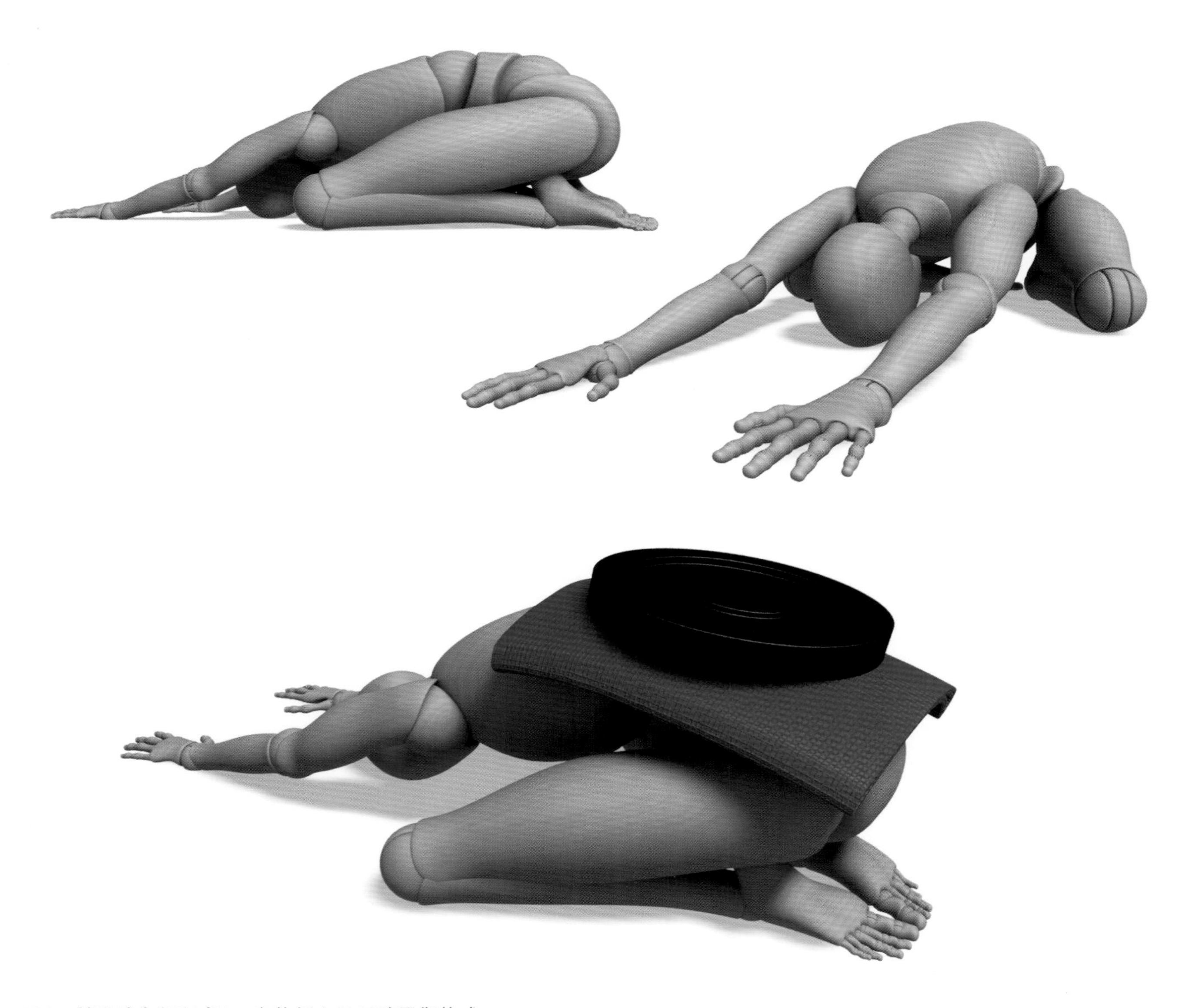

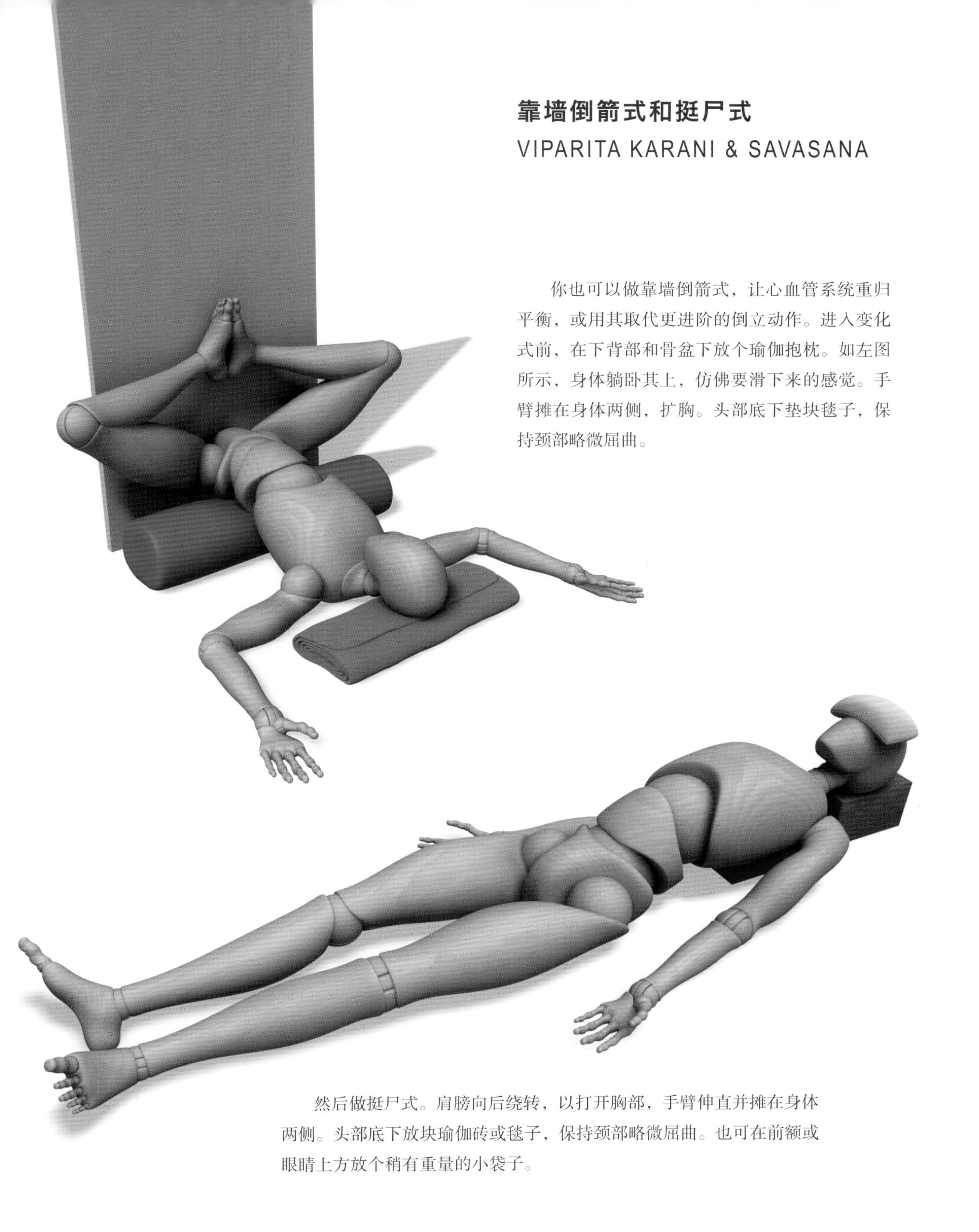

靠墙倒箭式和挺尸式

VIPARITA KARANI & SAVASANA

你也可以做靠墙倒箭式，让心血管系统重归平衡，或用其取代更进阶的倒立动作。进入变化式前，在下背部和骨盆下放个瑜伽抱枕。如左图所示，身体躺卧其上，仿佛要滑下来的感觉。手臂摊在身体两侧，扩胸。头部底下垫块毯子，保持颈部略微屈曲。

然后做挺尸式。肩膀向后绕转，以打开胸部，手臂伸直并摊在身体两侧。头部底下放块瑜伽砖或毯子，保持颈部略微屈曲。也可在前额或眼睛上方放个稍有重量的小袋子。

动作索引

MOVEMENT INDEX

动作索引

每个身体动作都有特定的名称。明确这些名称不仅对瑜伽教学十分重要，也有利于我们分析形成身体姿势的肌肉。作为一名瑜伽老师，我们要使用学员能理解的术语去跟他们沟通；要了解每个动作的科学叫法，同时能清楚解释每个动作，让外行人也听得懂；动作指令要尽量简单、准确。

要记住，肌肉的收缩使关节、附肢落在各个体式的正确位置上。知道了关节的位置，就可以推断应该启动哪些肌肉以做出特定体式。有了这些知识，我们便可以指导学员运用精准的要领，调整、稳定身体进入体式，伸展正确的肌肉，创造收束。因此，全面理解身体动作是揭开瑜伽体式奥秘的第一步。

身体一共有六种基本动作，分别是屈曲（flexion）、伸展（extention）、内收（adduction）、外展（abduction）、内旋（internal / medial rotation）和外旋（external / lateral rotation）。所有这些动作都发生于以下三个平面，解剖学位置是定义动作方向的坐标。

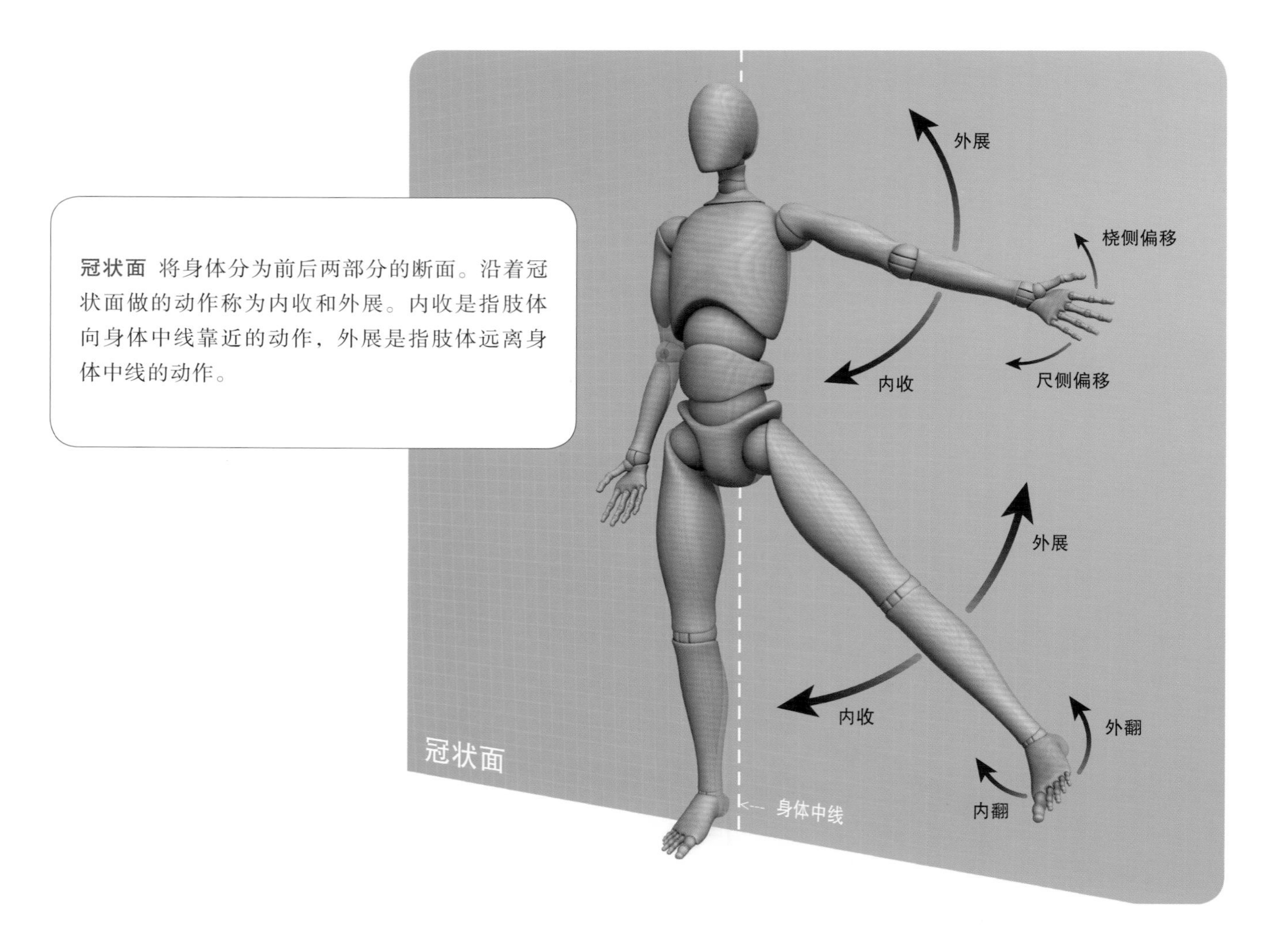

冠状面 将身体分为前后两部分的断面。沿着冠状面做的动作称为内收和外展。内收是指肢体向身体中线靠近的动作，外展是指肢体远离身体中线的动作。

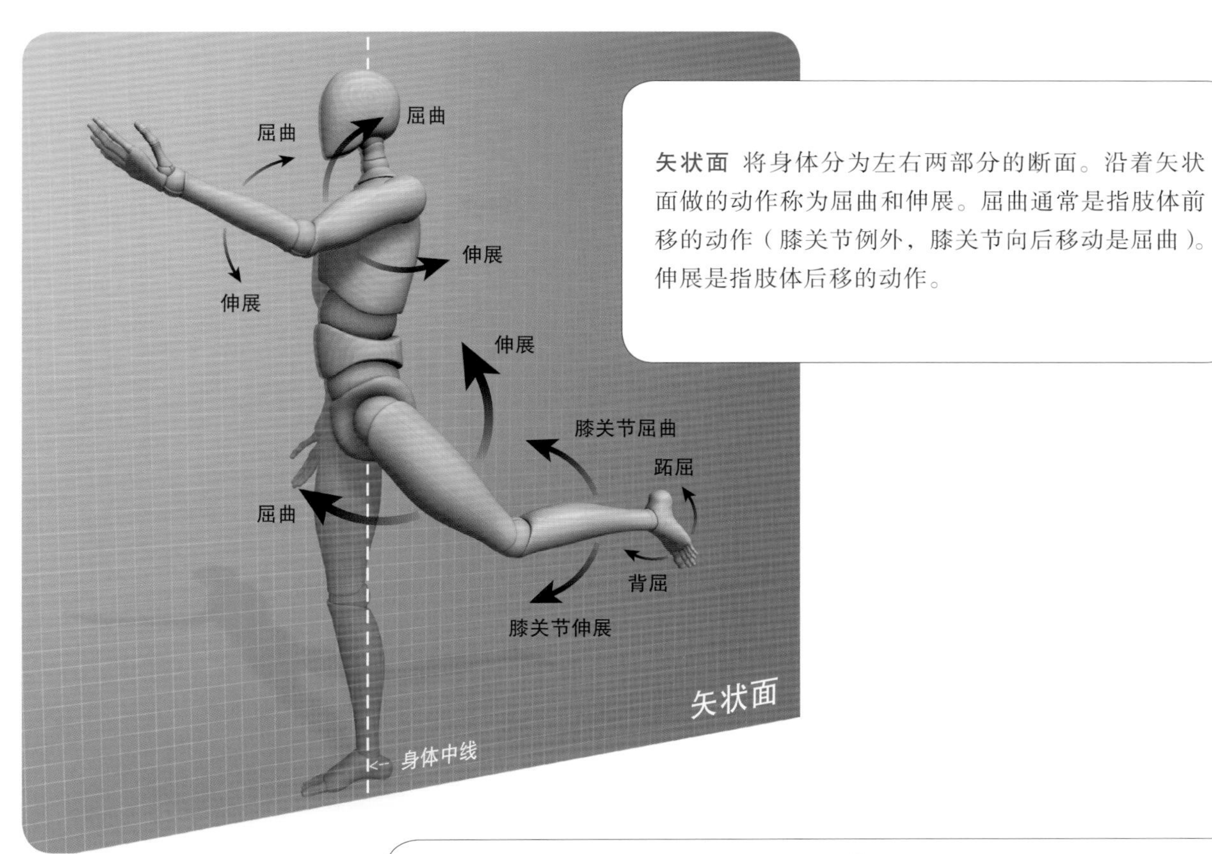

矢状面 将身体分为左右两部分的断面。沿着矢状面做的动作称为屈曲和伸展。屈曲通常是指肢体前移的动作（膝关节例外，膝关节向后移动是屈曲）。伸展是指肢体后移的动作。

横断面 将身体分为上下两部分的断面。沿着横断面做的动作称为旋转。旋转又进一步分为内旋和外旋，向身体中线转动为内旋，远离身体中线转动为外旋。

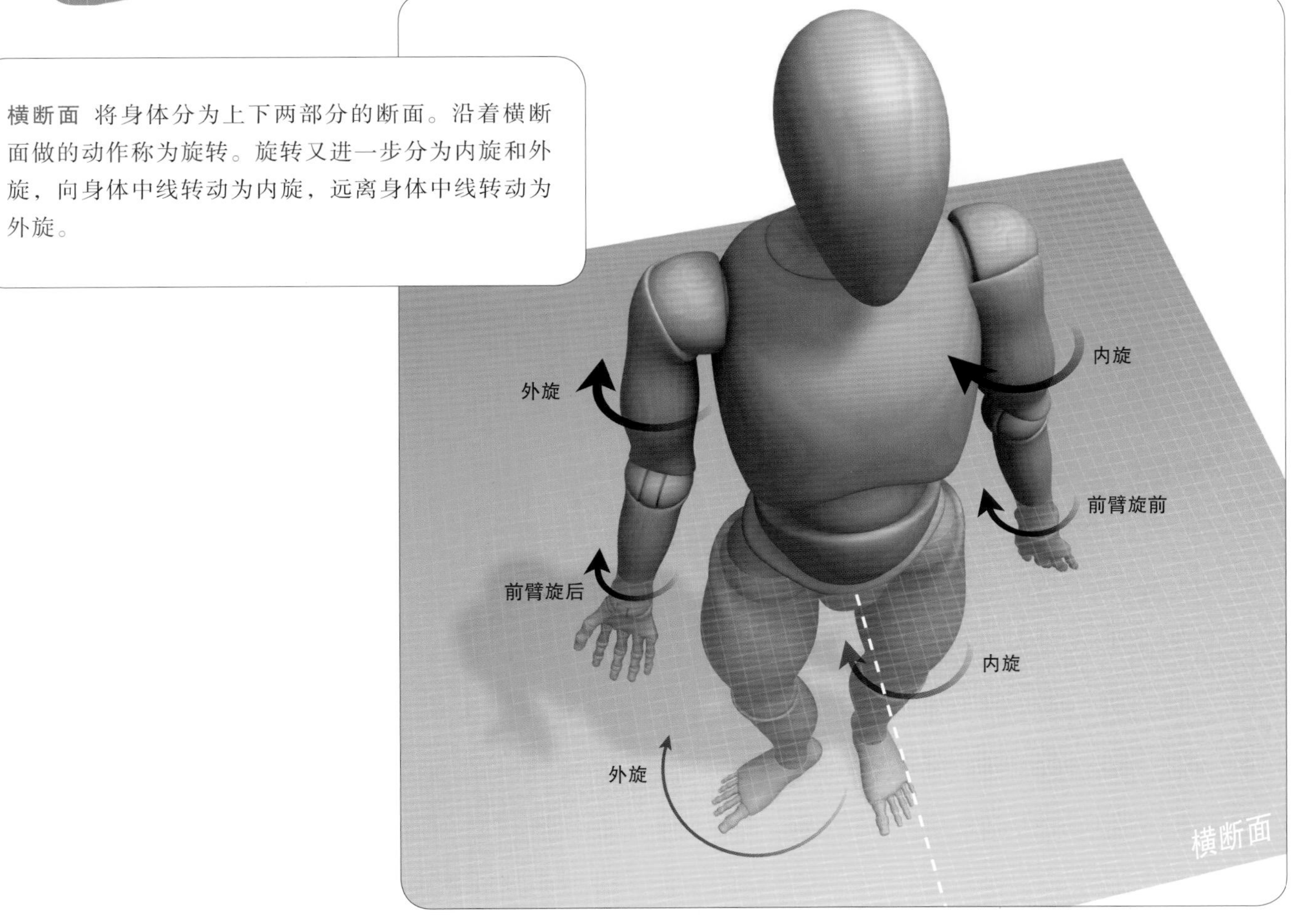

本节就以单腿起重机第一式和单腿肩倒立式为例，说明分析基本关节位置，序号代表形成体式的动作顺序。

❶ 肩关节屈曲、内收和外旋
❷ 肘关节部分伸展
❸ 前臂旋前
❹ 髋关节屈曲、内收
❺ 膝关节屈曲
❻ 足部外翻
❼ 躯干屈曲
❽ 髋关节伸展
❾ 膝关节伸展
❿ 踝关节跖屈
⓫ 颈椎伸展

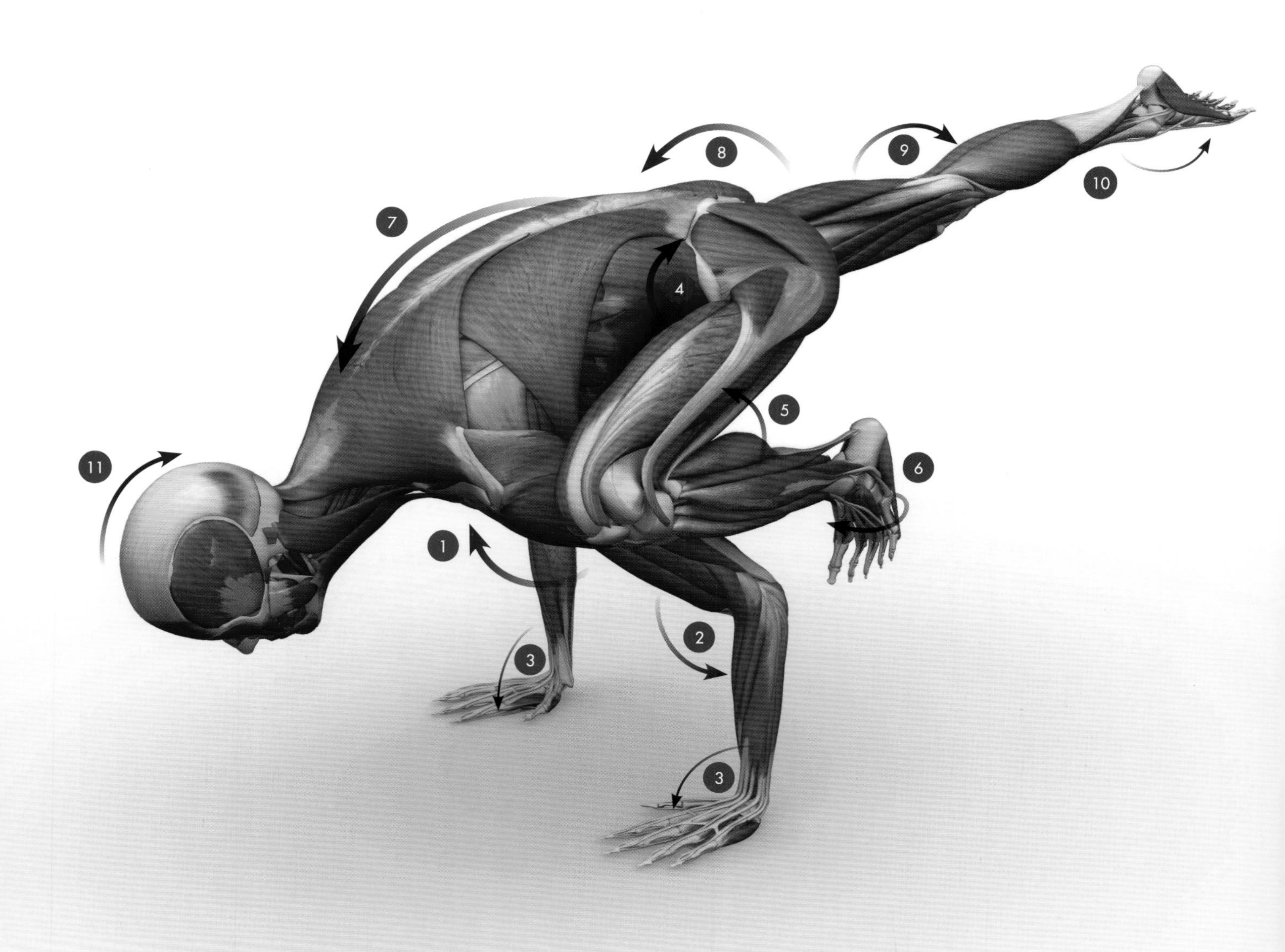

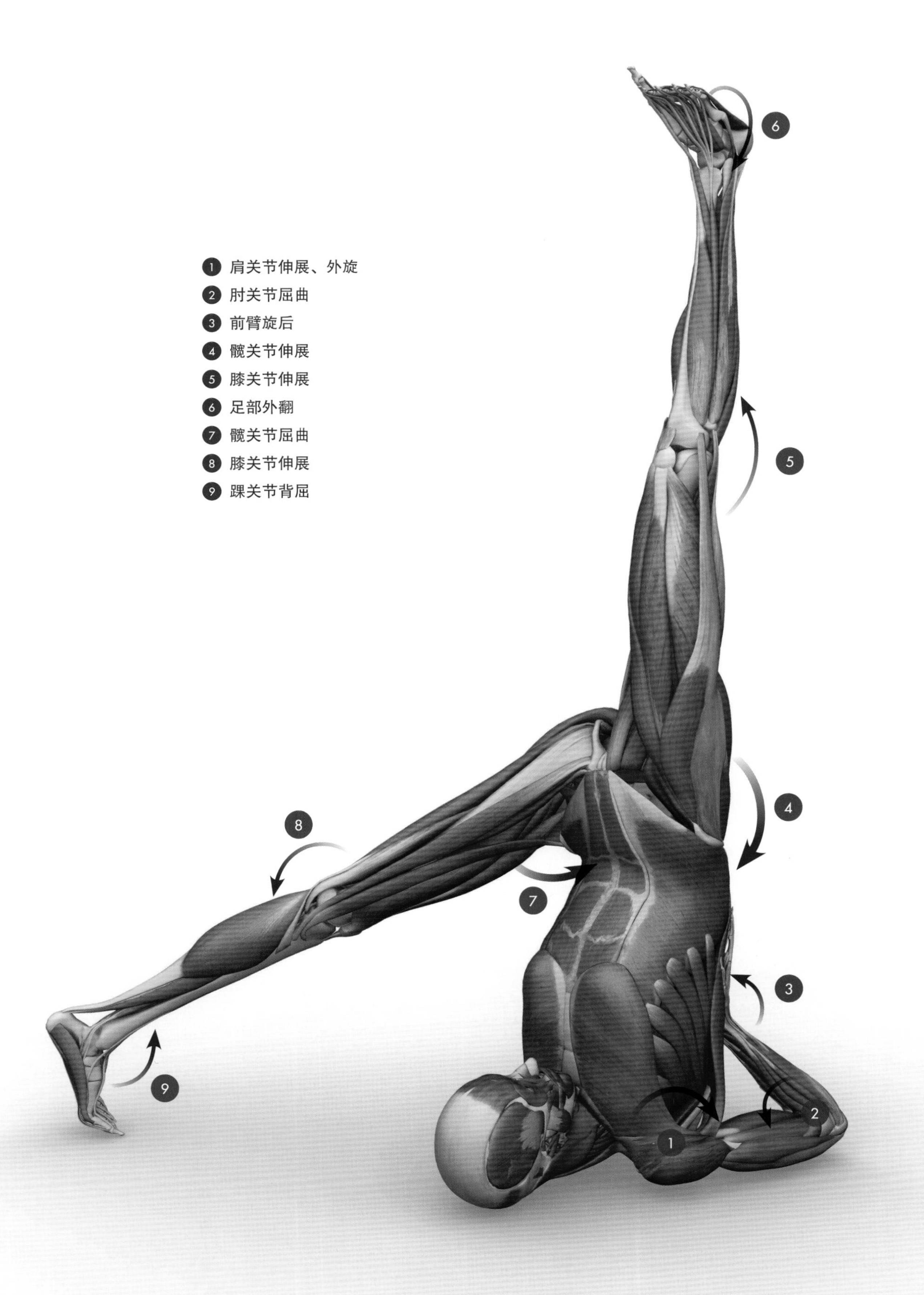
1 肩关节伸展、外旋
2 肘关节屈曲
3 前臂旋后
4 髋关节伸展
5 膝关节伸展
6 足部外翻
7 髋关节屈曲
8 膝关节伸展
9 踝关节背屈
6
5
4
8
7
3
9
2
1

动作与肌肉对照表

颈部

肌肉名称	屈曲	伸展	侧屈	侧伸	旋转
头半棘肌		●	●	●	●
头夹肌		●	●	●	●
胸锁乳突肌	●		●	●	●
肩胛提肌		●	●	●	
斜方肌		●	●	●	●

躯干

肌肉名称	屈曲	伸展	侧屈	旋转
腹外斜肌	●		●	●
腹内斜肌	●		●	●
腹直肌	●			
胸棘肌		●		
横突间外侧肌			●	
棘间肌		●		
胸最长肌		●		
腰髂肋肌		●		
多裂肌		●		
回旋肌		●		●
腰方肌		●	●	
腰大肌	●		●	
髂肌	●		●	

髋关节

肌肉名称	屈曲	伸展	内收	外展	内旋	外旋
臀大肌		●				●
臀中肌	●	●		●	●	●
臀小肌	●	●		●	●	●
阔筋膜张肌	●			●	●	
腰大肌	●					●
髂肌	●					●
股直肌	●			●		
缝匠肌	●			●		●
耻骨肌	●		●			●
大收肌		●	●			●
长收肌	●		●			●
短收肌	●		●			●
股薄肌	●		●			●
梨状肌				●		●
上孖肌				●		●
下孖肌				●		●
闭孔内肌				●		●
闭孔外肌						●
股方肌			●			●
半腱肌		●			●	
半膜肌		●			●	
股二头肌		●				●

膝关节

肌肉名称	屈曲	伸展	内旋	外旋
股内侧肌		●		
股外侧肌		●		
股中间肌		●		
股直肌		●		
缝匠肌	●		●	
半键肌	●		●	
半膜肌	●		●	
股二头肌	●			●
股薄肌	●		●	
腘肌	●			
腓肠肌	●			

小腿

肌肉名称	踝关节跖屈	踝关节背屈	足外翻	足内翻	趾屈曲	趾伸展
腓肠肌	●					
比目鱼肌	●					
胫骨前肌		●		●		
胫骨后肌	●			●		
腓骨长肌	●		●			
腓骨短肌	●		●			
第三腓骨肌	●		●			
趾长屈肌	●			●	●	
拇长屈肌	●			●	●	
趾长伸肌		●	●			●
踇长伸肌		●		●		●

足部

肌肉名称	趾屈曲	趾伸展	趾内收	趾外展
趾短屈肌	●			
踇短屈肌	●			
小趾短屈肌	●			
趾短伸肌		●		
踇短伸肌		●		
小趾展肌				●
拇展肌				●
踇收肌			●	
蚓状肌	●	●	●	
骨间足底肌	●		●	
骨间足背肌	●			●

手部

肌肉名称	屈曲	伸展	内收	外展
指浅屈肌	●			
指深屈肌	●			
拇长屈肌	●			
拇短屈肌	●			
小指短屈肌	●			
指伸肌		●		
拇长伸肌		●		
拇短伸肌		●		
食指伸肌		●		
小指伸肌		●		
拇长展肌				●
拇短展肌				●
拇收肌			●	
小指展肌				●
蚓状肌	●	●		
骨间背侧肌	●	●	●	

手臂和腕关节

肌肉名称	肘关节屈曲	肘关节伸展	前臂旋前	前臂旋后	腕关节屈曲	腕关节伸展	腕关节尺侧偏斜	腕关节桡侧偏斜
肱二头肌	●			●				
肱肌	●							
肱三头肌		●						
肘肌		●						
肱桡肌	●							
旋后肌				●				
旋前圆肌			●					
旋前方肌			●					
桡侧腕长伸肌						●		●
桡侧腕短伸肌						●		●
尺侧腕伸肌						●	●	
桡侧腕屈肌					●			●
尺侧腕屈肌					●		●	
指伸肌						●		
拇短伸肌								●
拇长伸肌				●				●
拇长展肌								●

肩关节

肌肉名称	后缩	前伸	上提	下压	屈曲	伸展	内收	外展	内旋	外旋
菱形肌	●									
前锯肌		●	●					●		
斜方肌	●		●	●			●	●		
肩胛提肌		●	●							
背阔肌	●			●		●	●		●	
大圆肌						●	●		●	
胸大肌				●	●		●		●	
胸小肌		●		●						
三角肌前束					●				●	
三角肌中束								●		
三角肌后束						●				●
冈上肌								●		
冈下肌										●
小圆肌							●			●
肩胛下肌									●	
肱二头肌					●					
喙肱肌					●		●			
肱三头肌						●	●			

解剖学索引

ANATOMY INDEX

骨
BONES

1. 头骨
2. 下颌骨
3. 颈椎
4. 胸椎
5. 腰椎
6. 骶骨
7. 髂骨（骨盆）
8. 坐骨粗隆（坐骨）
9. 股骨
10. 髌骨
11. 胫骨
12. 腓骨
13. 肋骨
14. 胸骨
15. 锁骨
16. 肩胛骨
17. 肱骨
18. 桡骨
19. 尺骨
20. 后足
21. 中足
22. 前足
23. 腕骨（手腕）
24. 掌骨
25. 指骨

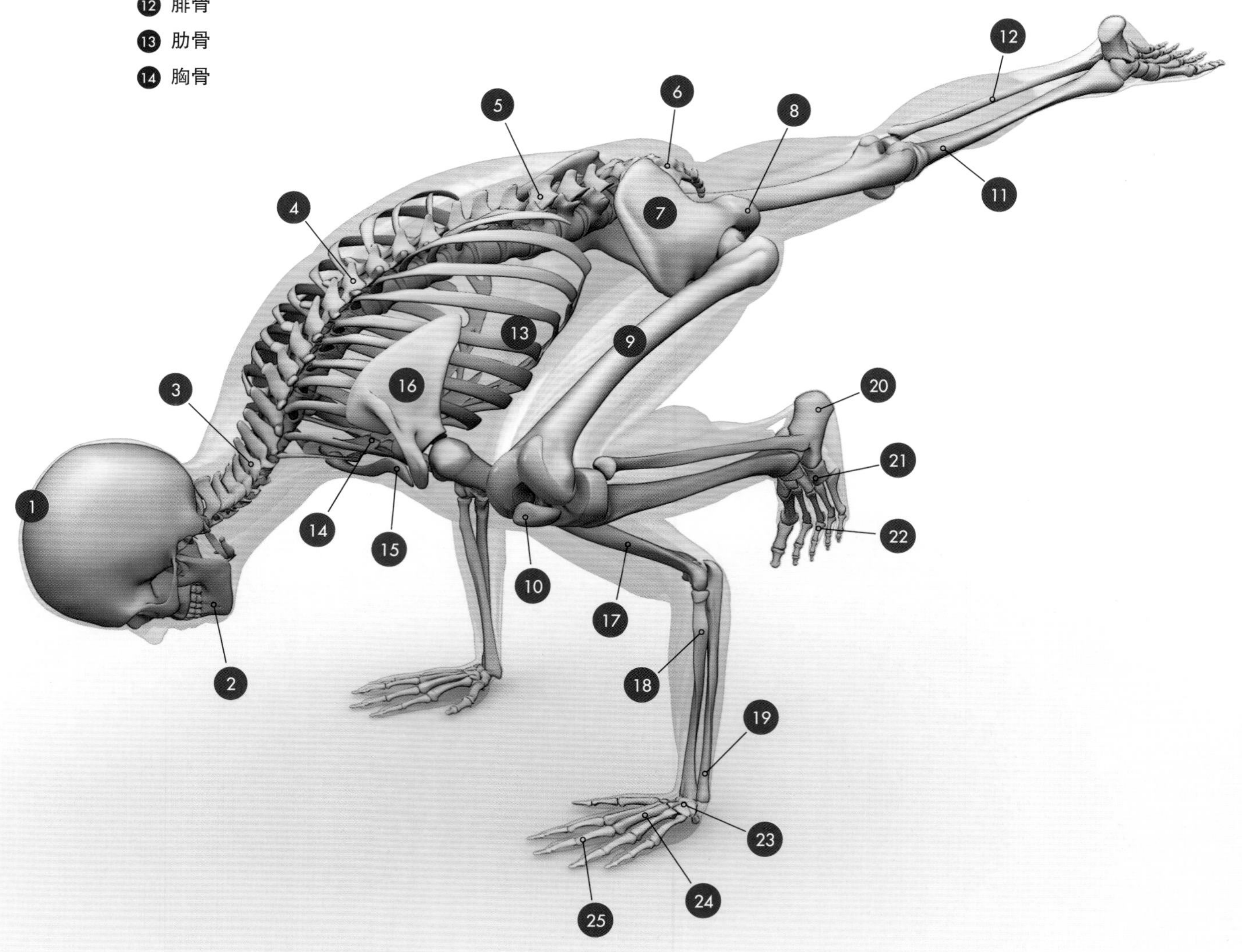

中轴与附肢骨骼

AXIAL AND APPENDICULAR SKELETONS

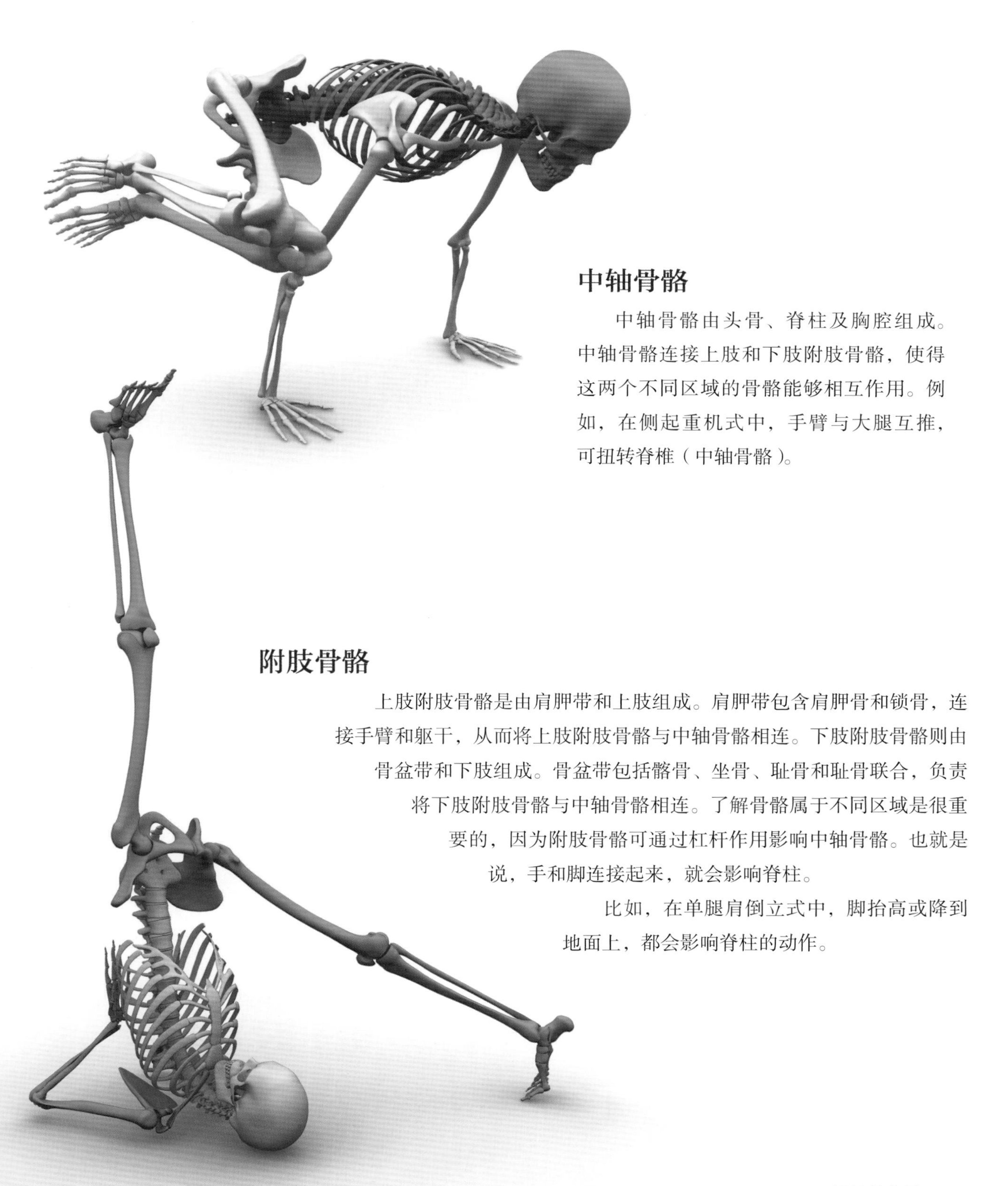

中轴骨骼

中轴骨骼由头骨、脊柱及胸腔组成。中轴骨骼连接上肢和下肢附肢骨骼，使得这两个不同区域的骨骼能够相互作用。例如，在侧起重机式中，手臂与大腿互推，可扭转脊椎（中轴骨骼）。

附肢骨骼

上肢附肢骨骼是由肩胛带和上肢组成。肩胛带包含肩胛骨和锁骨，连接手臂和躯干，从而将上肢附肢骨骼与中轴骨骼相连。下肢附肢骨骼则由骨盆带和下肢组成。骨盆带包括髂骨、坐骨、耻骨和耻骨联合，负责将下肢附肢骨骼与中轴骨骼相连。了解骨骼属于不同区域是很重要的，因为附肢骨骼可通过杠杆作用影响中轴骨骼。也就是说，手和脚连接起来，就会影响脊柱。

比如，在单腿肩倒立式中，脚抬高或降到地面上，都会影响脊柱的动作。

肌肉

MUSCLES

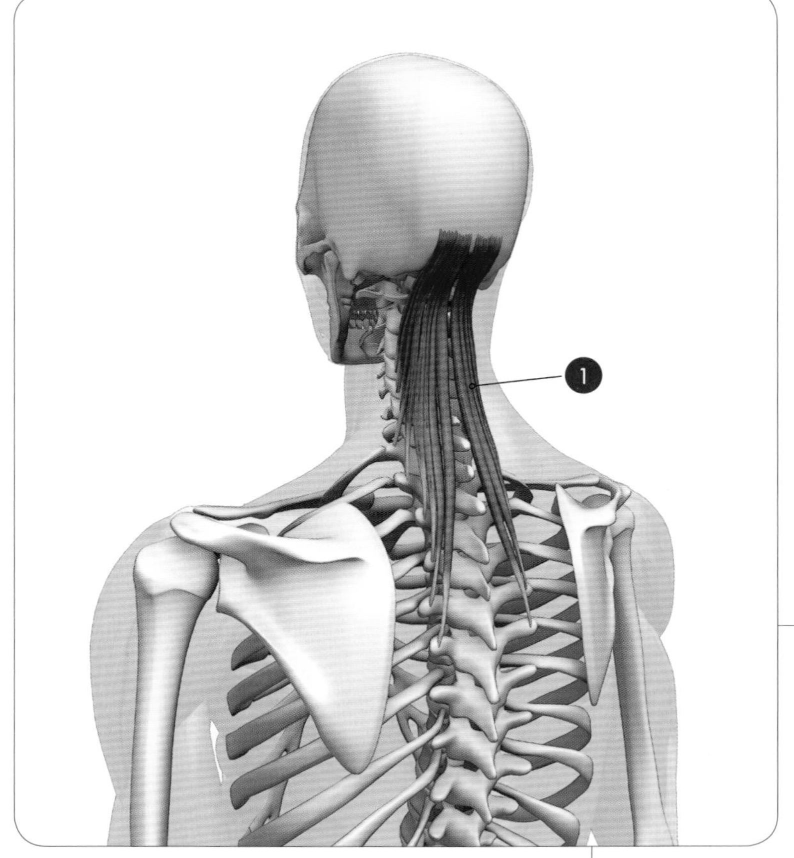

图例

起 = 起端

肌肉的近端附着点，通常接近身体的中线。

止 = 止端

肌肉的远端附着点，通常离身体中线较远。

动作

肌肉收缩时产生的关节运动。

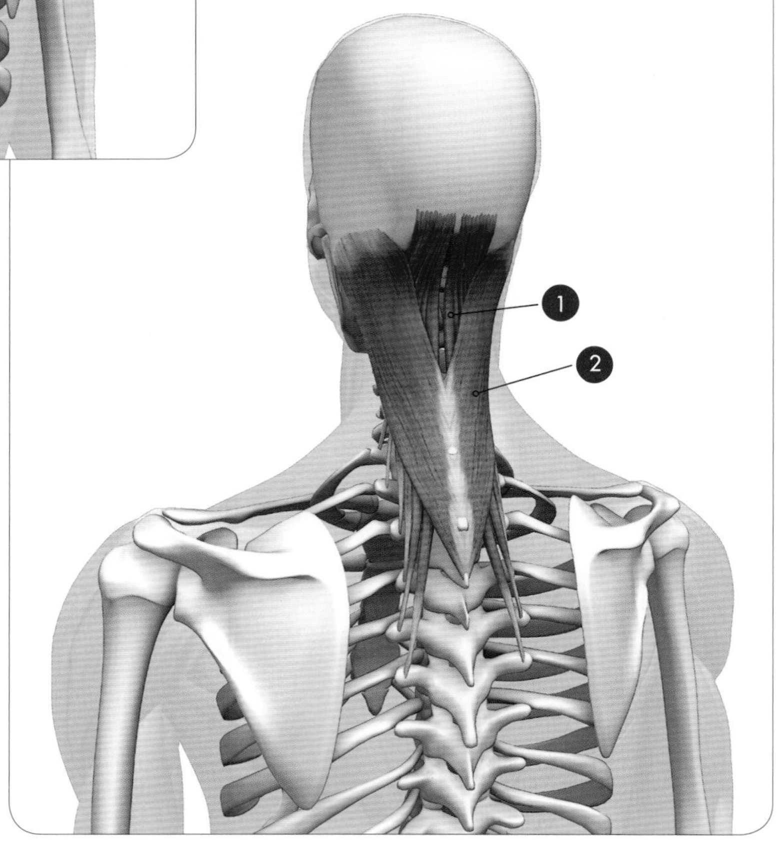

❶ **头半棘肌**

起：下颈椎和上胸椎的横突

止：枕骨

动作：伸展头部（后倾），协助头部转动

❷ **头夹肌**

起：第7节颈椎和第1~4节胸椎的棘突

止：头骨乳突，位于耳朵后部

动作：伸展头部和颈部；当单侧收缩时，可侧屈颈部；将头部转向肌肉收缩的一侧

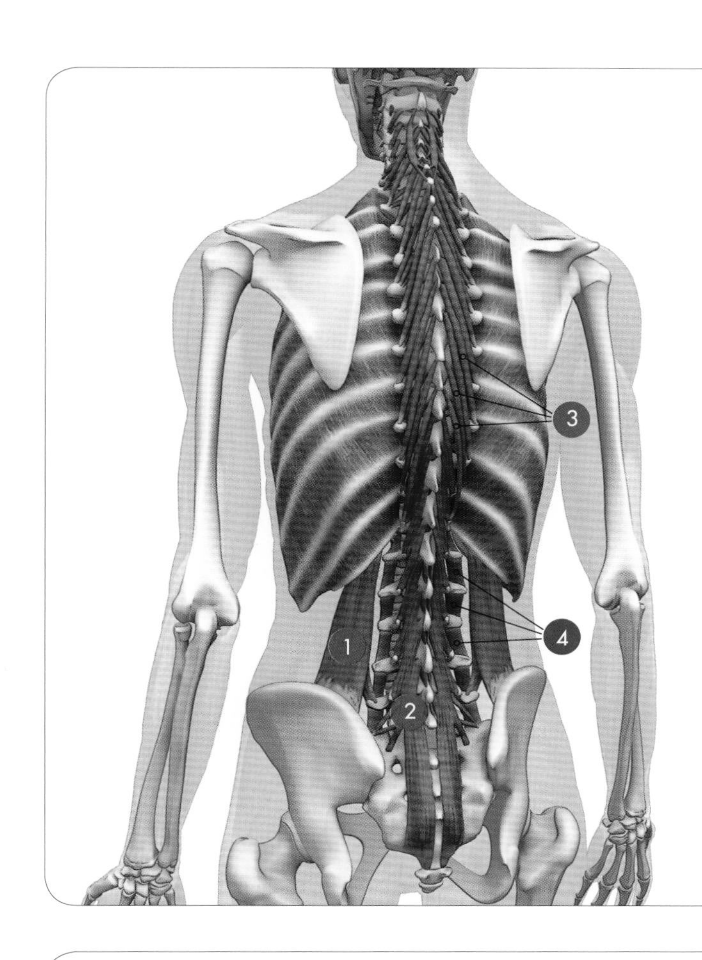

❶ **腰方肌**

起：髂嵴后方

止：第12对肋骨后部，第1~4节腰椎的横突

动作：侧屈脊柱；伸展、稳定腰椎；稳定第12对肋骨，深吸气时会将其下拉

❷ **多裂肌**

起：骶骨和髂后上棘的后部，腰椎、胸椎和颈椎的横突

止：从起端椎骨向上两个椎骨；肌纤维成对角向身体中线走，到达止端椎骨的棘突

动作：在伸展、屈曲和旋转过程中稳定脊椎

❸ **胸半棘肌**

起：第6~10节胸椎横突

止：下颈椎和上胸椎的棘突

动作：伸展和旋转上胸椎和下颈椎

❹ **横突间外侧肌**

起：腰椎的横突

止：邻近起端椎骨上方的椎骨横突

动作：侧屈腰椎

❶ **上后锯肌**

起：项韧带与第7节颈椎到第4节胸椎的棘突

止：第2~5对肋骨的上缘

动作：在深吸气时，通过上提肋骨扩展胸腔后侧（上后锯肌是呼吸的辅助肌）

❷ **下后锯肌**

起：第11~12节胸椎、第1~3节腰椎的棘突，以及胸腰筋膜

止：第9~12对肋骨的下缘

动作：在吸气时稳定下方肋骨

❸ **胸棘肌**

起：第6~10节胸椎的横突

止：第6~7节颈椎、第1~4节胸椎的棘突

动作：伸展上胸椎和下颈椎

❹ **胸最长肌**

起：骶骨后部，以及第11~12节胸椎、第1~5节腰椎的棘突

止：第1~12节胸椎的横突，第4~12对肋骨的内缘

动作：侧屈、伸展脊椎，在吸气时协助扩展胸腔

❺ **腰髂肋肌**

起：骶骨后部

止：第7~12对肋骨的后缘

动作：侧屈、伸展腰椎

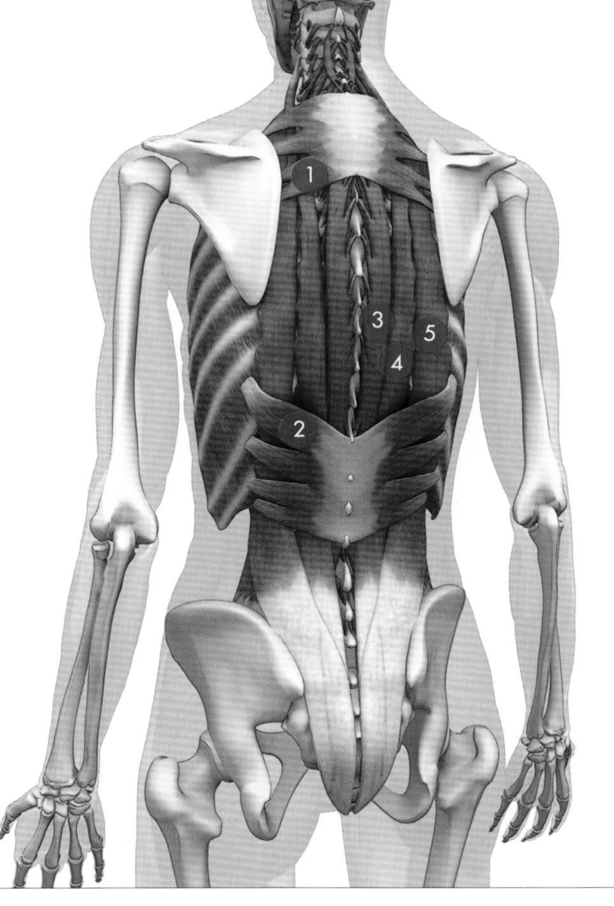

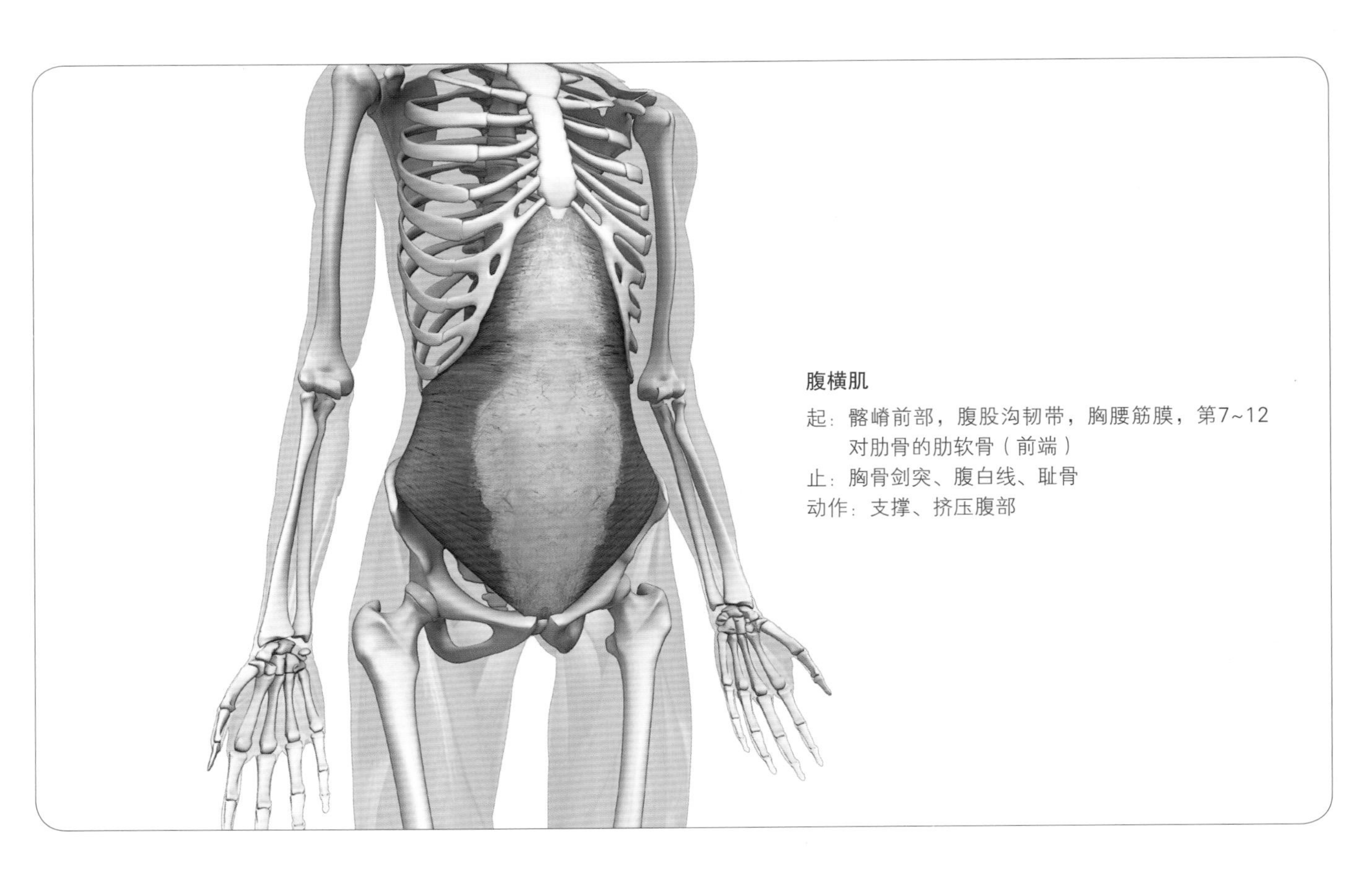

腹横肌

起：髂嵴前部，腹股沟韧带，胸腰筋膜，第7~12对肋骨的肋软骨（前端）

止：胸骨剑突、腹白线、耻骨

动作：支撑、挤压腹部

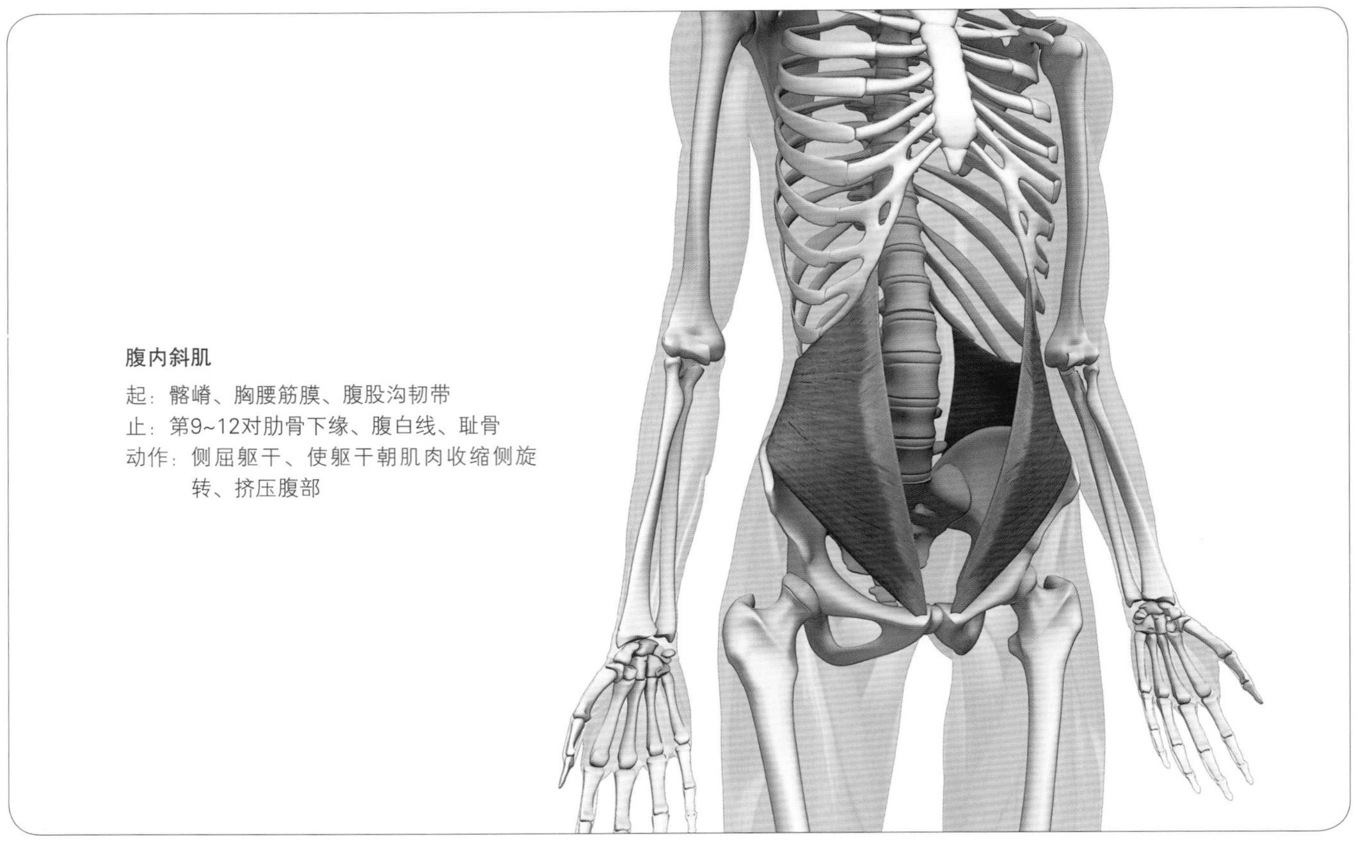

腹内斜肌

起：髂嵴、胸腰筋膜、腹股沟韧带

止：第9~12对肋骨下缘、腹白线、耻骨

动作：侧屈躯干、使躯干朝肌肉收缩侧旋转、挤压腹部

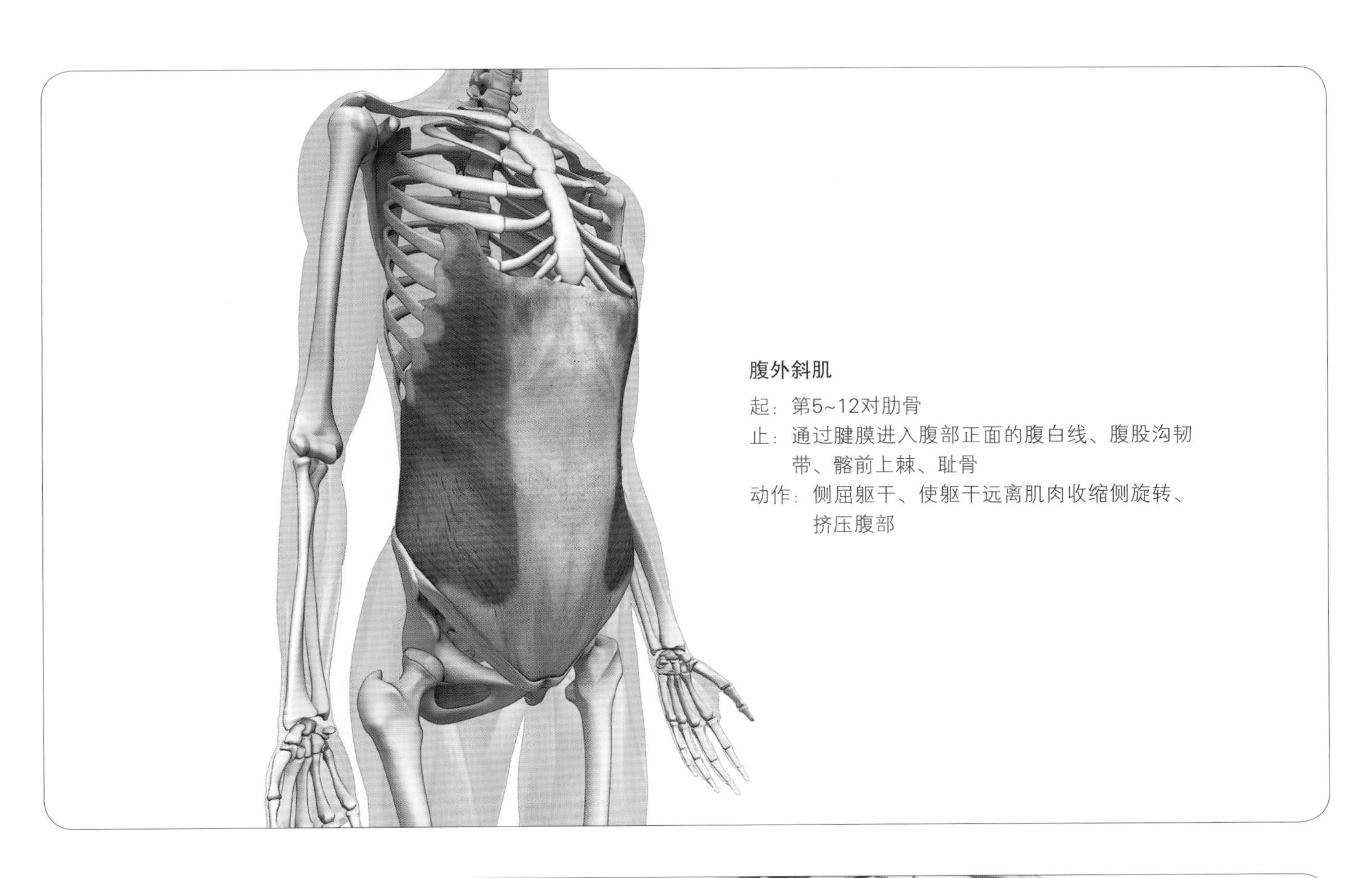

腹外斜肌

起：第5~12对肋骨

止：通过腱膜进入腹部正面的腹白线、腹股沟韧带、髂前上棘、耻骨

动作：侧屈躯干、使躯干远离肌肉收缩侧旋转、挤压腹部

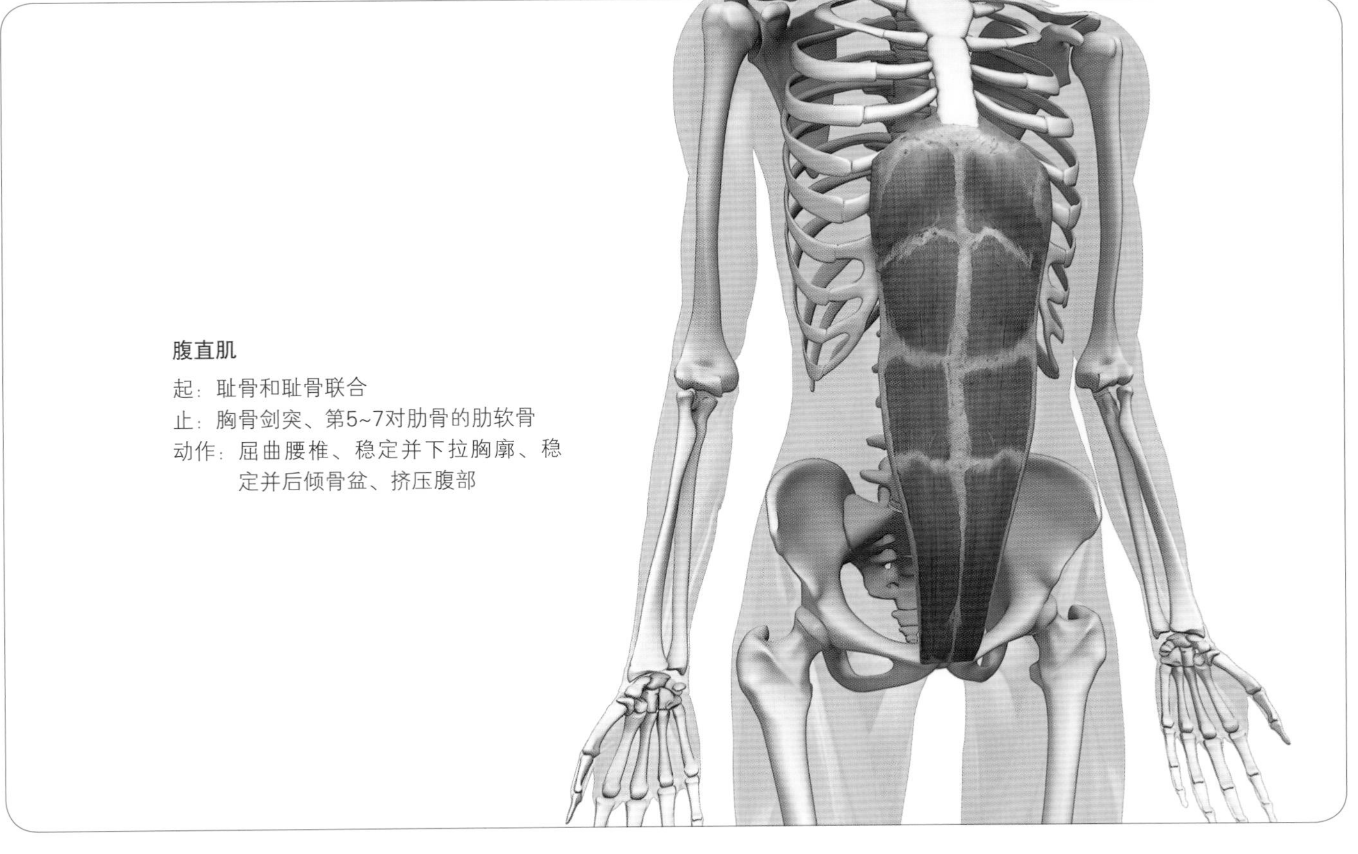

腹直肌

起：耻骨和耻骨联合

止：胸骨剑突、第5~7对肋骨的肋软骨

动作：屈曲腰椎、稳定并下拉胸廓、稳定并后倾骨盆、挤压腹部

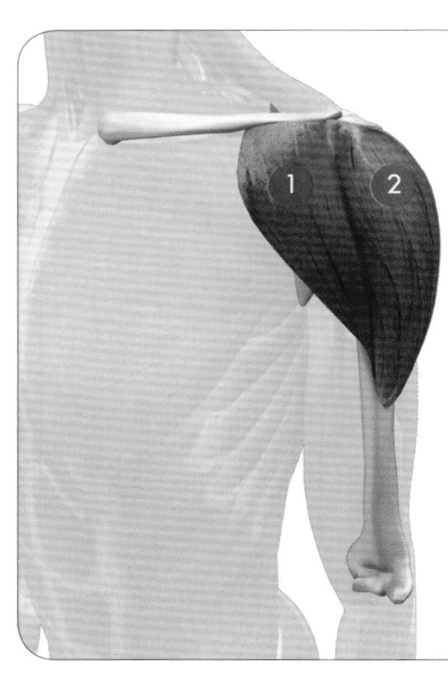

❶ 三角肌前束

起：锁骨前方上端三分之一处
止：肱骨干外表面的三角肌粗隆
动作：前屈、内旋肱骨

❷ 三角肌中束

起：肩胛骨肩峰突的侧缘
止：肱骨干外表面的三角肌粗隆
动作：接着肩袖肌群的冈上肌的起始动作，继续外展肱骨

❸ 三角肌后束

起：肩胛冈
止：肱骨干外表面的三角肌粗隆
动作：伸展、外旋肱骨

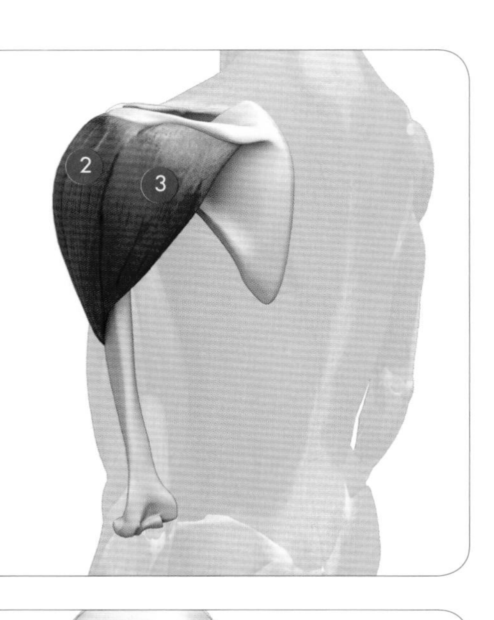

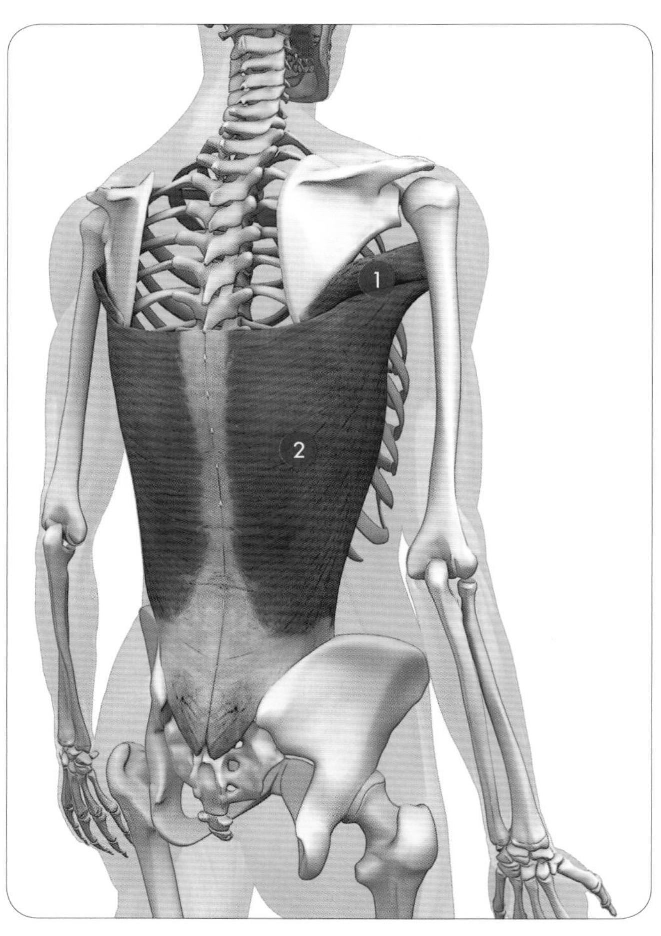

❶ 大圆肌

起：肩胛骨下侧缘
止：肱骨的肱二头肌沟
动作：内收、内旋肱骨

❷ 背阔肌

起：胸腰筋膜、髂嵴后部、第9~12对肋骨、肩胛骨内缘
止：肱骨肱二头肌沟
动作：伸展、内收、内旋肱骨

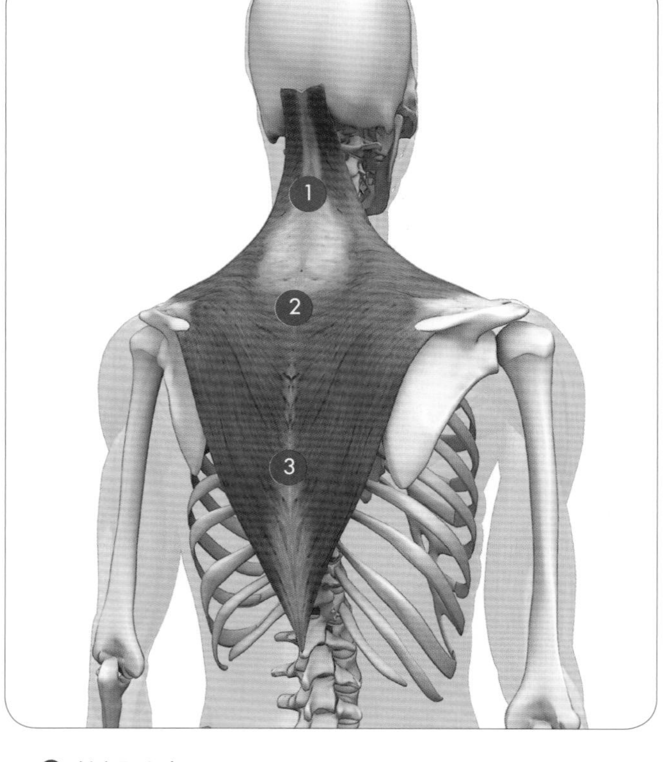

❶ 斜方肌上束

起：枕骨、项韧带
止：肩胛冈的上缘
动作：上提肩胛带，同斜方肌下束一起旋转肩胛骨，使手臂高举过头

❷ 斜方肌中束

起：第7节颈椎到第7节胸椎的棘突
止：肩峰内缘、锁骨外侧1/3处的后部
动作：内收肩胛骨

❸ 斜方肌下束

起：第8~12节胸椎的棘突
止：肩峰内缘、锁骨外侧1/3处的后部
动作：下压肩胛骨，帮助身体在手臂平衡动作中保持稳定，同斜方肌上束一起旋转肩胛骨，使手臂高举过头

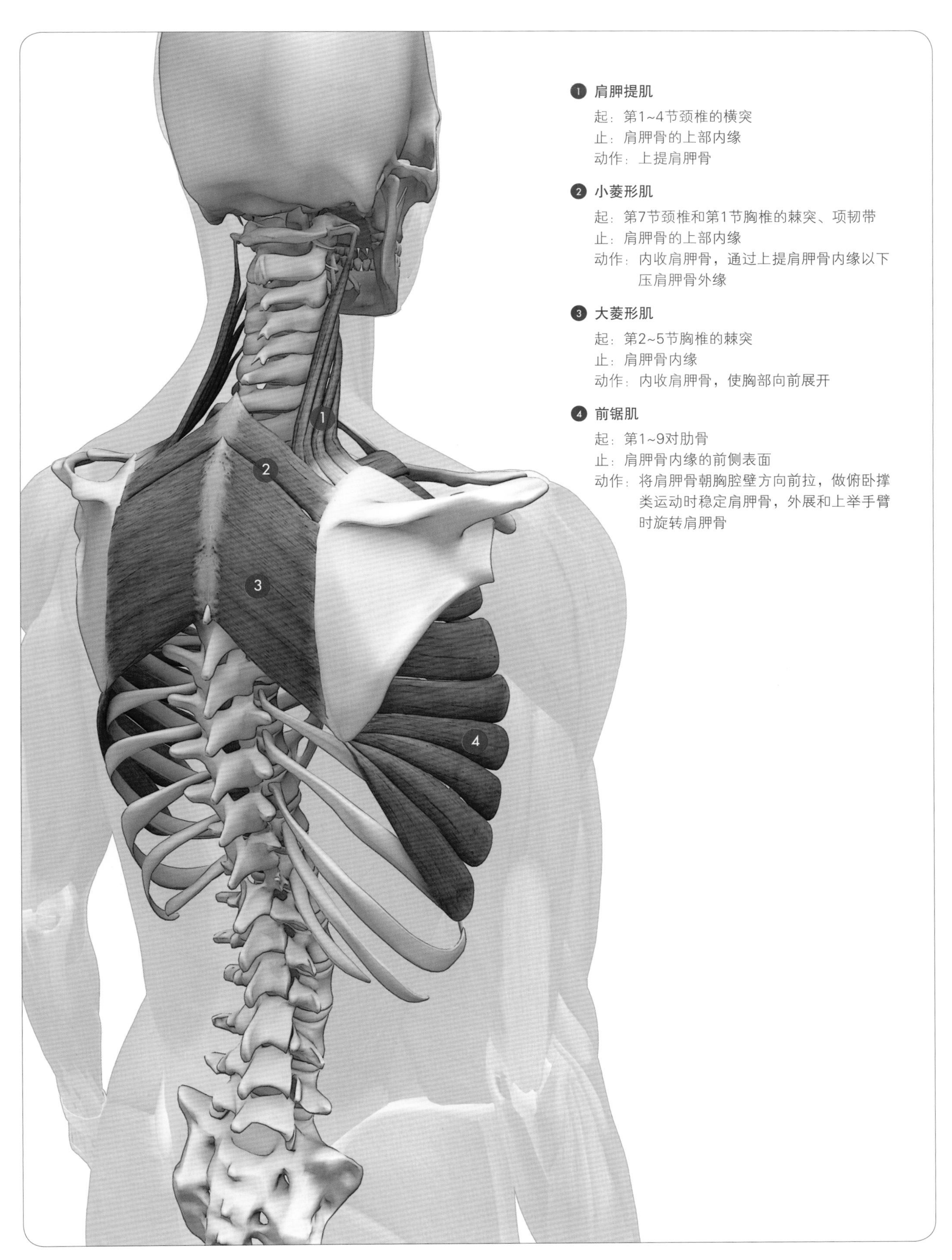

❶ **肩胛提肌**

起：第1~4节颈椎的横突
止：肩胛骨的上部内缘
动作：上提肩胛骨

❷ **小菱形肌**

起：第7节颈椎和第1节胸椎的棘突、项韧带
止：肩胛骨的上部内缘
动作：内收肩胛骨，通过上提肩胛骨内缘以下压肩胛骨外缘

❸ **大菱形肌**

起：第2~5节胸椎的棘突
止：肩胛骨内缘
动作：内收肩胛骨，使胸部向前展开

❹ **前锯肌**

起：第1~9对肋骨
止：肩胛骨内缘的前侧表面
动作：将肩胛骨朝胸腔壁方向前拉，做俯卧撑类运动时稳定肩胛骨，外展和上举手臂时旋转肩胛骨

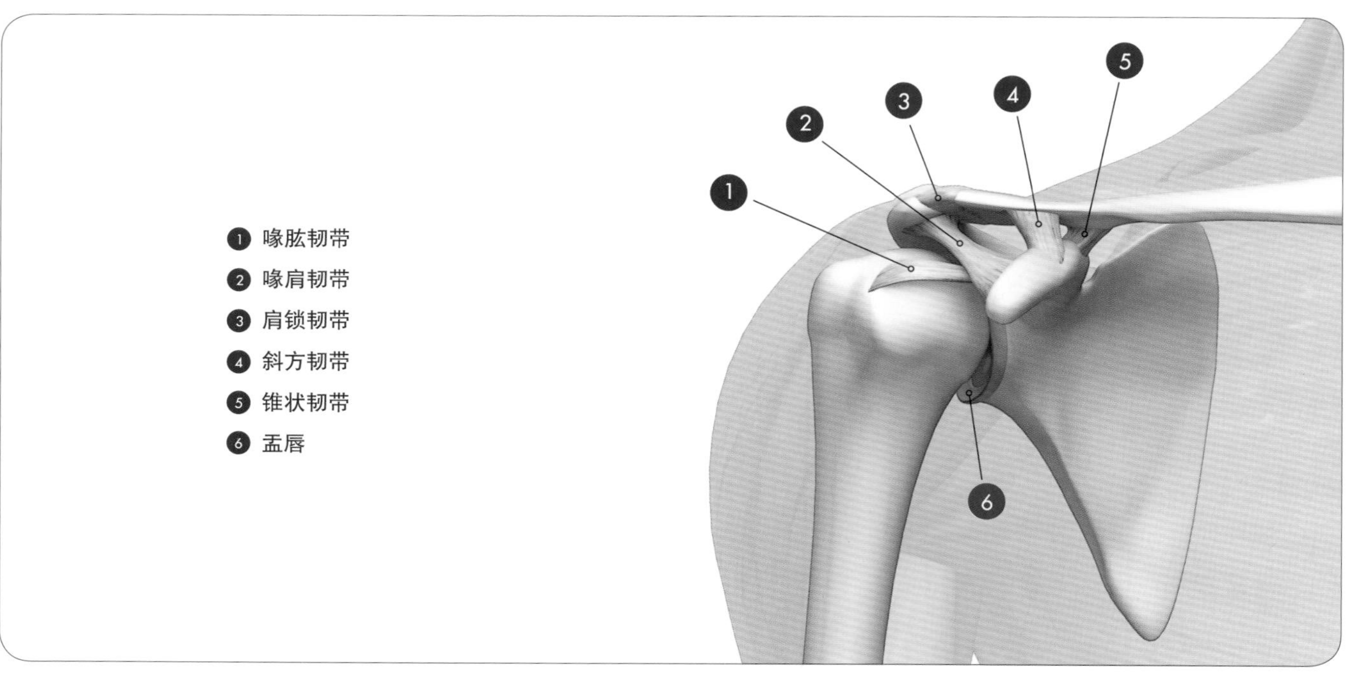

❶ **冈上肌**

起：肩胛骨冈上窝

止：肱骨大结节

动作：引起肱骨外展（手臂侧举），稳定肩关节窝中的肱骨头

❷ **肩胛下肌**

起：肩胛下窝的肩胛骨前侧表面

止：肱骨小结节

动作：内旋肱骨，稳定肩关节窝中的肱骨头

❸ **小圆肌**

起：肩胛骨外缘的上部

止：肱骨大结节的后下部

动作：外旋肱骨，稳定肩关节窝中的肱骨头

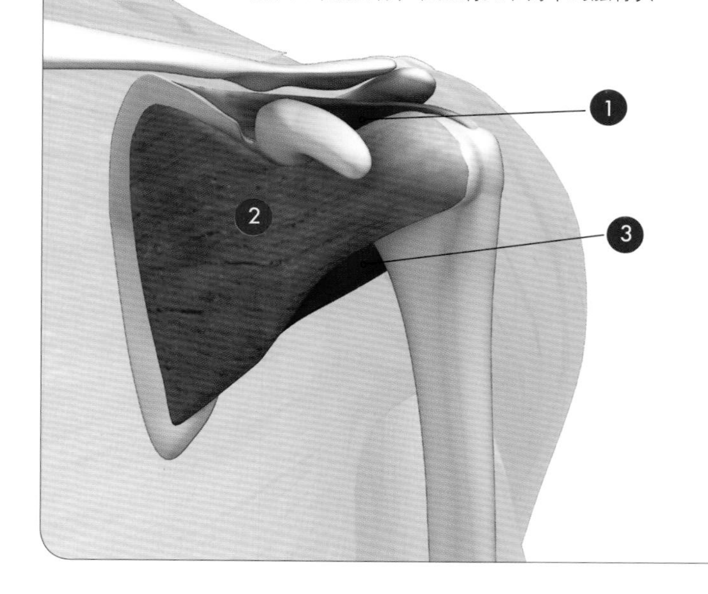

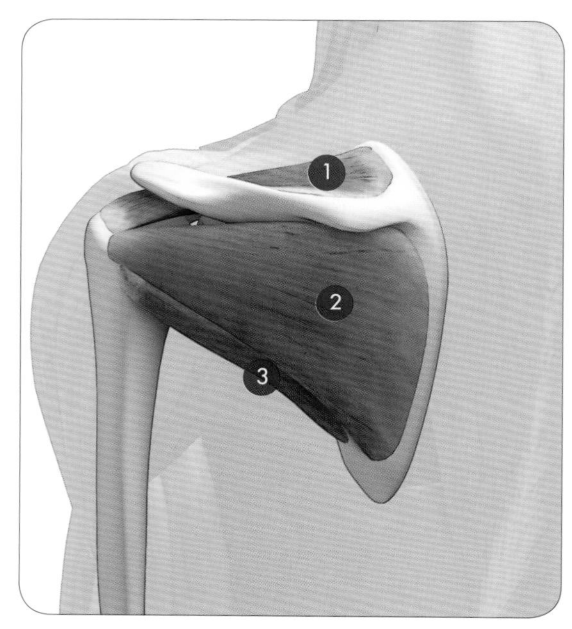

❶ **冈上肌**

起：肩胛骨冈上窝

止：肱骨大结节

动作：引起肱骨外展（手臂侧举），稳定肩关节窝中的肱骨头

❷ **冈下肌**

起：肩胛骨冈下窝

止：肱骨大结节

动作：外旋肩关节

❸ **小圆肌**

起：肩胛骨外缘的上部

止：肱骨大结节的后下部

动作：外旋肱骨，稳定肩关节窝中的肱骨头

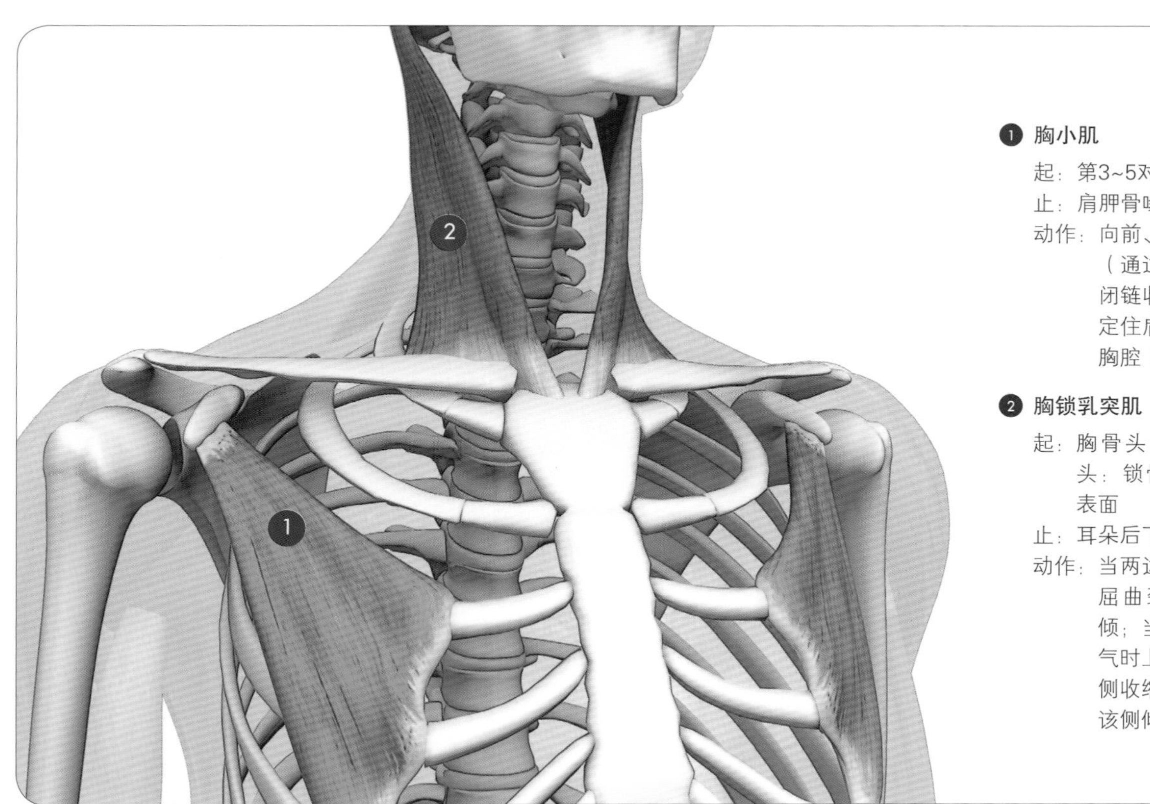

❶ **胸小肌**

起：第3~5对肋骨的前部

止：肩胛骨喙突

动作：向前、向下绕转肩关节（通过肩胛骨），通过闭链收缩，在菱形肌稳定住肩胛骨的同时上提胸腔（扩展胸部）

❷ **胸锁乳突肌**

起：胸骨头：胸骨柄；锁骨头：锁骨内侧1/3处的上表面

止：耳朵后下方的乳突

动作：当两边同时收缩时，可屈曲颈部，使头部前倾；当头部固定时，吸气时上提上胸腔；当一侧收缩时，会使头部向该侧倾斜

❶ **胸大肌**

起：胸肋头——胸骨柄前部和胸骨体；锁骨头——锁骨内侧一半处

止：肱骨上部的肱二头肌沟外缘

动作：内收、内旋肱骨；胸肋头将肱骨向下带，使肱骨横越身体朝向对侧髋关节；锁骨头前屈并内旋肱骨，使肱骨横越身体朝向对侧肩关节

❷ **喙肱肌**

起：肩胛骨喙突

止：肱骨干中段的内侧表面

动作：协助胸肌内收肱骨和肩关节

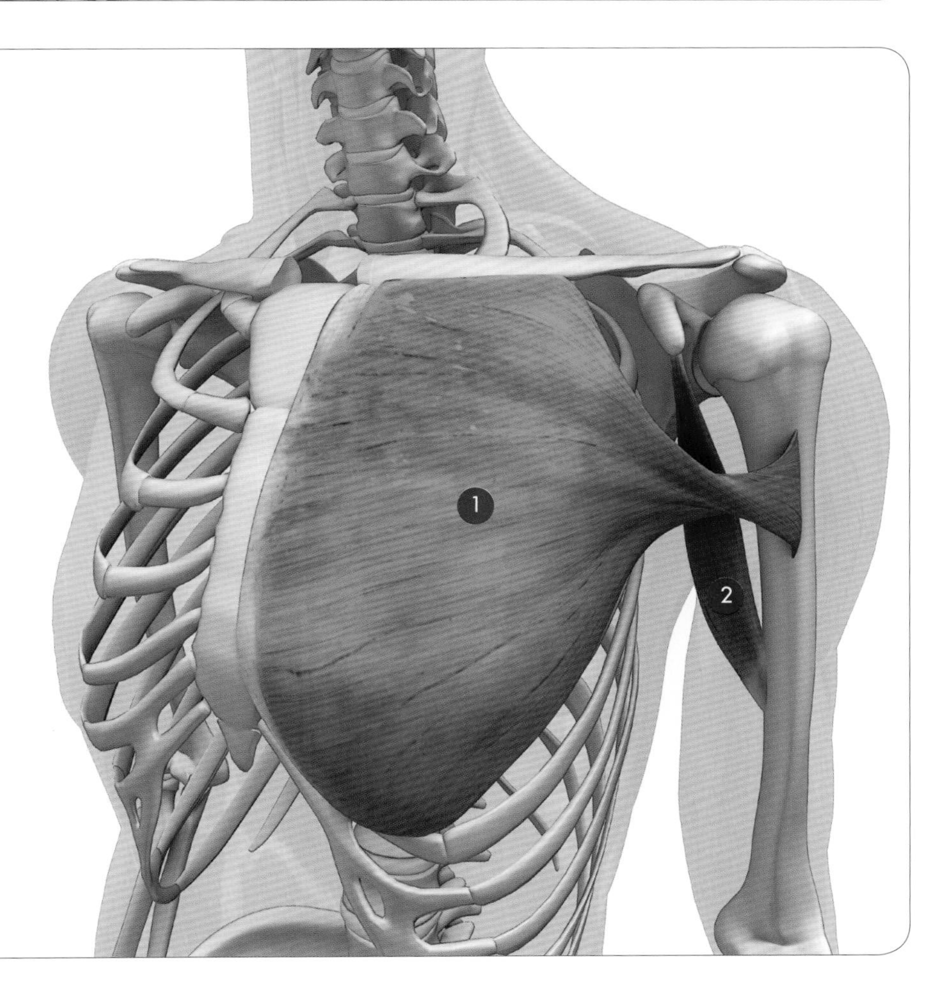

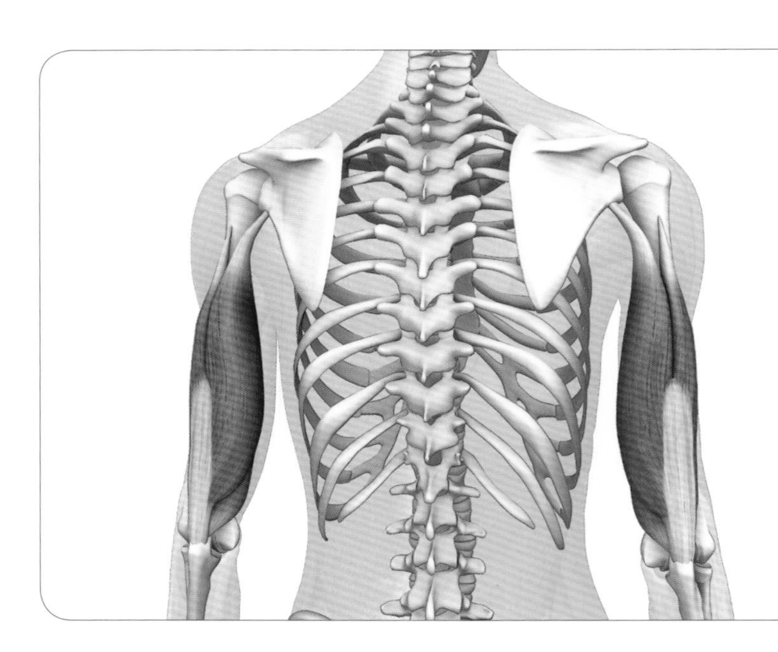

肱三头肌

起：长头端起于肩窝下缘的盂下结节、内侧头与外侧头起于肱骨的后表面与肌间隔膜

止：尺骨鹰嘴突

动作：伸展肘关节，长头端使手臂后移并内收

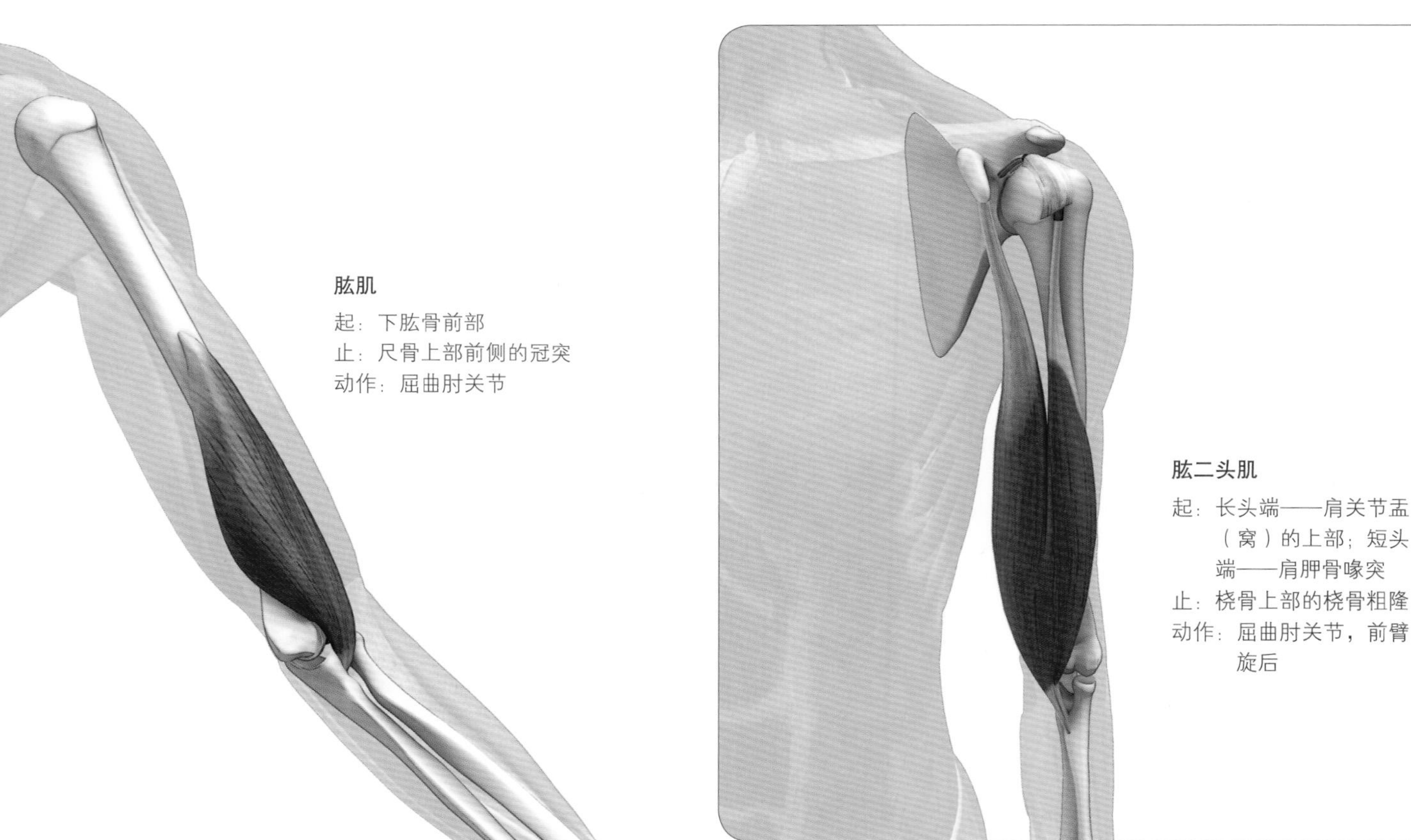

肱肌

起：下肱骨前部

止：尺骨上部前侧的冠突

动作：屈曲肘关节

肱二头肌

起：长头端——肩关节盂（窝）的上部；短头端——肩胛骨喙突

止：桡骨上部的桡骨粗隆

动作：屈曲肘关节，前臂旋后

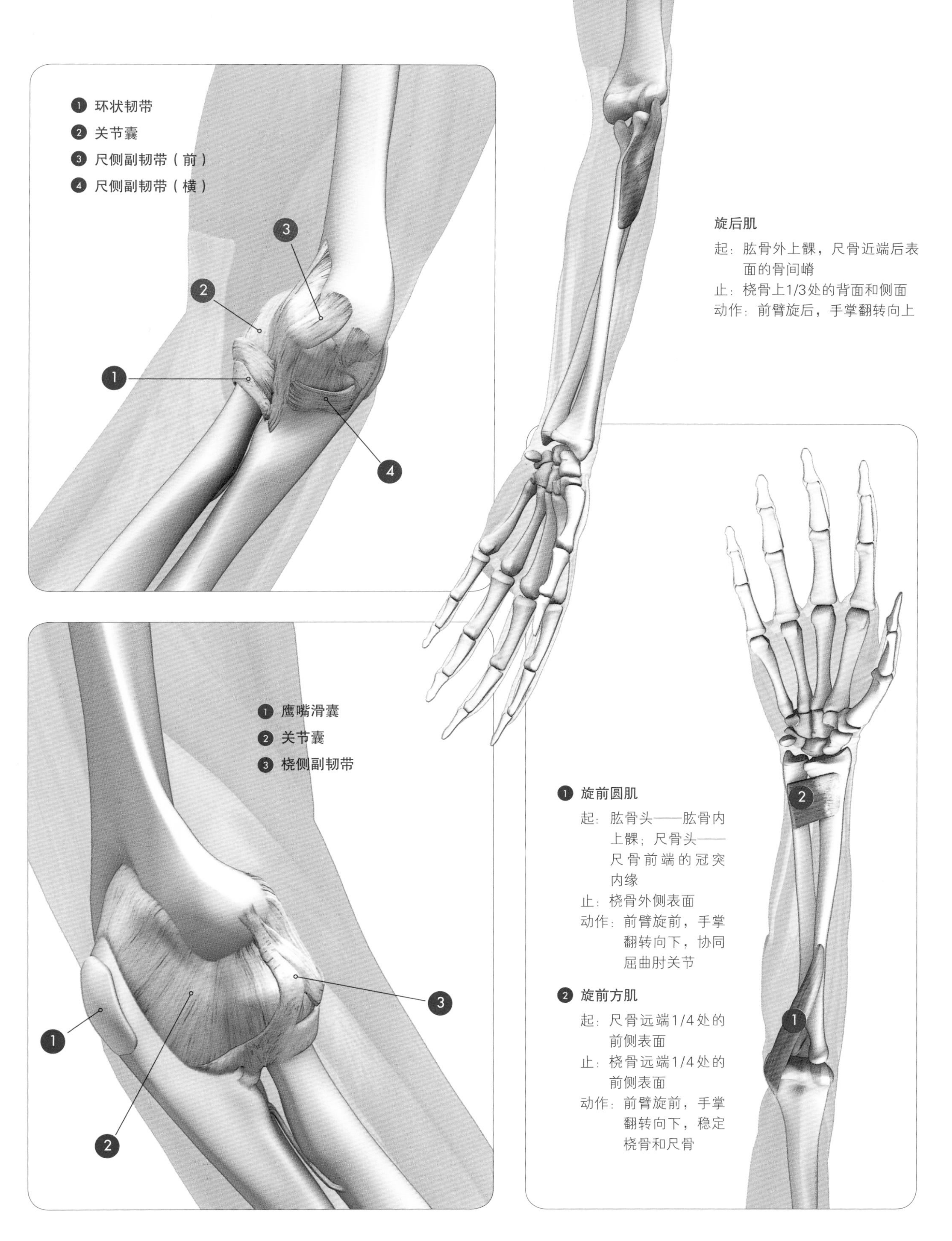
❶ 环状韧带
❷ 关节囊
❸ 尺侧副韧带（前）
❹ 尺侧副韧带（横）
1
2
3
4
旋后肌
起：肱骨外上髁，尺骨近端后表面的骨间嵴
止：桡骨上1/3处的背面和侧面
动作：前臂旋后，手掌翻转向上
❶ 鹰嘴滑囊
❷ 关节囊
❸ 桡侧副韧带
1
2
3
❶ 旋前圆肌
起：肱骨头——肱骨内上髁；尺骨头——尺骨前端的冠突内缘
止：桡骨外侧表面
动作：前臂旋前，手掌翻转向下，协同屈曲肘关节
❷ 旋前方肌
起：尺骨远端1/4处的前侧表面
止：桡骨远端1/4处的前侧表面
动作：前臂旋前，手掌翻转向下，稳定桡骨和尺骨
2
1

❶ **指深屈肌**

起：尺骨上2/3处的前侧表面和内侧表面，以及骨间膜（桡骨和尺骨之间）

止：手指指骨远端的掌心面（前面）

动作：屈曲远节指骨，协同屈曲较近节指骨和腕关节

❷ **拇长屈肌**

起：桡骨骨干中段的前侧表面、尺骨的冠突、内上髁

止：拇指指骨远端的掌心面（前面）

动作：屈曲拇指，协同屈曲腕关节

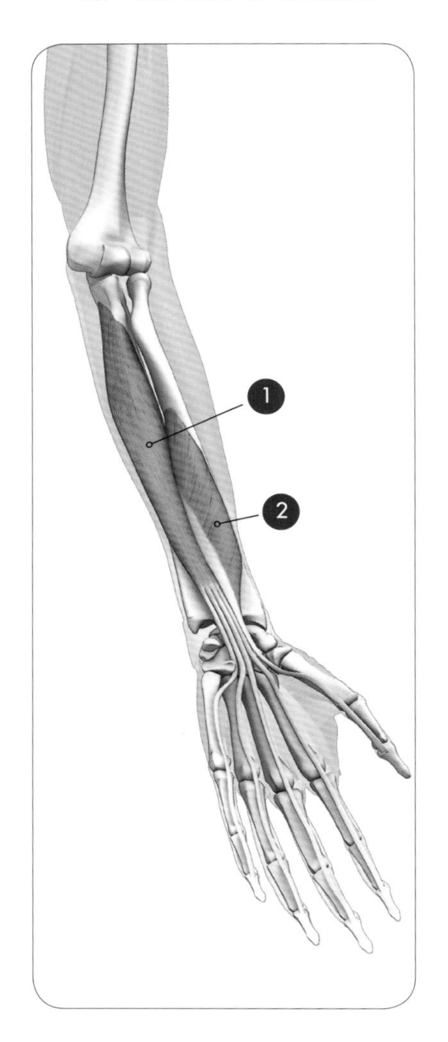

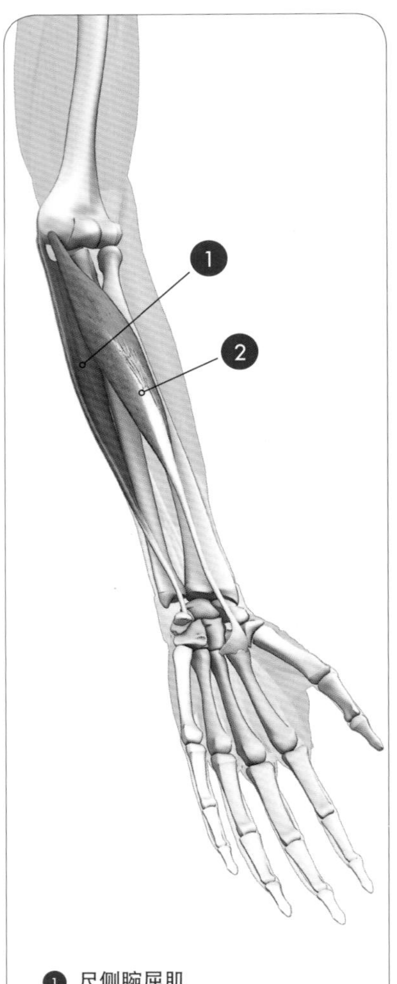

❶ **尺侧腕屈肌**

起：肱骨内上髁、尺骨的内缘和上2/3处

止：腕关节的豌豆骨、第五掌骨底

动作：屈曲、内收腕关节，协同屈曲肘关节

❷ **桡侧腕屈肌**

起：肱骨内上髁

止：第二掌骨底

动作：屈曲、外展腕关节，协同屈曲肘关节和前臂旋前

指浅屈肌

起：肱骨内上髁、尺骨的冠突、桡骨上部前缘

止：两条肌腱分别止于四根手指的中节指骨两侧

动作：屈曲中节指骨，协同屈曲腕关节

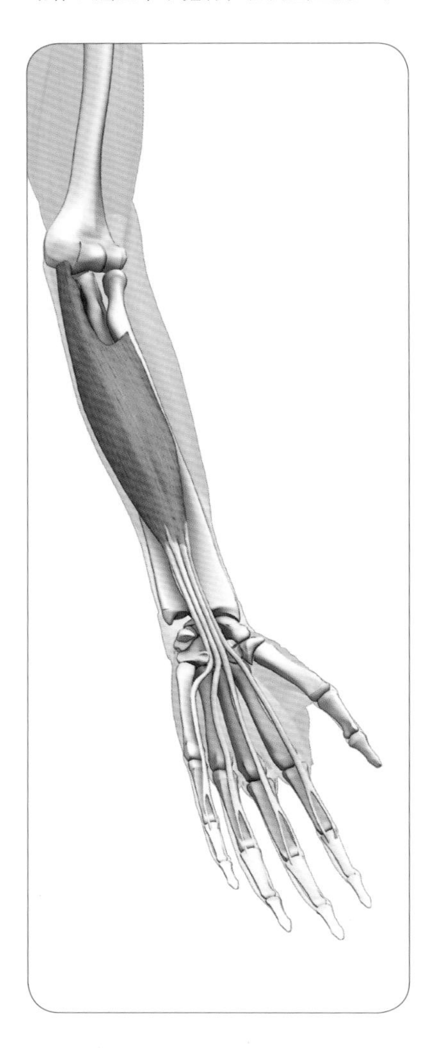

❶ **肱桡肌**

起：肱骨外侧髁上嵴
止：桡骨下外表面，茎突近端
动作：屈曲肘关节

❷ **桡侧腕长伸肌**

起：肱骨外侧髁上嵴
止：第二掌骨底的背部表面
动作：伸展、外展腕关节

❸ **桡侧腕短伸肌**

起：肱骨外上髁越过总伸肌腱
止：第三掌骨底的背部表面
动作：伸展、外展腕关节

❹ **尺侧腕伸肌**

起：肱骨外上髁越过总伸肌腱
止：第五掌骨底
动作：伸展、内收腕关节

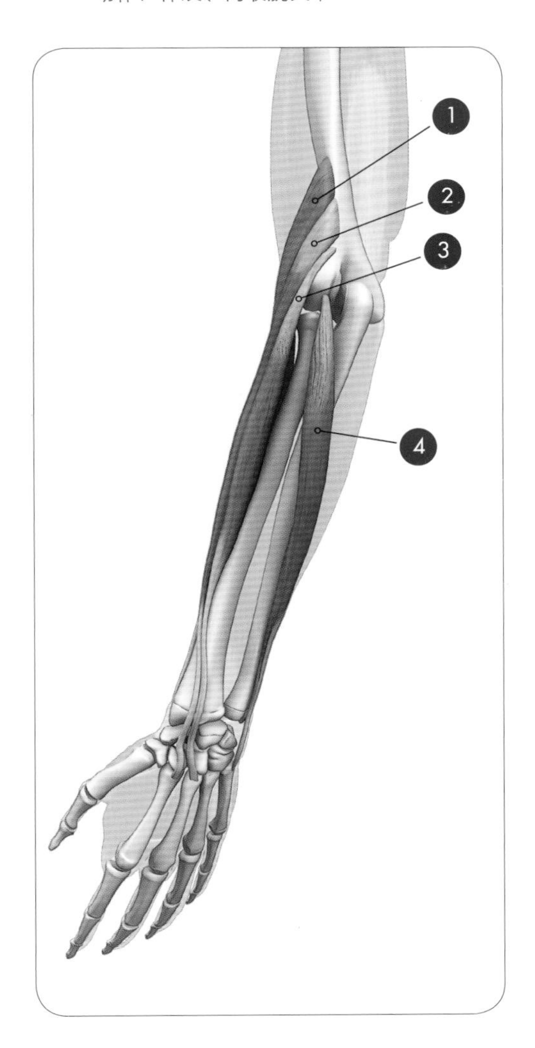

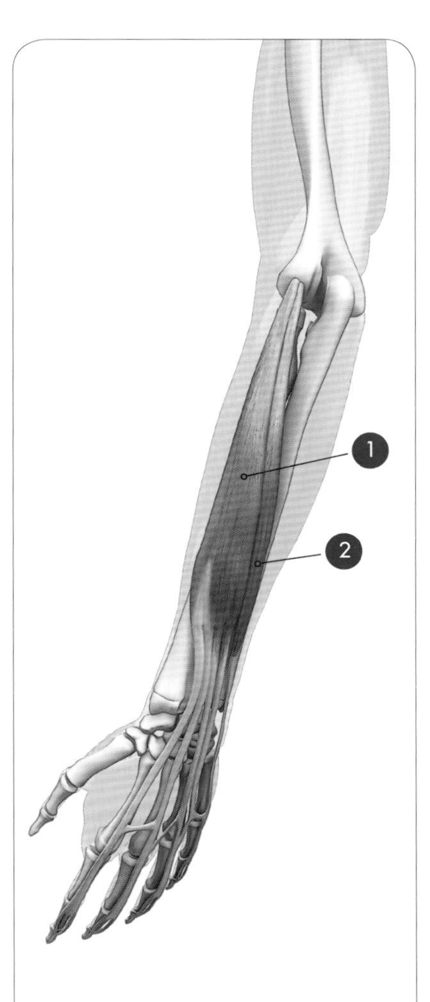

❶ **指伸肌**

起：肱骨外上髁越过总伸肌腱
止：四指指骨背部表面
动作：伸展手指，协同手指背离中线外展

❷ **小指伸肌**

起：肱骨外上髁越过总伸肌腱
止：与指伸肌肌腱结合，止于小指背面
动作：伸展小指

❶ **拇长展肌**

起：尺骨和桡骨后表面，覆盖骨头中段1/3处，骨间膜
止：第一掌骨外侧表面
动作：伸展、外展拇指，协同前臂旋后并屈曲腕关节

❷ **拇短伸肌**

起：桡骨远端后表面，骨间膜
止：拇指近节指骨底背面
动作：伸展拇指，协同伸展腕关节

❸ **拇长伸肌**

起：尺骨中段1/3处的后表面，骨间膜
止：拇指远节指骨底背面
动作：伸展拇指，协同伸展腕关节

❹ **食指伸肌**

起：尺骨远端后表面，骨间膜
止：食指背腱膜，连到近节指骨
动作：伸展食指

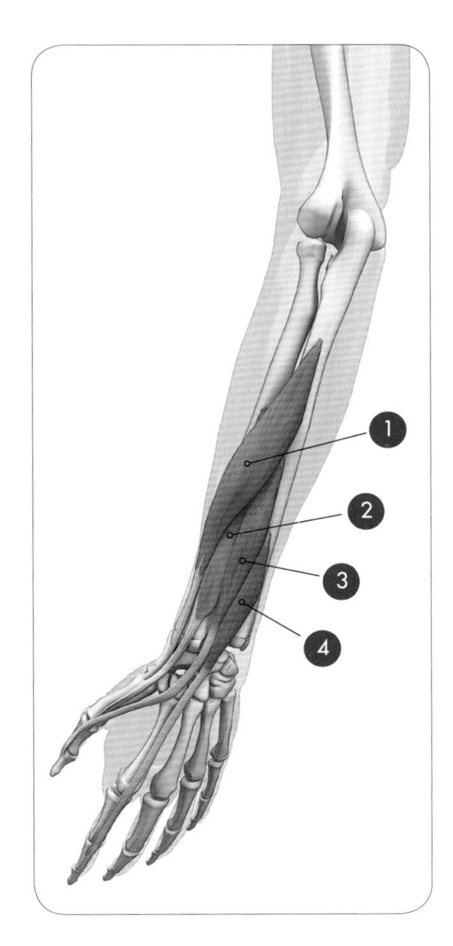

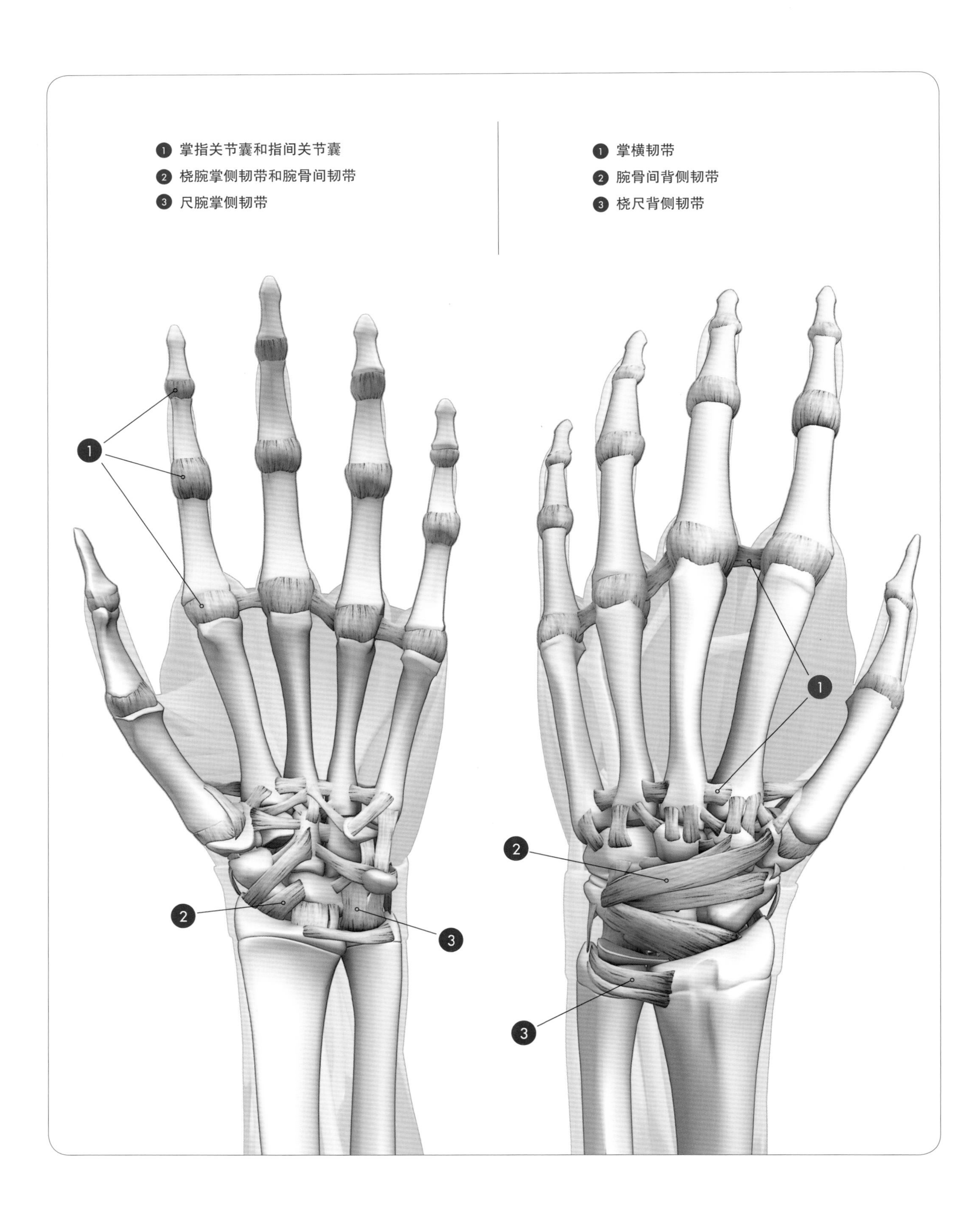
❶ 掌指关节囊和指间关节囊
❷ 桡腕掌侧韧带和腕骨间韧带
❸ 尺腕掌侧韧带
❶ 掌横韧带
❷ 腕骨间背侧韧带
❸ 桡尺背侧韧带
1
2
3
1
2
3

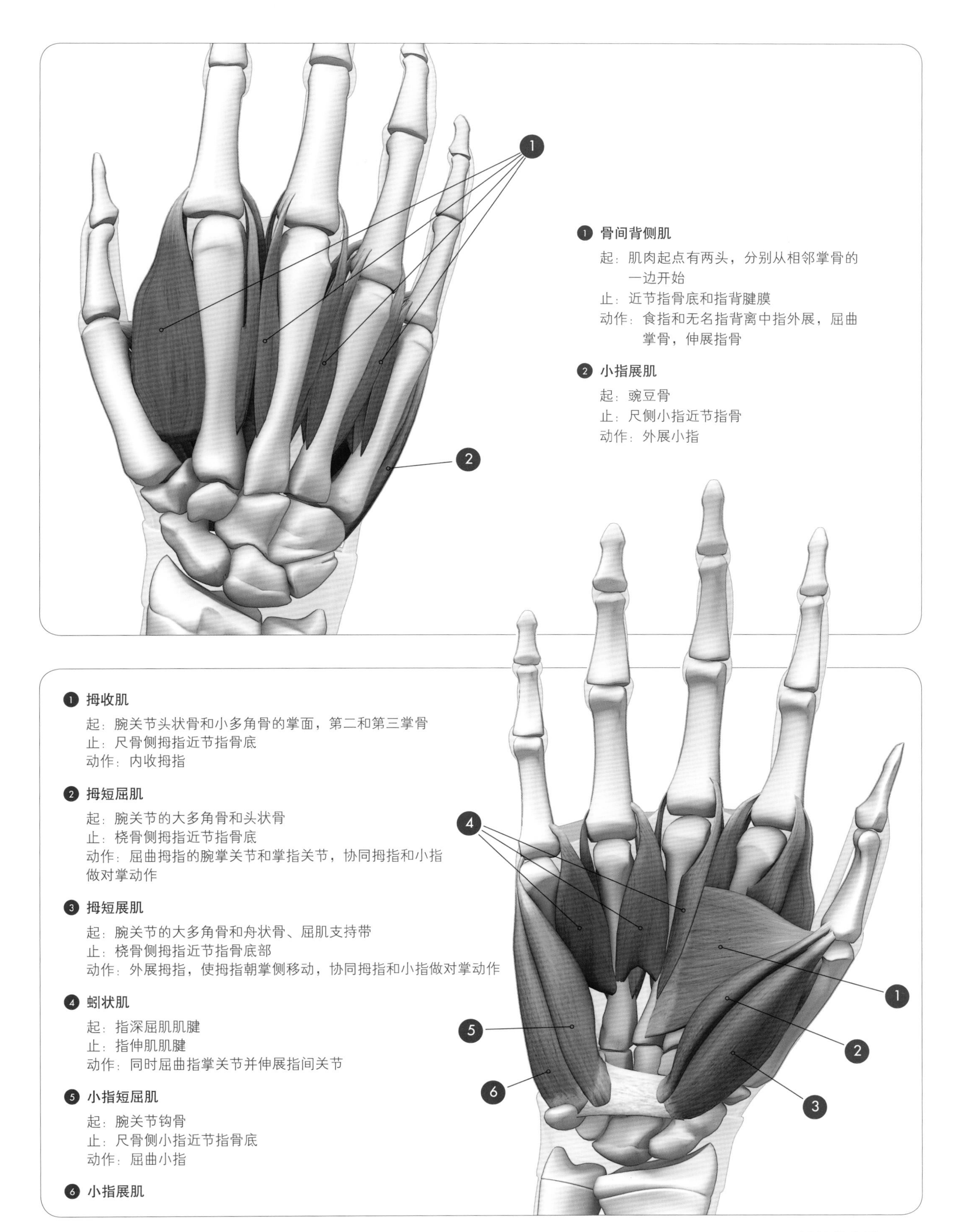

❶ **骨间背侧肌**

起：肌肉起点有两头，分别从相邻掌骨的一边开始

止：近节指骨底和指背腱膜

动作：食指和无名指背离中指外展，屈曲掌骨，伸展指骨

❷ **小指展肌**

起：豌豆骨

止：尺侧小指近节指骨

动作：外展小指

❶ **拇收肌**

起：腕关节头状骨和小多角骨的掌面，第二和第三掌骨

止：尺骨侧拇指近节指骨底

动作：内收拇指

❷ **拇短屈肌**

起：腕关节的大多角骨和头状骨

止：桡骨侧拇指近节指骨底

动作：屈曲拇指的腕掌关节和掌指关节，协同拇指和小指做对掌动作

❸ **拇短展肌**

起：腕关节的大多角骨和舟状骨、屈肌支持带

止：桡骨侧拇指近节指骨底部

动作：外展拇指，使拇指朝掌侧移动，协同拇指和小指做对掌动作

❹ **蚓状肌**

起：指深屈肌肌腱

止：指伸肌肌腱

动作：同时屈曲指掌关节并伸展指间关节

❺ **小指短屈肌**

起：腕关节钩骨

止：尺骨侧小指近节指骨底

动作：屈曲小指

❻ **小指展肌**

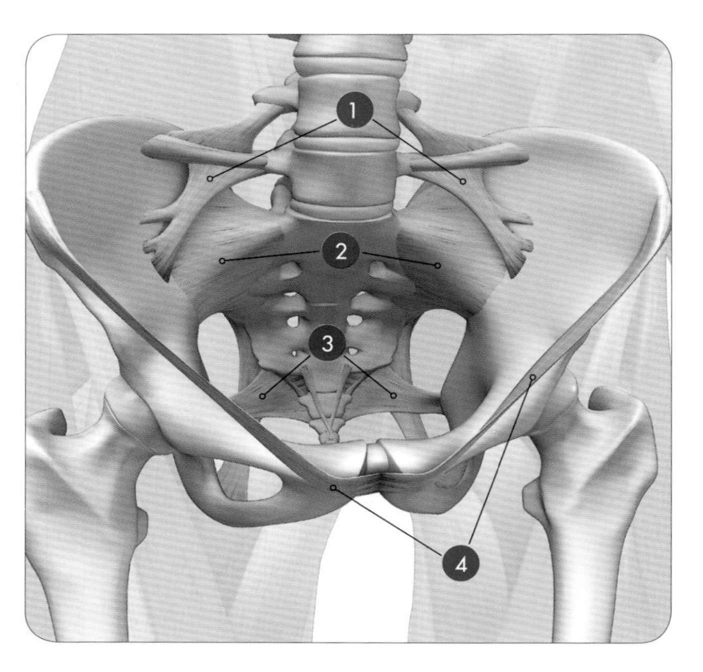

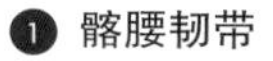

❶ 髂腰韧带　❸ 骶棘韧带

❷ 骶髂韧带　❹ 腹股沟韧带

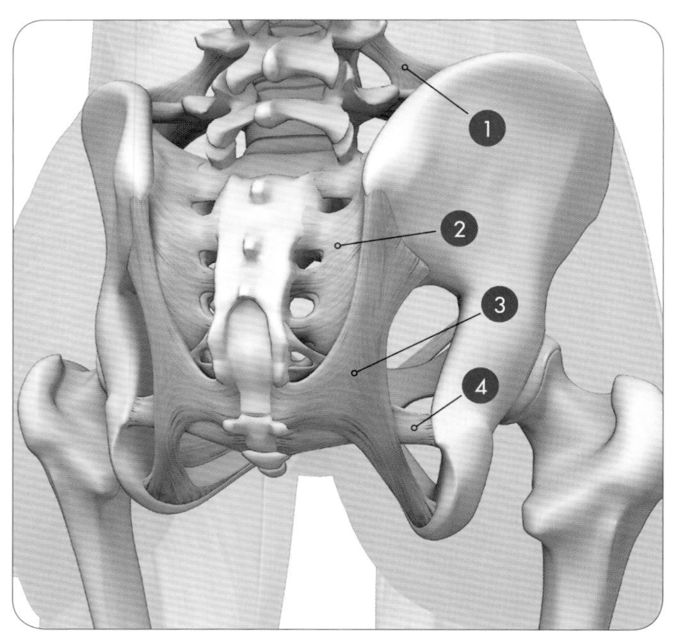

❶ 髂腰韧带　❸ 骶结节韧带

❷ 骶髂韧带　❹ 骶棘韧带

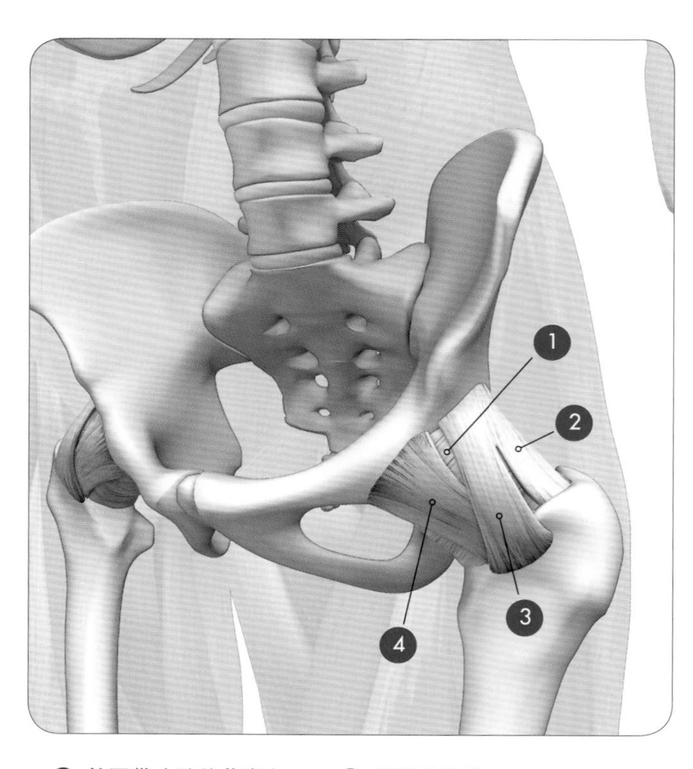

❶ 轮匝带（髋关节囊）　❸ 髂股前韧带

❷ 髂股侧韧带　❹ 耻股韧带

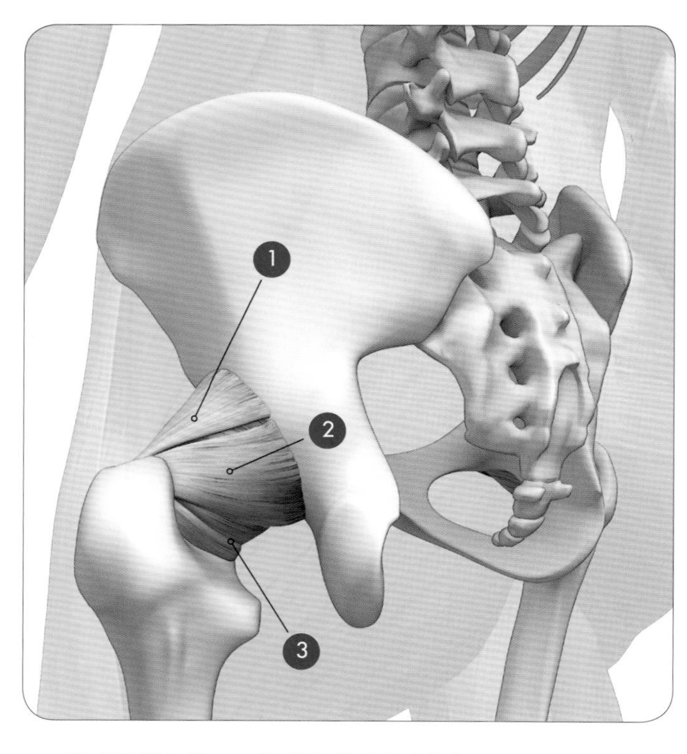

❶ 侧髂股韧带　❸ 轮匝带（髋关节囊）

❷ 坐股韧带

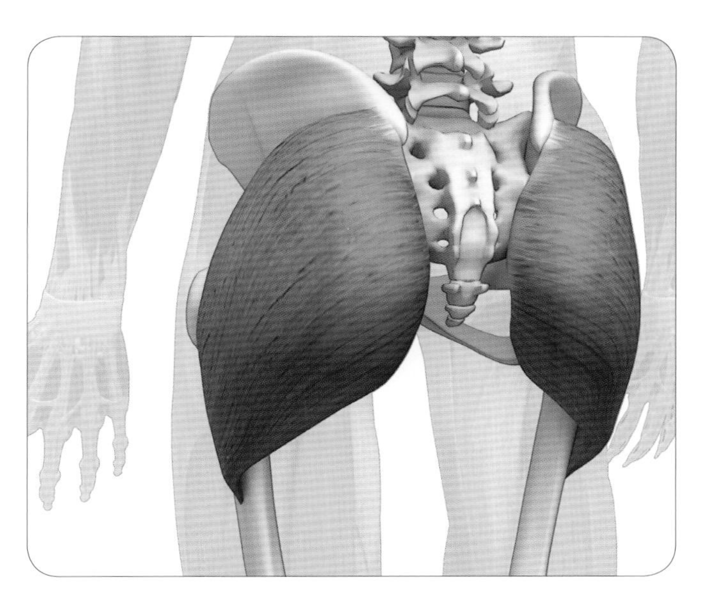

臀大肌

起：髂骨后外侧表面和骶骨侧面
止：上束纤维连到髂胫束，下束纤维连到臀肌粗隆
动作：伸展、外旋、稳定髋关节

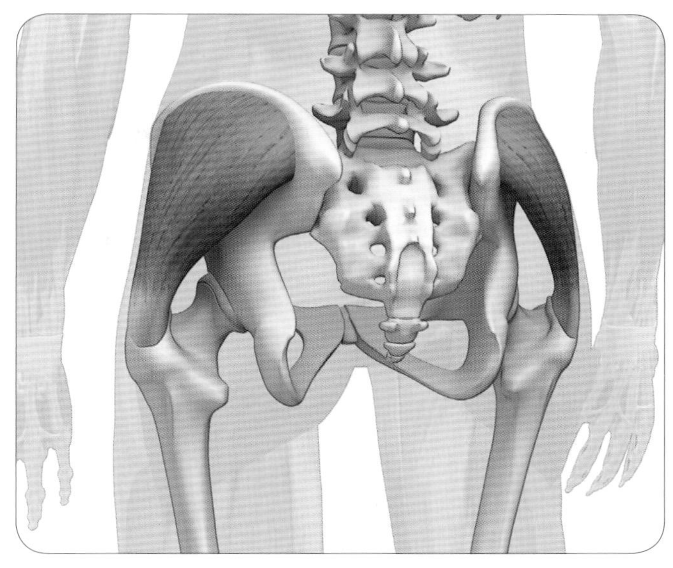

臀中肌

起：髂骨外侧表面
止：大转子
动作：外展髋关节，前端纤维内旋的同时屈曲髋关节，后端纤维外旋的同时伸展髋关节

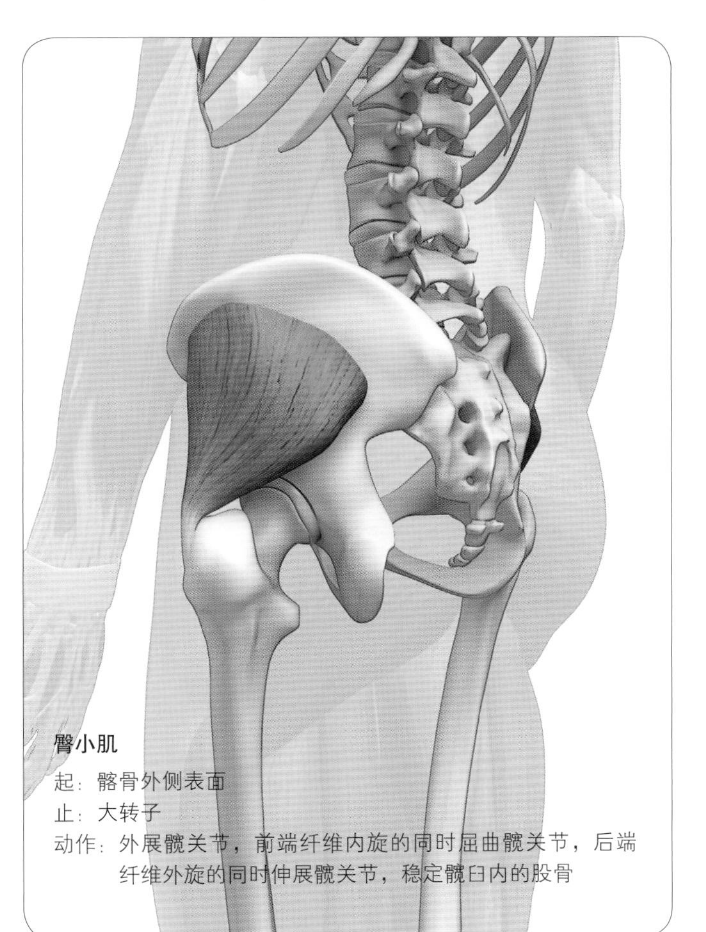

臀小肌

起：髂骨外侧表面
止：大转子
动作：外展髋关节，前端纤维内旋的同时屈曲髋关节，后端纤维外旋的同时伸展髋关节，稳定髋臼内的股骨

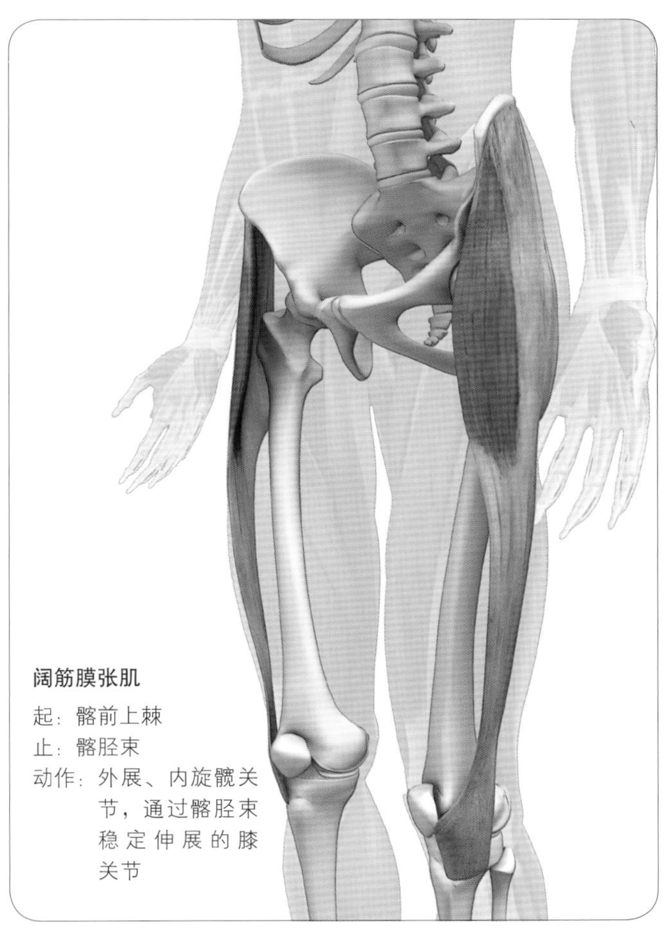

阔筋膜张肌

起：髂前上棘
止：髂胫束
动作：外展、内旋髋关节，通过髂胫束稳定伸展的膝关节

❶ **梨状肌**

起：骶骨后表面
止：大转子
动作：外旋、外展、伸展、稳定髋关节

❷ **上孖肌**

起：坐骨棘
止：大转子
动作：外旋、内收髋关节

❸ **闭孔内肌**

起：闭孔膜和坐骨
止：大转子
动作：外旋、内收髋关节

❹ **下孖肌**

起：坐骨结节
止：大转子
动作：外旋、内收髋关节

❺ **股方肌**

起：坐骨粗隆
止：转子间
动作：外旋、内收髋关节

❻ **闭孔外肌**

起：闭孔膜和坐骨
止：大转子
动作：外旋、内收髋关节

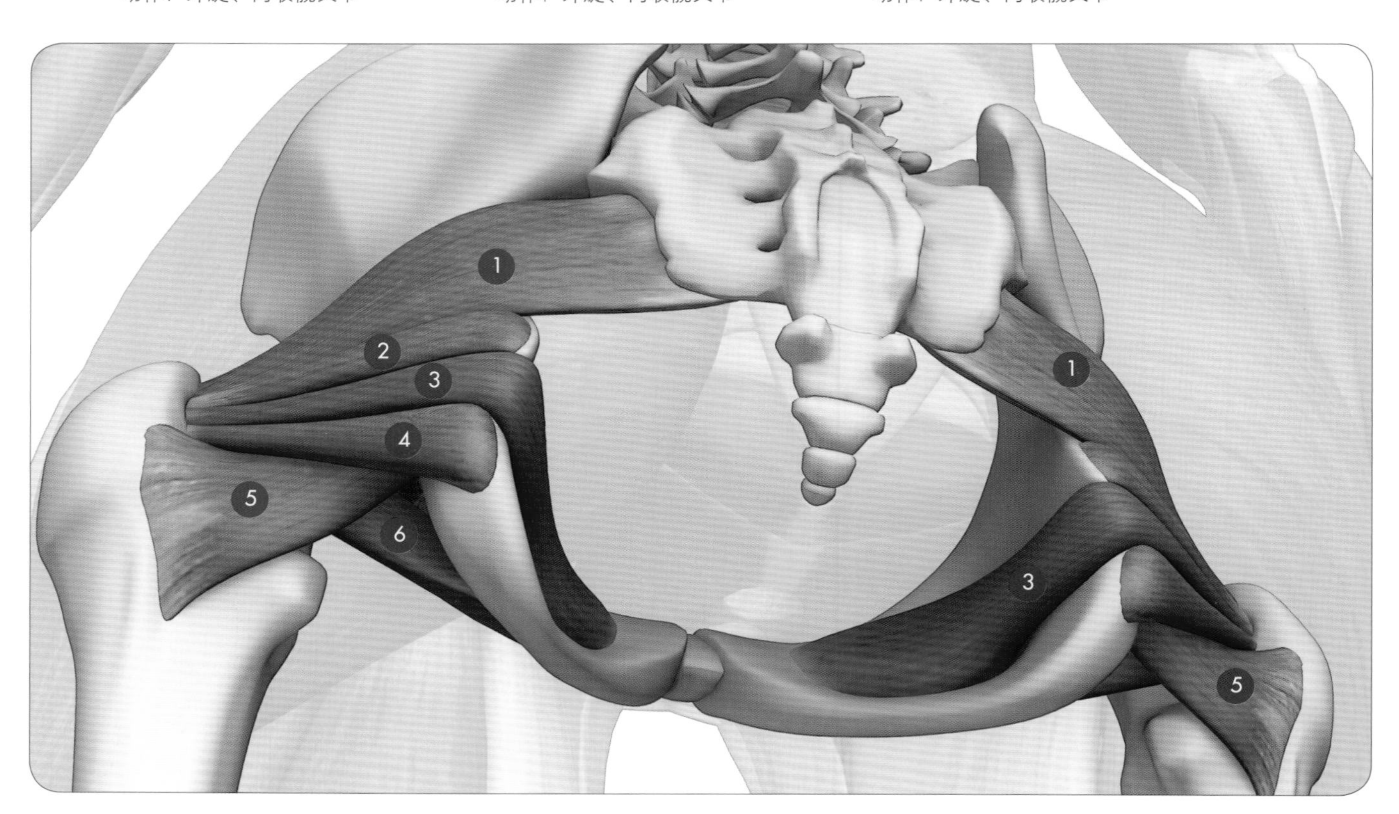

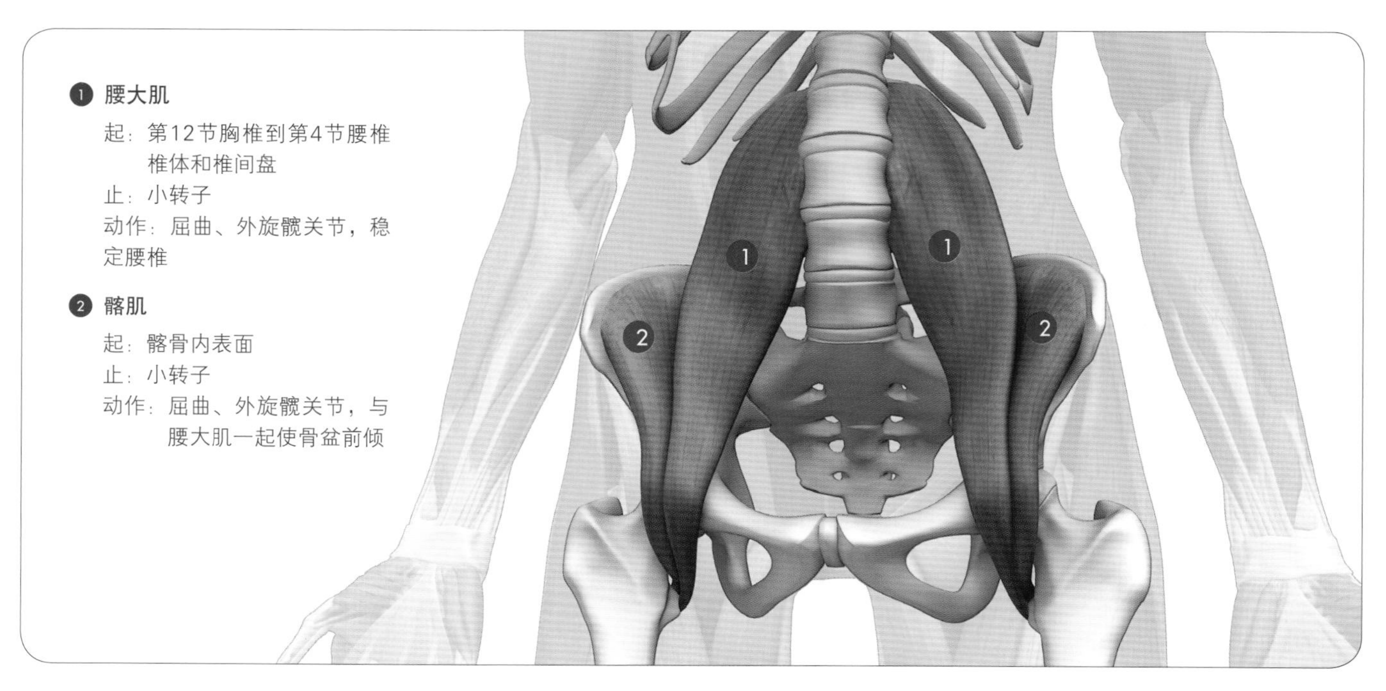

❶ **腰大肌**

起：第12节胸椎到第4节腰椎椎体和椎间盘
止：小转子
动作：屈曲、外旋髋关节，稳定腰椎

❷ **髂肌**

起：髂骨内表面
止：小转子
动作：屈曲、外旋髋关节，与腰大肌一起使骨盆前倾

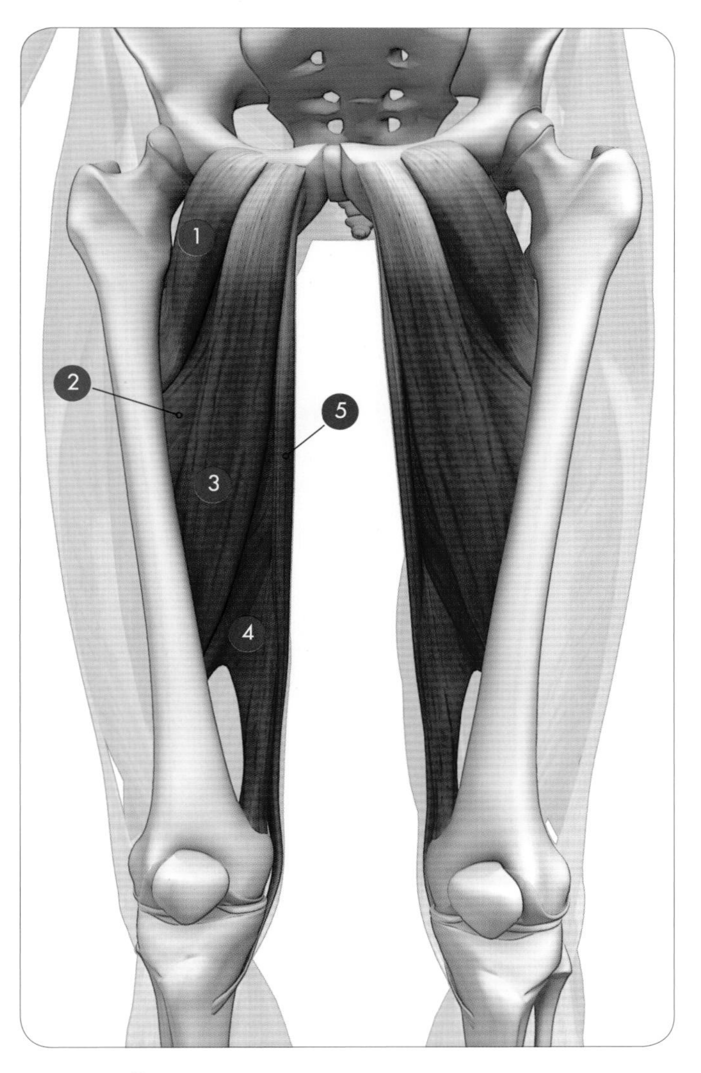

❶ **耻骨肌**

起：耻骨
止：股骨粗线
动作：内收、外旋并协同屈曲股骨

❷ **短收肌**

起：耻骨
止：股骨粗线
动作：内收、屈曲股骨，稳定骨盆

❸ **长收肌**

起：耻骨
止：股骨粗线
动作：内收、屈曲股骨，稳定骨盆

❹ **大收肌**

起：耻骨和坐骨粗隆
止：股骨粗线和股骨内上髁
动作：内收、外旋，同时伸展股骨

❺ **股薄肌**

起：耻骨
止：胫骨内侧
动作：内收、屈曲髋关节，屈曲、内旋膝关节

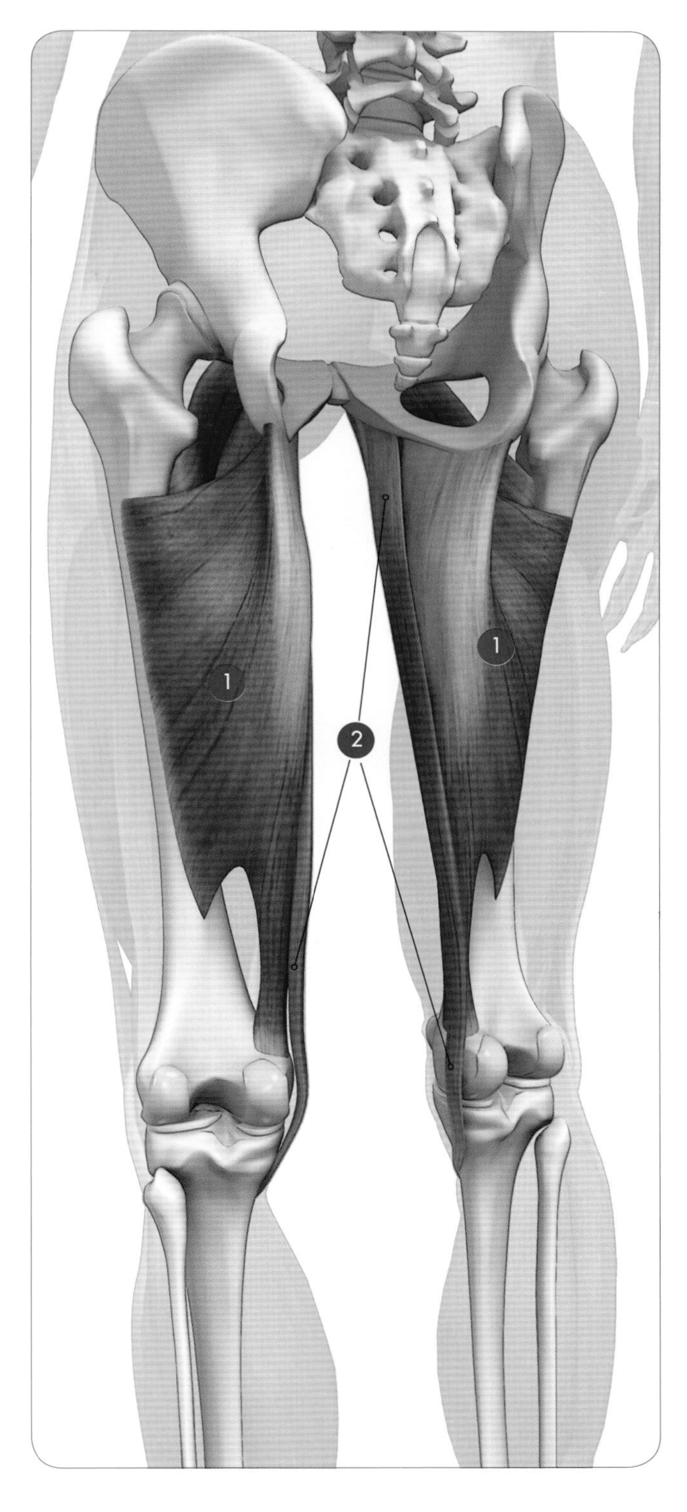

❶ **大收肌**

❷ **股薄肌**

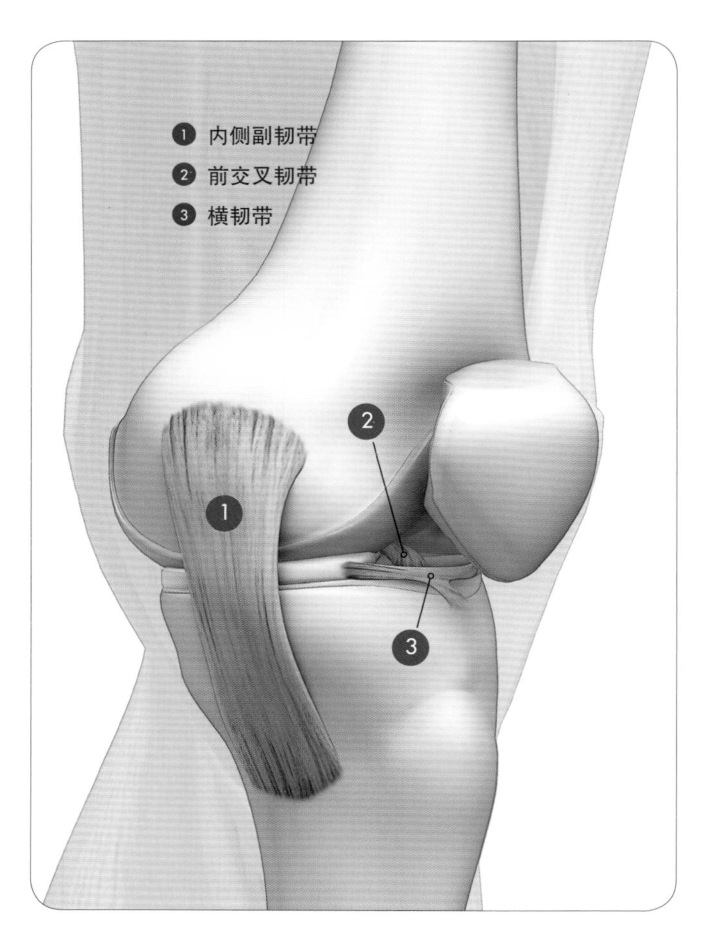

1 内侧副韧带
2 前交叉韧带
3 横韧带

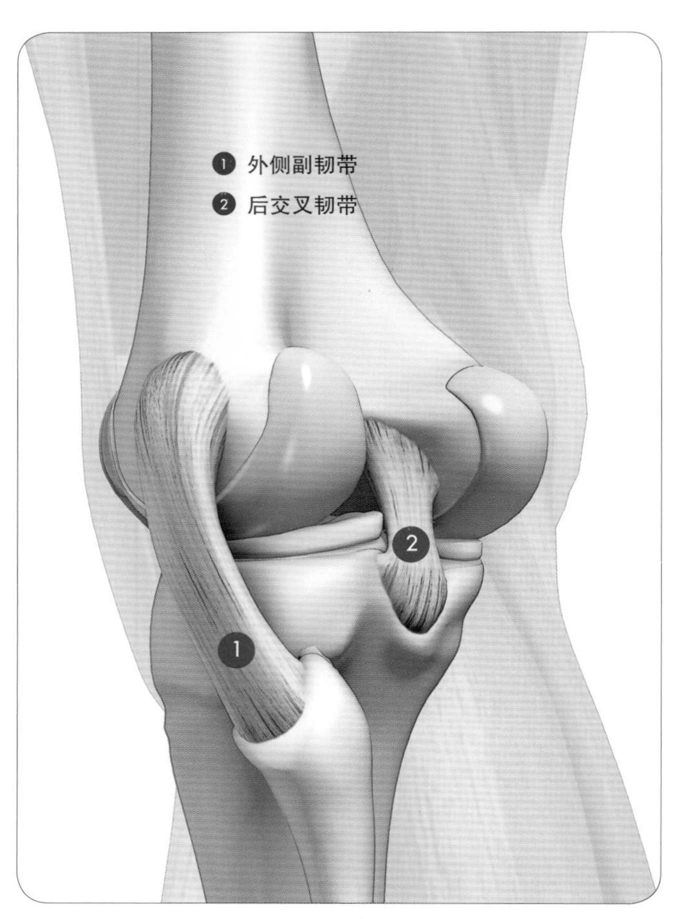

1 外侧副韧带
2 后交叉韧带

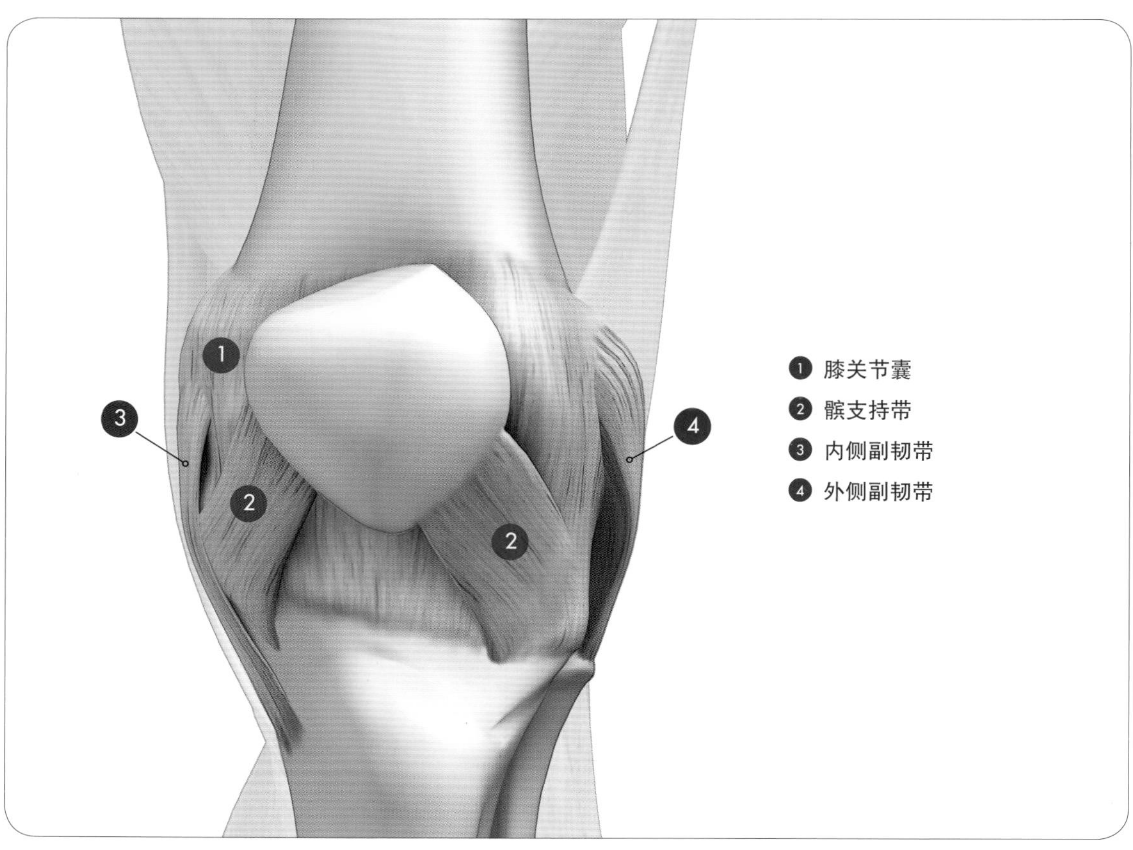

1 膝关节囊
2 髌支持带
3 内侧副韧带
4 外侧副韧带

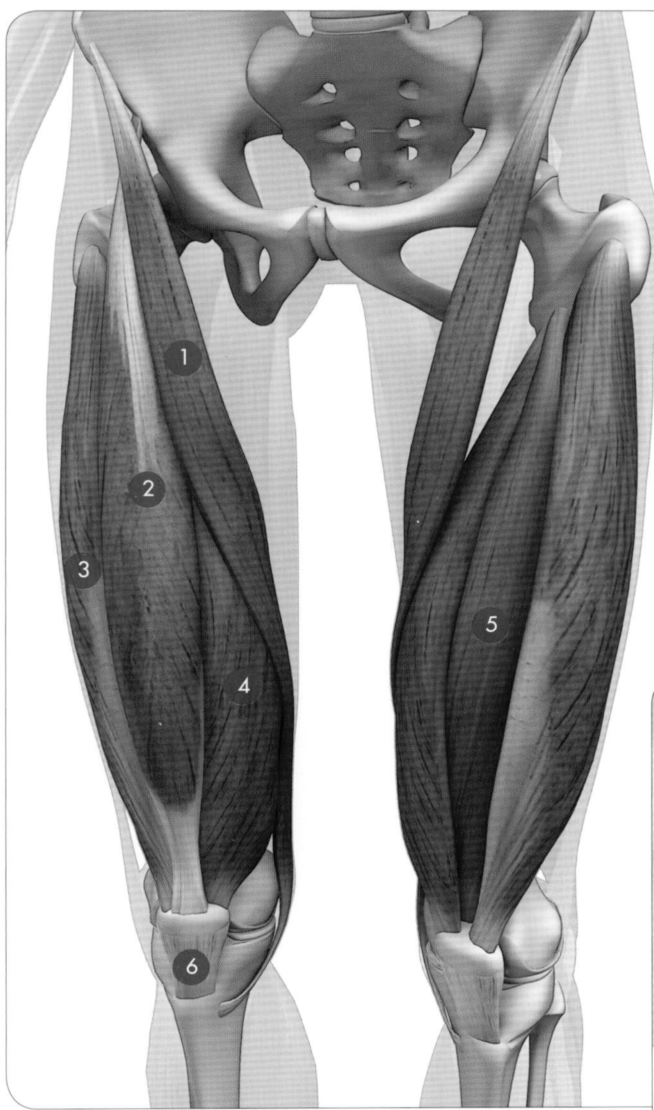

◀

❶ **缝匠肌**

起：髂前上棘

止：胫骨内侧的鹅足肌腱

动作：屈曲、外展、外旋髋关节，屈曲、内旋膝关节

❷ **股直肌**

起：髂前下棘

止：通过髌腱与胫骨前侧相连

动作：屈曲髋关节，前倾骨盆，伸展膝关节

❸ **股外侧肌**

起：股骨外侧

止：通过髌腱与胫骨前侧相连

动作：伸展膝关节

❹ **股内侧肌**

起：股骨内侧

止：通过髌腱与胫骨前侧相连

动作：伸展膝关节

❺ **股中间肌**

起：股骨前侧

止：通过髌腱与胫骨前侧相连

动作：伸展膝关节

❻ **髌腱**

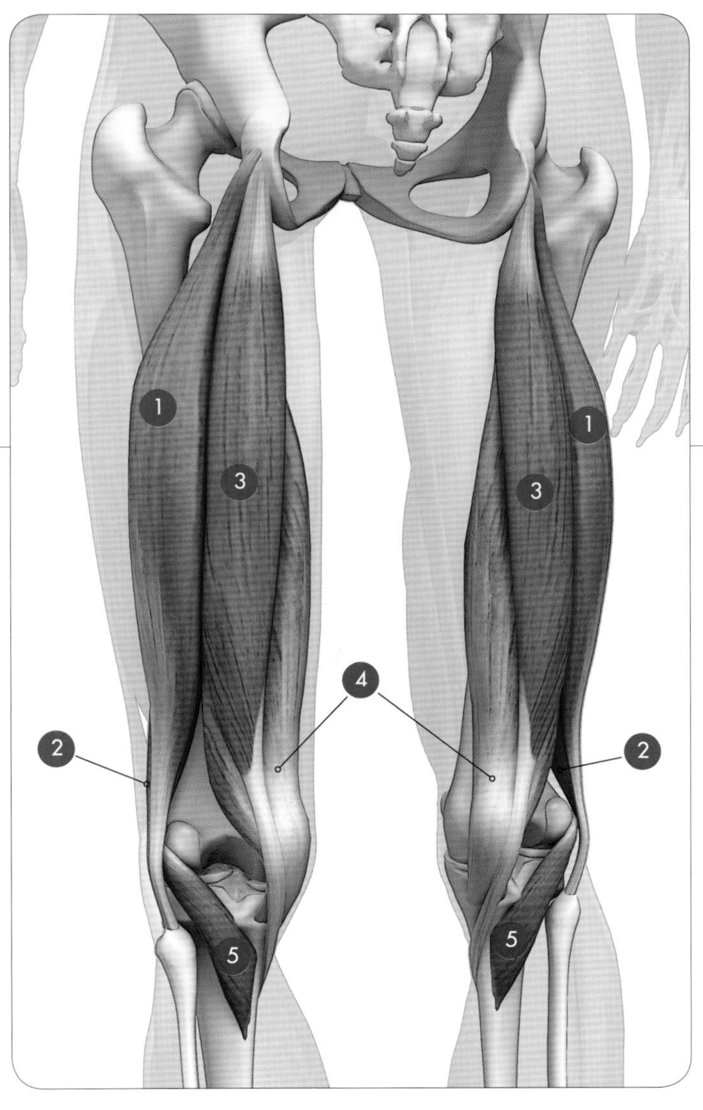

▶

❶ **股二头肌长头**

起：坐骨粗隆

止：腓骨头

动作：伸展髋关节，屈曲、外旋膝关节

❷ **股二头肌短头**

起：股骨后表面

止：腓骨头

动作：伸展髋关节，屈曲、外旋膝关节

❸ **半腱肌**

起：坐骨粗隆

止：胫骨内侧鹅足肌腱

动作：伸展髋关节，屈曲、内旋膝关节

❹ **半膜肌**

起：坐骨粗隆

止：胫骨内侧髁后方

动作：伸展髋关节，屈曲、内旋膝关节

❺ **腘肌**

起：股骨外侧髁

止：膝关节下的胫骨后表面

动作：屈曲、内旋膝关节

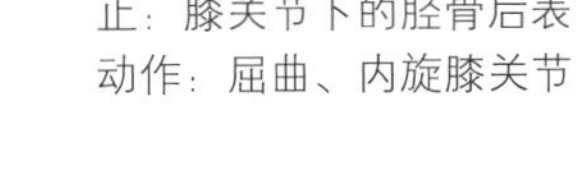

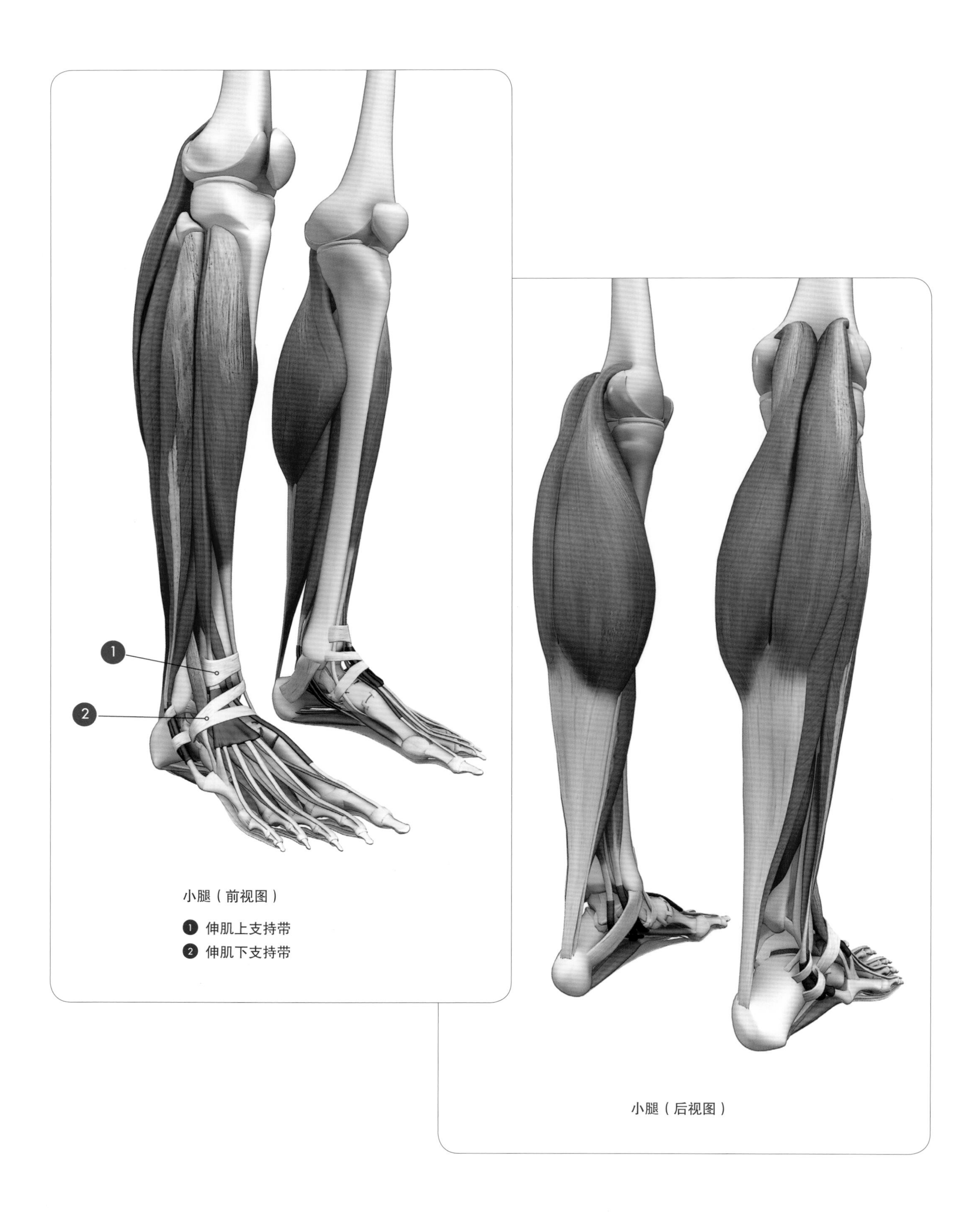

小腿（前视图）

❶ 伸肌上支持带
❷ 伸肌下支持带

小腿（后视图）

❶ 腓骨长肌

起：腓骨头和腓骨外侧近端2/3处
止：第一掌骨底和内侧楔骨
动作：跖屈踝关节，外翻距下关节，支撑足横弓

❷ 腓骨短肌

起：腓骨侧面的远端一半处，肌间膜
止：第五跖骨底
动作：跖屈踝关节，外翻距下关节

❸ 第三腓骨肌

起：腓骨远端正面
止：第五跖骨底
动作：背屈踝关节，外翻距下关节

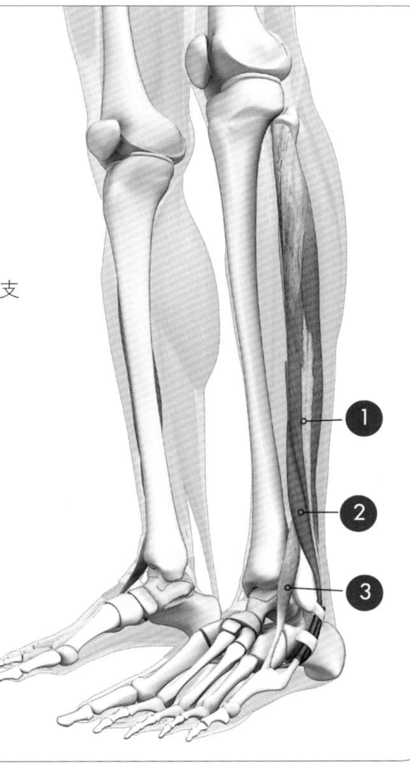

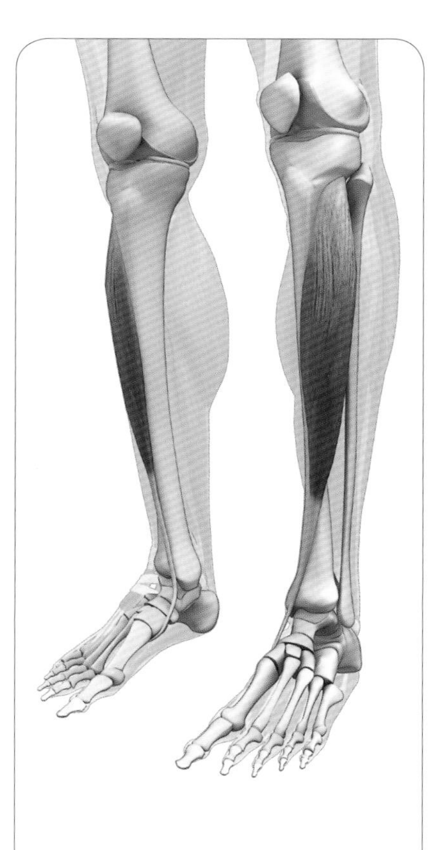

胫骨前肌

起：胫骨前侧的上2/3处，骨间膜
止：内侧楔骨、第一跖骨底
动作：背屈踝关节，内旋距下关节

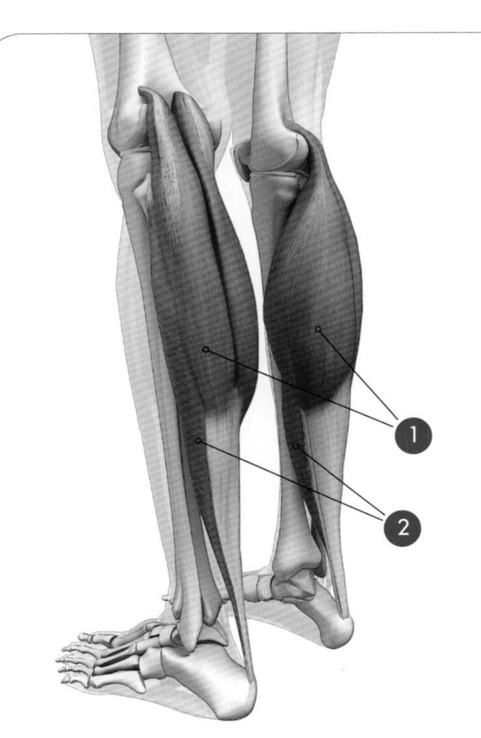

❶ 腓肠肌

起：内侧头由股骨内上髁起，外侧头由股骨外上髁起
止：经由跟腱到跟骨
动作：跖屈、内翻踝关节，屈曲膝关节

❷ 比目鱼肌

起：腓骨头和腓骨颈后侧
止：经由跟腱到跟骨
动作：跖屈踝关节，内翻距下关节

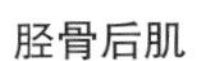

胫骨后肌

起：胫骨和腓骨间的骨间膜
止：舟骨、楔骨、第二至第四跖骨
动作：跖屈踝关节，内翻距下关节，支撑纵向和横向的足弓

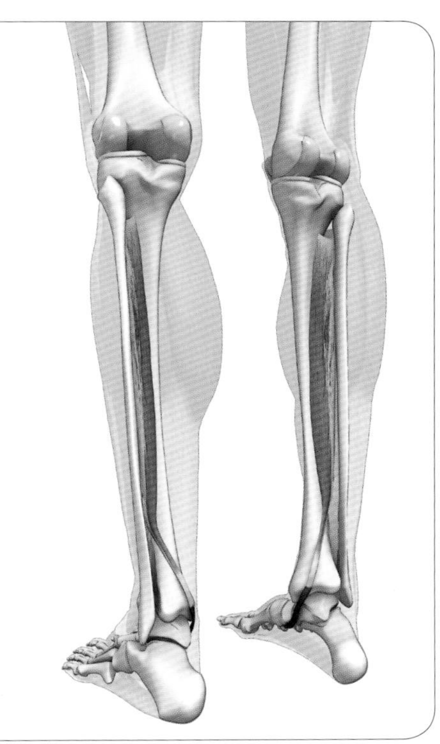

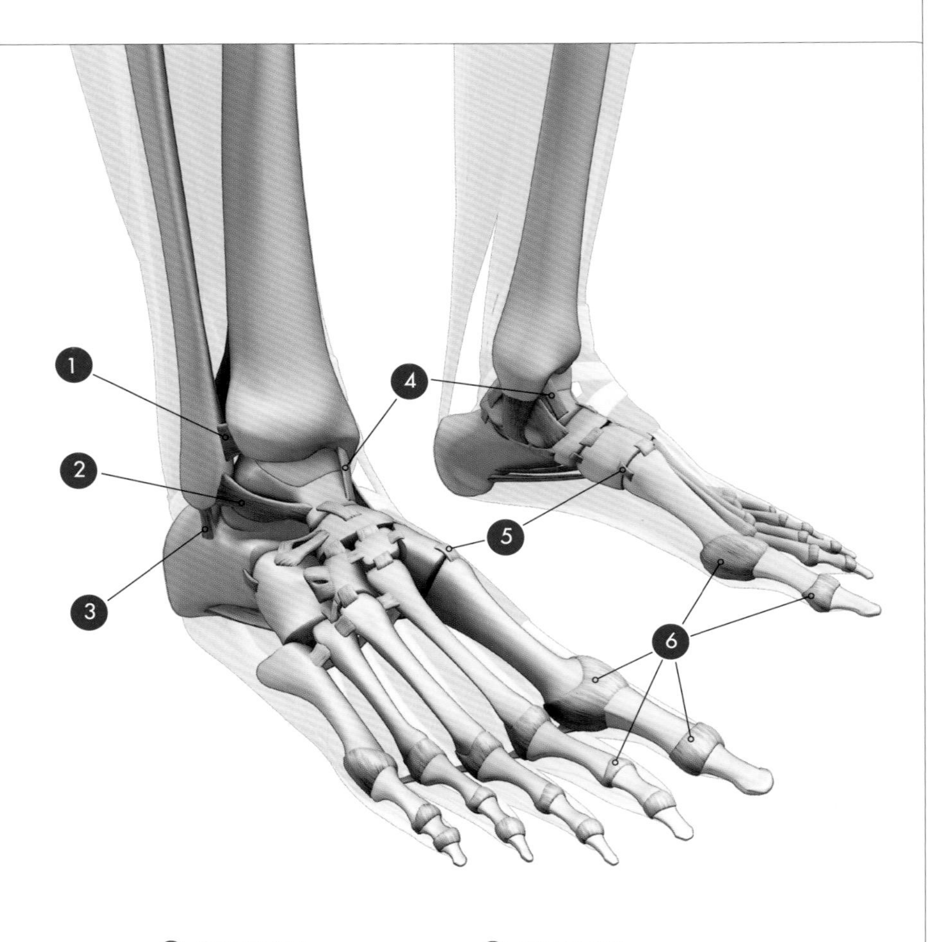

❶ 胫腓前韧带
❷ 距腓前韧带
❸ 跟腓韧带
❹ 胫距前韧带
❺ 跖骨背侧韧带
❻ 趾间关节囊

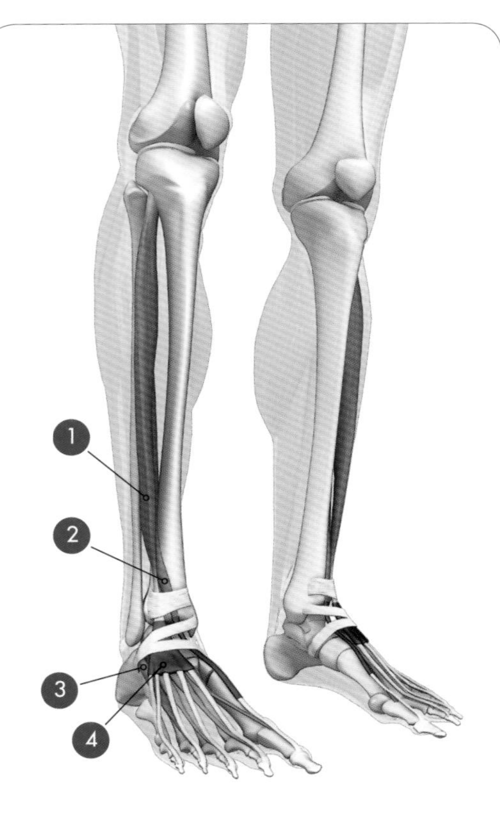

❶ **趾长伸肌**

起：胫骨外侧髁、腓骨头和骨间膜
止：趾背腱膜和第二至第五脚趾的远节趾骨底
动作：背屈踝关节、外翻距下关节、伸展脚趾的跖趾关节和趾间关节

❷ **踇长伸肌**

起：腓骨内侧表面、骨间膜
止：趾背腱膜和大脚趾远端趾骨底
动作：背屈踝关节、外翻距下关节、伸展大脚趾

❸ **趾短伸肌**

起：跟骨的背侧表面
止：趾背腱膜和第二至第四脚趾的中节趾骨底
动作：伸展第二至第四脚趾的跖趾关节和近端指间关节

❹ **伸肌腱鞘**

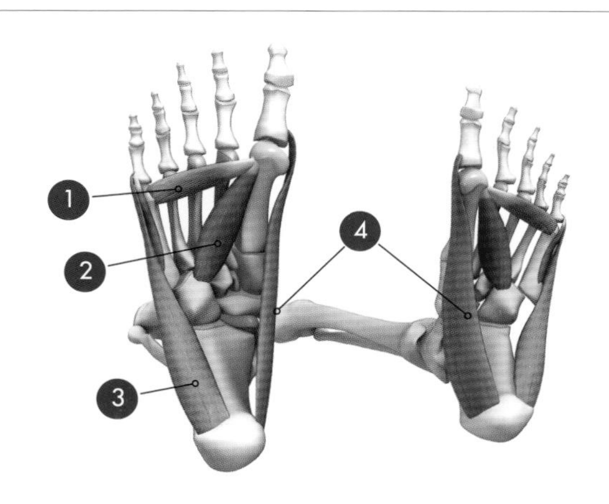

❶ 踇收肌（横头）

起：第三至第五脚趾的跖趾关节
止：经籽骨连到大脚趾近节趾骨底
动作：内收、屈曲大脚趾，支撑横足弓

❷ 踇收肌（斜头）

起：第二至第四跖骨底、外侧楔骨、骰骨
止：经籽骨连到大脚趾近节趾骨底
动作：内收、屈曲大脚趾，支撑纵足弓

❸ 小趾展肌

起：跟骨、足底腱膜
止：小趾近节趾骨底
动作：屈曲跖趾关节、外展小趾、支撑纵足弓

❹ 踇展肌

起：跟骨、足底腱膜
止：大脚趾近节趾骨底
动作：屈曲、外展大脚趾，支撑纵足弓

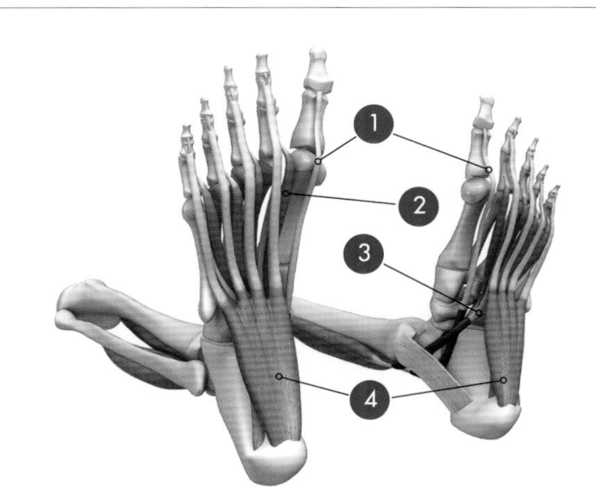

❶ 踇长屈肌

起：腓骨后表面、骨间膜
止：大脚趾远节趾骨底部
动作：跖曲踝关节、内翻距下关节、屈曲大脚趾、支撑纵足弓

❷ 蚓状肌

起：趾长屈肌肌腱内缘
止：第二至第五脚趾的趾背腱膜
动作：屈曲跖趾关节、伸展第二至第五脚趾的趾间关节、内收脚趾

❸ 趾长屈肌

起：胫骨后表面
止：第二至第五脚趾远节趾骨底
动作：跖曲踝关节、内翻距下关节、跖屈脚趾

❹ 趾短屈肌

起：跟骨、足底腱膜
止：第二至第五脚趾中节趾骨
动作：屈曲脚趾、支撑纵足弓

❶ **横膈膜**

起：肋弓下缘、胸骨剑突的后表面、主动脉的弓状韧带、第1～3节腰椎

止：中心腱

动作：主要的呼吸肌，协助压缩腹部

❷ **肋间肌**

起：内肋间肌自肋骨上缘的表面起；外肋间肌自肋骨下缘起

止：内肋间肌止于上一根肋骨下缘；外肋间肌止于下一根肋骨上缘

动作：内肋间肌在呼气时降低肋骨；外肋间肌在吸气时抬高肋骨

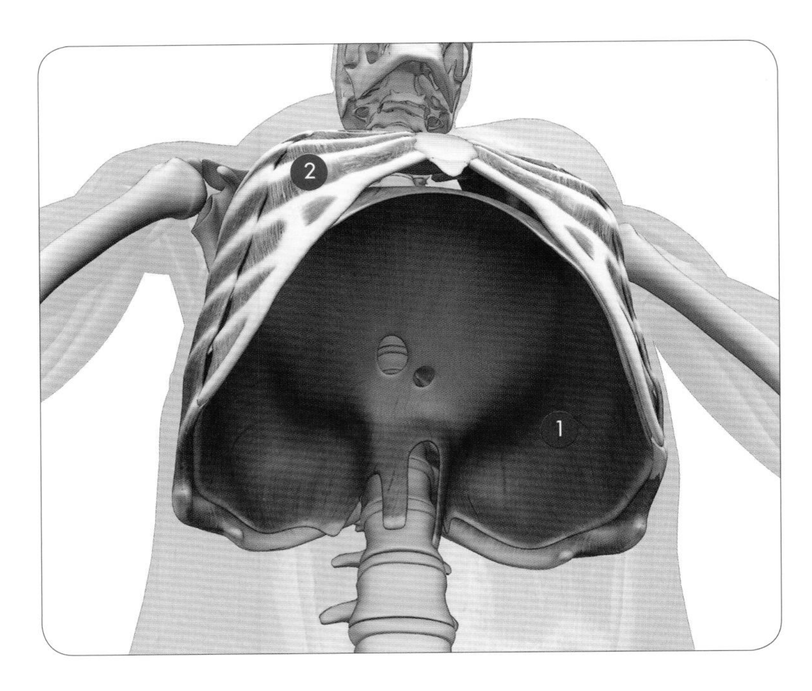

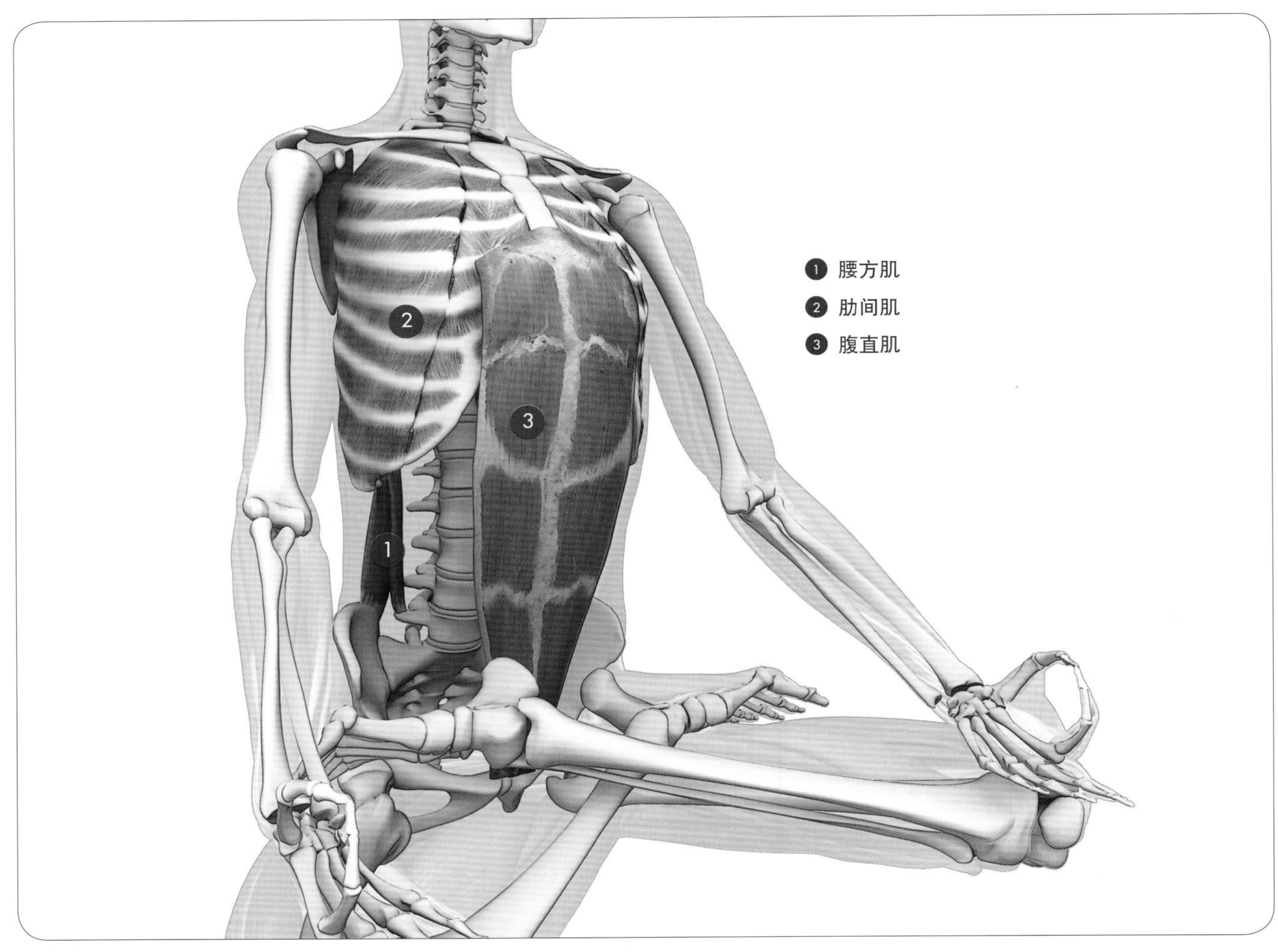

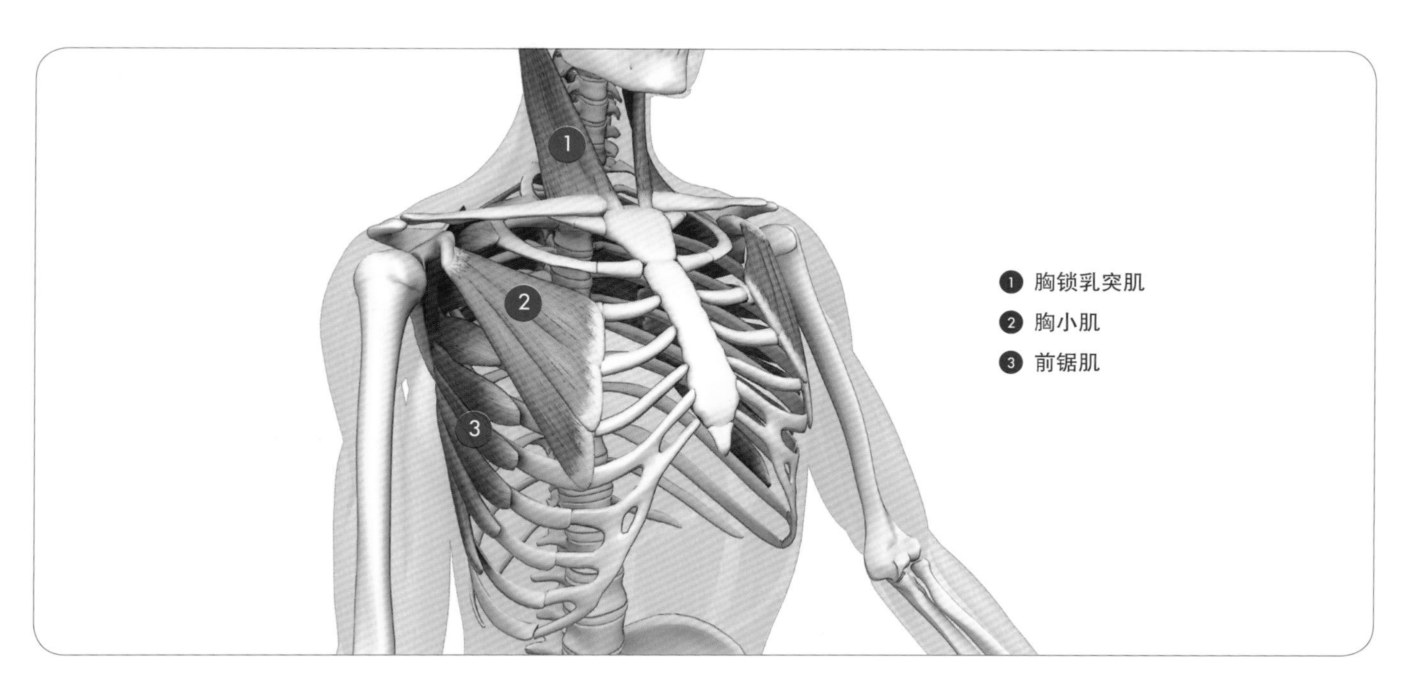
1
2
3
❶ 胸锁乳突肌
❷ 胸小肌
❸ 前锯肌

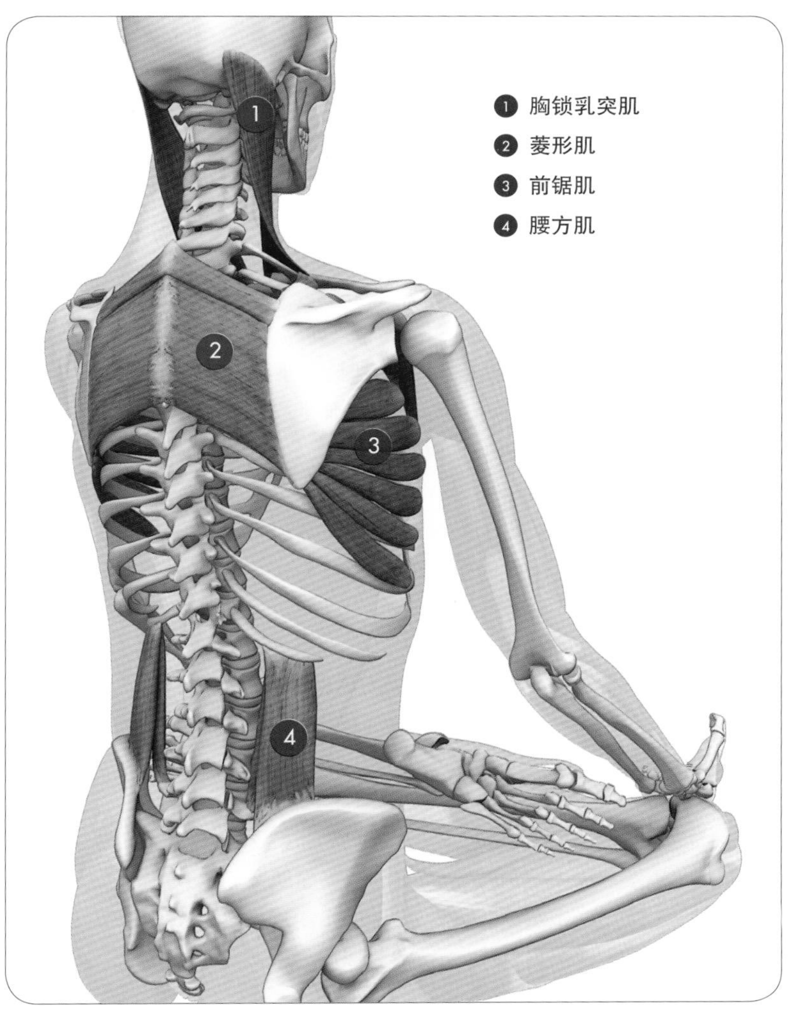
1
2
3
4
❶ 胸锁乳突肌
❷ 菱形肌
❸ 前锯肌
❹ 腰方肌

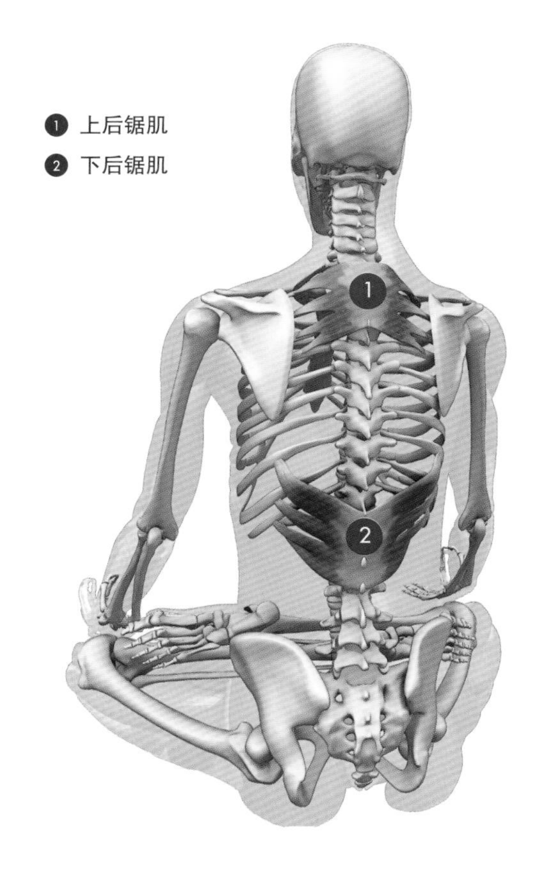
1
2
❶ 上后锯肌
❷ 下后锯肌

肌肉与韧带英文索引
INDEX OF MUSCLES AND LIGAMENTS

A

B

C

D

E

F

肌肉与韧带中文索引

INDEX OF MUSCLES AND LIGAMENTS

1~5 划

6 ~ 10划

11～15划

16划及以上

术语解释

GLOSSARY OF TERMS

外展 Abduction：远离身体中线。

呼吸辅助肌 Accessory muscles of breathing：附着在胸廓和胸腔上的肌肉，在呼气和吸气时，可增强横膈膜的运动。呼吸辅助肌包括菱形肌、胸肌、腰方肌、胸锁乳突肌和肋间肌等。

主动收缩不足 Active insufficiency：肌肉由于被缩短或拉长而无法有效移动关节的情况。比如，在龟式中，由于髋关节完全屈曲，腰肌被缩短到无法再有效屈曲髋关节。在这种情况下，必须借助身体其他部位来发挥杠杆作用，比如将双臂从膝关节下方穿过，促进髋关节的屈曲。

内收 Adduction：接近身体中线。

主动肌 Agonist：通过收缩引起关节形成特定动作的肌肉。比如，肱肌收缩，会引起肘关节屈曲。

肺泡 Alveoli：类似于囊的球状结构，其中薄薄的膜状壁是肺部气体交换的场所。

解剖学 Anatomy：研究生物结构的学科。肌肉骨骼解剖学研究骨骼、韧带、肌肉和肌腱。

拮抗肌 Antagonist：对抗主动肌运动的同时，在关节附近产生反向的动作。比如，腘绳肌是股四头肌在伸展膝关节时的拮抗肌。

前倾 Anteversion：向前倾斜。

腱膜 Aponeurosis：纤维厚实的筋膜，是肌肉的附着之处。比如，腹肌附着在腹白线上，这条厚厚的腱膜位于腹部正前方。

附肢骨骼 Appendicular skeleton：包括肩关节（肩胛带）、上肢、骨盆和下肢。

体式 Asana：梵文，指瑜伽体式。

自主神经系统 Autonomic nervous system：神经系统的一部分，主要控制无意识运动，比如呼吸、心跳、血压、消化、排汗等。它分为交感神经系统（战斗与逃跑）和副交感神经系统（休息和消化）。

中轴骨骼 Axial skeleton：包括头骨、脊柱和胸廓。

收束法 Bandha：梵文，指捆绑、锁住、稳定。利用肌群的共同收缩，可在瑜伽体式中形成收束。

生物力学 Biomechanics：将机械物理学运用在身体上。比如，收缩肱二头肌，屈曲肘关节。

腕骨 Carpals：腕关节的骨头，包括舟骨、月骨、三角骨、钩骨、头状骨、小多角骨和大多角骨。

重心 Center of gravity：物体重量分布的中心，也是该物体的平衡点。

重心投射 Center of gravity projection：向下并远离身体的重力延伸。比如在战士第三式中，重心通过手臂和后脚投射出去，使姿势保持平衡。

脉轮 Chakra：细微身内的轮状中心或者能量的集中点。脉轮可能对应着神经丛，比如，第一、第二脉轮就对应腰骶神经丛。

闭链收缩／运动 Closed chain contraction/movement：肌肉起端移动，止端静止。比如，三角式中腰肌收缩以使躯干屈曲，这就是闭链运动。

共同收缩／共同启动 Co-contraction/co-activation：同时收缩主动肌和拮抗肌以保持关节稳定。比如，同时启动腓骨长肌、腓骨短肌和胫骨后肌，能使踝关节稳定。

核心肌群 Core muscles：包括腹横肌、腹内／外斜肌、腹直肌、竖脊肌、腰肌、臀大肌和盆膈。

凝视点 Drishti：梵文，指视线的焦点。

离心收缩 Eccentric contraction：肌肉伸长，同时产生张力（收缩）。

竖脊肌 Erector spinae：包括三块与脊柱平行的深层背部肌肉，分别是棘肌、最长肌和髂肋肌。

外翻 Eversion：足底面（经由踝关节）朝着远离身体中线的方向翻转（足底朝向外侧）。这会同时使前足旋前。

伸展 Extension：增加骨骼各部分之间空间和距离的关节运动。

诱发式伸展 Facilitated stretching：一种高强度伸展方式，肌肉先充分伸展到设定长度，然后收缩肌肉一段时间。这会刺激高尔基腱器，从而产生“放松反应”，使肌肉放松、拉长。这种方式也被称为本体感觉神经肌肉促进法（PNF）。

筋膜 Fascia：包裹在肌肉外层，区隔及连接各肌肉的结缔组织。筋膜还可形成肌肉附着的腱膜。

屈曲 Flexion：减少骨骼各部分之间空间和距离的关节运动。

浮肋 Floating ribs：向后连接脊椎、向前附着于肋软骨上的五对肋骨。

前足 Forefoot：足部末梢部位，与中足相连，由跖骨和趾骨（以及相应的关节）组成。前足的动作包括脚趾的屈曲和伸展，以及足弓的加深。

盂肱关节 Glenohumeral joint：肱骨头（球）与肩胛骨关节窝连结处的球窝滑膜关节。

高尔基腱器 Golgi tendon organ：位于肌肉—肌腱连接处的感受器，能检测肌肉张力的变化并将信息传递给中枢神经系统，从而返回“放松信号”，使肌肉舒张，保护肌腱，防止肌腱被扯离骨骼。高尔基腱器在本体感觉神经肌肉促进法和诱发式伸展中都扮演重要角色。

后足 Hindfoot：通常指跟骨和距骨。后足的关节为距下关节，负责足部的内翻和外翻动作。比如，在战士第一式中，后腿的后足就是内翻的动作。

髂胫束 Iliotibial tract：沿着大腿外侧一路延伸下来的纤维状筋膜组织，最后融入膝关节囊侧面。髂胫束是阔筋膜张肌和部分臀大肌的附着之处。

撞击现象 Impingement：缩小或侵占两块骨头之间的空间的现象，可导致疼痛和炎症。比如，椎间盘突出导致神经根受压迫；肱骨头和肩峰撞击会导致肩部疼痛。

止端 Insertion：肌肉（通过肌腱）连接骨头的远端附着点，与起端相比，通常远离身体中线并且动作更多。

内翻 Inversion：足底面转向身体中线。这会同时使前足旋后。

等长收缩 Isometric contraction：肌肉产生张力，但不缩短，骨骼也不活动。

等张收缩 Isotonic contraction：肌肉缩短，并在运动过程中保持张力不变。

行动 Kriya：梵文，指动作或活动。

杠杆作用 Leverage：利用杠杆长度创造一种力学上的优势。比如，在扭转三角伸展式中，将手放在足部外侧，使用手臂的长度作为杠杆以转动身体。

肌力作用线 Line of action：力量作用或者通向身体的一条假想线。比如，在三角侧伸展式中，有一条作用线是从指尖伸展到足跟。

掌骨 Metacarpals：位于腕骨（腕关节）和手指之间的区域，即手掌心的五块骨头。

中足 Midfoot：足部的中间区域，位于前足和后足之间。中足由舟状骨、骰骨和三块楔骨组成。作用是协助前足旋后和旋前。

手印 Mudra：梵文，指封印，与收束类似。通常搭配手势，用特定方式将指尖收拢。其他类型的“手印”则是通过将身体的多种收束相结合而形成。

肌梭 Muscle spindle：肌腹内检测肌肉长度和张力变化的感受器。肌梭发出的信号传递到中枢神经系统，中枢神经系统命令肌肉收缩，以对抗伸展运动。这种反射作用能防止肌肉撕裂。

开链收缩／运动 Open chain contraction/movement：肌肉止端移动，起端静止。比如，在战士第二式中，三角肌收缩从而抬起手臂的动作就是开链运动。

起端 Origin：肌肉（通过肌腱）连接骨头的近端附着点，与止端相比，通常离身体中线更近，动作较少。

扭转 Parivrtta：梵文，指一个体式的旋转、扭转或翻转的变化式。比如，扭转三角伸展式就是三角式的扭转变化式。

骨盆带 Pelvic girdle：指髂骨、坐骨、耻骨和耻骨联合。

生理学 Physiology：研究生物机能的学科。大多数生理学过程是在无意识状态下发生的，但可受意识影响，比如呼吸和诱发式伸展。

背部运动链 Posterior kinetic chain：由一组在身体背部互相关联的韧带、肌腱和肌肉组成，包括腘绳肌、臀大肌、竖脊肌、斜方肌、背阔肌和三角肌后束。

调息法 Pranayama：一门控制呼吸的瑜伽艺术。

原动肌 Prime mover：收缩后直接产生特定动作的肌肉。比如，股四头肌收缩直接引起膝关节伸展。该词有时等同于“主动肌”。

桡侧偏移 Radial deviation：手往食指方向或远离身体中线的方向倾斜。

交互抑制 Reciprocal inhibition：大脑向主动肌发出信号使其收缩，也给拮抗肌对抗收缩的信号，使拮抗肌放松的现象。该生理学过程完全不受意识控制。

后倾 Retroversion：向后倾斜。

旋转 Rotation：绕纵轴的关节运动。比如，在挺尸式中，外旋肱骨以翻转手掌向上。

肩胛骨肱骨节律 Scapulohumeral rhythm：盂肱关节和肩胛胸廓关节同时作用，从而外展、屈曲肩关节的过程。比如，在手臂上举式中将双臂举过头的过程中就有肩胛骨肱骨节律作用。

肩胛带 Shoulder girdle：指锁骨和肩胛骨。

协同肌 Synergist：协助和微调主动肌或原动肌动作的肌肉。协同肌也可用于产生相同的动作，但效果不如主动肌明显。比如，在屈曲髋关节中，耻骨肌则为腰肌的协同肌。

真肋 True ribs：向后连接脊椎、向前连接胸骨的七对肋骨。

尺侧偏移 Ulnar deviation：手往小指方向或靠近身体中线的方向倾斜。

梵文发音与体式索引

SANSKIRT PRONUNCIATION AND POSE INDEX

梵文体式名称	梵文发音	中文体式名称	页码
Sirsasana	[shear-SHAHS-anna]	头倒立式	9, 11, 116, 126, 134, 139
Supta Padangusthasana, Bent-Knee Version	[soup-TAH pod-ang-goosh-TAHS-anna]	仰卧手抓脚趾腿伸展式	76
Tadasana	[tah-DAS-anna]	山式	70
Tittibhasana	[ti-tee-BAHS-anna]	双臂反抱腿式	15, 62, 68
Triang Mukhaikapada Paschimottanasana	[tree-AWN-guh moo-KA-eh-ka-paw-duh POSH-ee-moh-tun-AWS-anna]	半英雄坐前屈伸展式	54, 56
Upavistha Konasana	[oo-pah-VEESH-tah cone-AHS-anna]	坐角式	164
Uttanasana	[OOT-tan-AHS-anna]	站立前屈式	34, 48, 56, 70, 84, 118
Vasisthasana	[vah-sish-TAHS-ahna]	侧板式	41
Viparita Karani	[vip-par-ee-tah car-AHN-ee]	靠墙倒箭式	169

瑜伽梵文术语	梵文发音	中文名称	页码
Asana	[AHS-anna]	体式	——
Ashtanga	[UHSSH-TAWN-gah]	阿斯汤加/八肢瑜伽	——
Bandha	[bahn-dah]	收束	16, 19
Chakra	[CHUHK-ruh]	脉轮	106, 123, 161, 167
Drishti	[dr-ISH-tee]	凝视点	——
Hatha	[huh-tuh]	哈他（ha是太阳，tha是月亮）	——
Jalandhara Bandha	[jah-lahn-DHA-rah bahn-dah]	扣胸收束	——
Kriya	[kr-EE-yah]	行动、活力	125, 162
Mudra	[MOO-drah]	身印	——
Mula Bandha	[moo-lah bahn-dah]	会阴收束法	34, 54, 92
Namasté	[nah-moss-te (te rhymes with day)]	感恩	——
Pranayama	[PRAH-nah-yama]	呼吸法／能量控制法	——
Udyana Bandha	[oo-dee-YAH-nah BAHN-dah]	腹部收束法	——
Ujjayi	[oo-jy (jy rhymes with pie)-ee]	声音呼吸法／胜利呼吸法	27, 28, 34
Vinyasa	[vin-YAH-sah]	串联动作	——

中英文体式名称索引

CHINESE & ENGLISH POSE INDEX

出版后记

本书作为《精准瑜伽解剖书》的最后一册，以身体倒立体式和手臂平衡体式为该系列画上了圆满的句号。而之所以将这两类体式安排在一起讲解，作者也有其深刻用意——倒立体式和手臂平衡体式都和我们身体天生的生理结构相冲突、矛盾，手臂的灵活性功能失色，稳定性占据主导，要以手代脚来支撑身体。除了应用书中提到的生理学和力学技巧之外，还应多多练习替代体式或准备动作，强化手臂及肩部肌肉力量，锻炼骨骼强度，以整合全身力量，打破身体先天结构限制，最终使体式练习更深入、安全及稳定。

练习之前，也要注意几个问题。首先就是骨盆的稳定度，肩胛带和骨盆带是人体两个重要的支撑带，骨盆不稳，容易衍生很多问题和潜在风险，因此要注意锻炼骨盆的灵活性，为充分拉伸和屈曲做好准备；此外，一般人普遍都有的肩颈僵硬、驼背、腹部无力等问题，若不先行改善，即使成功倒立，颈部也会承受过大的压力，造成过度折颈。因此，要认真遵循肌肉讲解部分的步骤说明，铺垫相应练习准备；最后，在以手臂为主要支撑作用的练习中，受伤最多的便是手腕——包括过度折腕或关节磨损，伤害往往伴随着体式的难度而增加。要避免受伤，则需依照书中体式练习顺序，加上各种技巧，由浅入深，才是解决之道。下面会帮助你再回顾一下《精准瑜伽解剖书》系列的体式练习主要步骤，希望各位读者牢记于心，安全、准确地解锁一个个体式。

练习第一步就是定义基本关节位置，找出各关节的动作方向；第二步则是找出主动肌，即主要动作需要启动的肌肉，同时找出协同肌；第三步找出拮抗肌，利用诱发式伸展及交互抑制反应，对应快速放松拮抗肌；第四步是呼吸，通过呼吸加深动作深度。呼吸能让身体更加放松而深沉，更能按摩到腹腔内脏，促进新陈代谢的循环，这点很重要。第五步便是收束，它来自共同收缩那些控制关节位置的肌群，利用身体四肢的收束连结到躯干的核心收束，这会让整个体式充满力与美，安全而高效。

本书除了注重强化上肢肌肉外，还会开发平时不常用到的、紧绷的肌群，如大腿内收肌和背部肌肉。此外，也能够刺激身体交感神经系统，促进心血管循环，降低心率和血压。在享受这些好处之前，先以本书丰富你的知识储备吧，重视体验过程，达成结果自然无比欢喜。请记住，瑜伽就是你与身体的深刻对话。

本简体中文版翻译由台湾远足文化事业股份有限公司（大家出版）授权。
本中文简体版由银杏树下（北京）图书有限责任公司版权引进。
版权登记号　图字　01-2019-7472

图书在版编目（CIP）数据

精准瑜伽解剖书 . 4, 身体倒立及手臂平衡体式 / (美) 瑞隆著 ; 李岳凌 , 黄宛瑜译 . -- 北京 : 中国华侨出版社 , 2019.11

ISBN 978-7-5113-8025-8

Ⅰ . ①精… Ⅱ . ①瑞… ②李… ③黄… Ⅲ . ①瑜伽—基本知识 Ⅳ . ① R793.51

中国版本图书馆 CIP 数据核字（2019）第 196811 号

精准瑜伽解剖书 4：身体倒立及手臂平衡体式

著　　者：[美] 瑞　隆
译　　者：李岳凌　黄宛瑜
责任编辑：滕　森
筹划出版：银杏树下
出版统筹：吴兴元
营销推广：ONEBOOK
装帧制造：墨白空间・张静涵
经　　销：新华书店
开　　本：889mm × 1194mm　1/16　印张：14.5　字数：167 千字
印　　刷：北京盛通印刷股份有限公司
版　　次：2020 年 2 月第 1 版　2020 年 2 月第 1 次印刷
书　　号：ISBN 978-7-5113-8025-8
定　　价：88.00 元

中国华侨出版社　北京市朝阳区西坝河东里 77 号楼底商 5 号　邮编：100028
法律顾问：陈鹰律师事务所
发 行 部：（010）64013086　传真：（010）64018116
网　　址：www.oveaschin.com　E-mail：oveaschin@sina.com

后浪出版咨询(北京)有限责任公司